マイケル・ホワイト=著　小森康永＋奥野 光=訳
# ナラティヴ実践地図
Maps of Narrative Practice by Michael White

金剛出版

本書を私の母，ジョアンに捧げる。
いかなるときも私たちを愛し，寛大であり，
かつ自分には手に入れることができなかった人生のチャンスを
子どもたちにはつかませようと疲れを知らなかった母に。

Copyright © 2007 by Michael White
Maps of Narrative Practice
Japanese translation rights arranged with
W. W. Norton & Company through Japan UNI Agency, INC., Tokyo.

# 謝　辞

　しばらく前に，ノートン社から連絡があり，ナラティヴ実践の入門書であり，かつその熟練者にも魅力的な本を書いてみないかと誘われた。そのアイデアはとても嬉しく，二つ返事で承諾した。それが今，3年経って，ようやく完成した。この企画が日の目を見ることになった影の功労者に謝辞を捧げようと思う。

　第一に，そして最も盛大な感謝をシェリル・ホワイトに。私が一字たりとも書き出していない時期に，すでに本書の存在を信じて疑わなかった女性。第二に，デイヴィッド・デンボロウに。本書執筆の展開にいつも変わらぬ関心を示し，初期草稿へ熱狂的反応とフィードバックをくれたことに感謝したい。シェリルとデイヴィッドの貢献がなければ，本書は生まれなかったであろう。

　またスーザン・ムンロウは，ノートン社の編集者時代に本書を提案し，デボラ・マルムドは，さまざまな支援と共に初期草稿を支持してくれた。スーザンの信頼とデボラの支持によって，私の努力は確認され，励まされたのである。心より感謝したい。

　さらに，ケイジー・ラブルの編集努力に感謝したい。原稿についてのケイジーの熱意には頭が下がる。項立ての再構成に関する彼女の示唆と思慮深い提案がなければ，本書は今のようなものにはならなかったであろう。

# 序

　本書は第一義的に，ナラティヴ実践地図に関するものである。なぜ地図なのか？　私的なレベルで答えるなら，自分がいつもよその世界に魅力を感じていたからである。私は，住人のほとんどが労働者階級である地域の中の労働者階級の家庭で育った。それ以外の生活地域への接近は限られていたけれども，外の世界にはずっと深い好奇心を抱いていた。少年時代，よその世界を夢見る私を，想像の翼で外の場所へ運んでくれたのが，地図だった。
　当時，10歳の誕生日に，私は自転車を贈られた。この自転車ほどに多くの意味をもたらした贈り物は，これまで他にひとつもない。世界を訪ねる手段をいくつか手にした今日でさえ，自転車のない生活は考えられない。地図に導かれ，弟や友だち，それに愛犬のプリンスと連れ立って，一日中，外の世界を乗り回したものだ。自分の暮らす地域の隣にある，魅了されこそすれ，その表面にさえ触れることのできない世界を。今でも思い出すことのできる不思議は，はじめて中流の人々の住む世界に乗り込んだときの感じである。50年代の「アメリカの夢」そのままの世界。それは，私にとって，ラジオや屋外の広告板，それに苦労してやっと手にした，わずかな雑誌を通して，ようやく馴染みかけていたものだった。
　原世界を飛び出す最も重要な冒険は，13歳でやって来た。父が「イイ」車を買ったのだ。私たちは荷物を積み込んで，人生の休日へと乗り出した。南オーストラリアの南部へ，東隣のビクトリア州へ，そしてグレートオーシャン・ロードを通ってメルボルンへと至る全行程をキャンプしながら旅したのである。この旅で経験した世界の巨大さの前に，私は完全に無防備だった。そこで出会ったのは，私の想像をはるかに越えた地誌学的風景であり，人生領域であった。この冒険は今でも，心の中に鮮やかに残っている。
　毎晩，灯油ランプの下で，私は地図をめくった。それによって，その先の旅への期待は一段と高まり，この休暇の急性不眠もいや増したのである。毎日の始まりに，到着目的地を決めた覚えはない。いくつか候補があったのみだ。目的地に至るルートさえ，前もって決められることは，なかった。主たる任務は，一番眺めの良い寄り道を発見することだった。
　これら近隣の世界への探検と，アデレードからメルボルンへ南海岸を走った思い出深い旅は，すでに遠い過去である。しかし今でも，出張の際や，グライダーやセスナを操縦し時折出かけるクロスカントリーの旅を準備する際には，地図を拡げる機会を愛おしむ。ずっ

と地図に魅了されてきたせいか，私は，さまざまな心配やジレンマ，そして問題について相談に来る人々との仕事のメタファーとして，地図が使えると考えるようになった。私たちが同席するとき，旅に出ることはわかっていても，目的地は正確に特定されず，そこに至るルートもあらかじめ決められてはいない。たぶん，驚くほど眺めの良いルートを通って未知の目的地へ至ることだけが，わかっている。そして目的地に近づくとき，私たちは他の経験世界に足を踏み入れているのである。

　このような旅の冒険について私が知っているのは，それが既知の事柄の確認ではなく，人生について人々が知り得る事柄の探検だということである。これは，いくつかの点で明白である。たとえば治療的会話の文脈において，人々は決まって，目標を修正したり，突然重要となった目的を採用し，はじまりには予測することもできなった変化を生み出す。治療的会話の冒頭，人はもっと独立することを課題としてあげるかもしれないが，会話が進むにつれ，生活における協調関係という倫理をよりオープンに採用する目標へと好みを変えて，独立課題のほうは取り下げるかもしれない。あるいは，最初は自分たちの関係性における差異を解決したいと願ったカップルも，ふたりの関係性における差異を認証し祝福することを目的にすり替えるかもしれない。

　本書で私が提示する地図は，あらゆる地図と同様，旅の手引きとして参照される構成物であるが，その旅は，人生の窮状や問題について相談にきた人々と出かけるものである。他の地図同様，これも，目的地への道を見つける助けとして利用されるのだが，その目的地は旅に先立って特定されることはないし，ルートもあらかじめ決められない。そして，あらゆる地図同様，本書の地図が貢献するのも，好みの目的地に至る道，つまりチャートされて親しみを増す道の多様性への気づきである。何年かにわたる地図の公式化は，主として，私の進める治療過程の透明性をもっと上げるようにという他者からの要望に応えたものである。ここで強調したいのは，これらの地図が，ナラティヴ実践地図の決定版ではないし，(ナラティヴ・プラクティスがどのように受け取られるにせよ) その「真実の」「正しい」手引きでもないということだ。

　地図製作者としては，相談に来た人々との会話を監視するために自分がそれを使っているわけではないことをぜひとも強調しておきたい。治療的会話には，順序があるわけではないし，人々の表現に先立ってそれに対する自分のやりとりを決めておく努力など，一度もしたことはない。しかしながら，本書で提示した地図によって，私は，人生領域において顧みられることのなかった側面の探求機会を人々と持てるようになる。それによって人々は，それまで想像できなかった仕方で人生の問題や窮状に対処する可能性という道を提供される。

このような地図が形作る治療的質問において，人々は突然，自らが人生の出来事についての新しい理解に興味を持っていることに気づく。忘れられていた人生の側面に好奇心を抱き，自らのアイデンティティのないがしろにされてきた領域に魅了され，そして時には，存在の窮状への自らの対応に畏敬の念を抱いていることに，気づく。さらに，このような地図が形作る治療的質問は，セラピストの豊かなストーリー展開に貢献する。ここでいうストーリーとは，セラピストの仕事についてのものであり，インスピレーションの源となるセラピスト自身の人生一般に関するものである。

　時折，教育的文脈において，なぜ地図が治療実践に必要なのかと質問される。私は，「必ずしも必要というわけではありません」と答えている。しかし，私からすれば，私たちは皆，治療的会話の展開において何らかのアイデアを参照しているのであって，ほとんどの場合，このような導きは，あまりに当たり前でセラピスト本人のからだの一部になっている。そのため，目に見えず，批判的に振り返ることができなくなっているだけなのだ。私がこれを有害な展開だと考えるのは，このことが，相談に来る人々の人生への影響に関わらず，馴染みの治療的会話に疑問を持つことなくそれを再生産するよう私たちを拘束しかねないからである。そうは言っても，誰もが「地図」と「旅」のメタファーを関連付けるわけではないことや，治療実践を特徴付けるのに使われ得るメタファーにはもっと大きな世界があるという事実もわかっているつもりだ。それに，本書で述べた実践を代わりのメタファーで翻訳する努力も歓迎したい。

　もうひとつ忠告しておきたいのは，馴染みのないセラピストにとって本書の地図は，最初，使うのに腰が引けたり，ぎこちなかったり，いくらか乗り気でなかったりすることである。十分予想されることだ。治療的会話の新しい領域に入るとき，そのような領域に馴染み，このような探究に関連した技術を磨くには，かなりの時間がかかる。鍵は，一に実践，二に実践，三，四がなくて，五に実践である。

　興味深いことに，この厳しい実践が，私たちの自発性を実現するのである。つまり，最も自発的に見える人生表現は，私たちが最も実践したことなのである。即興演奏をこなす音楽家の場合と同様，治療的会話の文脈におけるよい即興は，治療的技術の展開への細心な注意に基づいている。そして，さらなる技術の発展の可能性に，終わりはない。

　私が自分自身の実践を終わりのない見習いだと見なすのは，有効な治療的会話への貢献において完全に満足する場所にたどり着くことなどないと知っているからである。もしも最初からもう一度やり直す機会を得たとしても，自らの貢献をひとつも変更しないなどと言えるような治療的会話は，これまで一度もなかった。このように認証するからといって，会話での自らの役割をネガティヴに判断したりディスカウントするわけではない。むしろ，

自らがセラピストとして行うことに対するリフレクティヴな視点の維持を考えているのである。
　私にとって，地図を手に知らない土地を旅することは，来るべきものへの期待である。本書の執筆において，治療的会話の旅でいつも経験する喜びと魅惑をなんとか伝えようとした。私は，本書の地図が，あなたがた読者の治療的探究において役立つことを願って止まない。

# 目　次

　謝辞 …………………………………………………………… 3
　序 ……………………………………………………………… 5

## 第1章　外在化する会話 ……………………………………… 13
ジェフリー…13／振り返って：外在化する会話についての私の研究の起源…25／外在化する会話の発展を支えるアイデア…26／セラピストの姿勢…28／メタファー…31／全体化する…33／行為のメタファーと全体化の危険についての最後の覚書…35／その他の外在化する会話…35／立場表明地図：四つの質問カテゴリー…36／結論…49

## 第2章　再著述する会話 ……………………………………… 54
リアムとペニー…54／再著述する会話の構造…64／実践への示唆…69／リアムとペニーとの再著述する会話をマッピングする…71／アイデンティティの風景質問の利点と目的…86／志向的状態理解 VS 内的状態理解…88／アイデンティティの風景：心の書類整理棚…92／追加実例…93／結論…111

## 第3章　リ・メンバリングする会話 ……………………………… 113
ジェシカ…113／もう一度こんにちはを言う…116／リ・メンバリングする会話の利点と目的…118／トーマス…123／結論…141

## 第4章　定義的祝祭 …………………………………………… 142
アリソン，フィオナ，ルイース，そしてジェイク…142／聴衆を関わらせる：治療実践において定義的祝祭の利用をもちかける…151／定義的祝祭の起源…153／治療実践における定義的祝祭…156／定義的祝祭構造…157／アウトサイダーウィットネスの選抜…172／定義的祝祭会話における治療的責任…174／テクノロジー，無名性，そして倫理…184／結論…186

## 第5章　ユニークな結果を際立たせる会話 …… 187

ピーターとトゥルーディー…188／ユニークな結果…196／立場表明地図 ver.2…197／立場表明地図の中途採用…208／ナラティヴな会話の特質：ユニークな結果から豊かなストーリー展開へ…210／結論…219

## 第6章　足場作り会話 …… 221

ペトラ…221／私的行為体と責任ある行為…223／私的行為体，責任ある行為，そして概念発達…225／発達の最近接領域と治療的会話…230／セラピストの責任…235／足場作り会話の視点から見た外在化する会話…236／結論…242

結論 …………………………………………………… 243
マイケル，雲を抜ける―訳者あとがきに代えて― …… 245
参考図書 ……………………………………………… 248
文献 …………………………………………………… 250
索引 …………………………………………………… 252

ナラティヴ実践地図

# 第1章

# 外在化する会話

　セラピーを求める人々の多くは，人生における問題を，自分自身のアイデンティティか他者のアイデンティティ，ないし自らの人間関係のアイデンティティの反映だと信じている。このような理解は人々の問題解決努力を形作り，そして不幸なことに，この手の努力が決まって問題をこじらせる。言い換えると，人生における問題は自分の本質や性格か他者の本質や性格，ないし自らの人間関係の本質や性格についての「真実」を反映しているとする信念が，なおさら強化されるわけである。端的に言えば，問題は自己ないし他者の自己に内在するもの，つまり実は自分ないし他者が問題なのだと，人々は信じるようになる。そしてこの信念は，解決しようとしている問題の中に人々をますます沈み込ませるほかない。

　外在化する会話は，問題を客体化することによって，こうした内的理解の解毒剤となり得る。なぜなら，人を客体化する文化実践に逆らって，問題を客体化する実践を採用するため，人々は問題から離れたアイデンティティを経験できるからである。人ではなく，問題が問題となるのだ。外在化する会話の文脈において，問題が人々のアイデンティティの「真実」を代表しなくなると，首尾よく問題を解決する選択肢が突如として目の前に現れ，手に入ることになる。

　ジェフリー

　面接を終えてカップルと階段を下りているとき，待合室の方で騒がしした。しかし受付係のなだめる声が聞こえ，そのうち騒ぎも収まったので，私は，それが何とかなったのだと推測した。カップルと次回の約束をし，私は予約簿をめくった。次は，ベス，アンドリュー，そして息子のジェフリーという家族と会うことになっていた。ところが初回面接なのに，待合室には誰もいなかった。

　ちょうどそのとき，通りから怒鳴り声がしたので，私は外に出てみた。通りに出たとたん，私は，反対側から駆け込んできた女性に危うくペチャンコにされそうになった。「ああ，

すみません。ごめんなさい！」彼女は出し抜けに言った。「あなたがマイケル・ホワイトさん？」私は、それを認めたらどうなるのか多少気になって一瞬ためらったのち、その通りですと答えた。その女性は、息子が揺り木馬に乗って待合室から飛び出したのだと、慌てて説明した。どういうわけかジェフリーは、この通りのつきあたりに競馬場があることを知っていて、それを試したくなったのだ。ベス、アンドリュー、そして結局は受付係までもが、彼に続いて飛び出し、そんなことをしている場合ではないと彼を説得した。状況は悪化してプロレス試合のようになったものの、ようやく収拾がつき、他の人たちもまもなく戻って来ると私に請け合ったのが、ベスであった。

たしかに、まもなく私たちは全員、面接室に落ち着いた。ベスとアンドリューは椅子に腰掛け、ジェフリーはというと、揺り木馬にまたがっていた。木馬はぶつかれるものすべてにぶつかったので、足が2本増え、見たところ目も近眼になっているようだった。そのことにも興味が湧いたが、私はアンドリューとベスに来談目的を訊ねることにした。質問を始めると、アンドリューは突然椅子から立ち上がり、私に突進してきた。最初私は、彼にもおそらく多少の近視があり、それで突進に失敗したのかと思った。しかし幸いなことに、それは悪意からではなく、後ろにあるホワイトボードが私に倒れかかってこないようにと気を使ってのことだった。これには少し動揺したものの、私は、彼の配慮に感謝した。数分後には、室内をいくらか秩序だてようとするアンドリューとベスの試みは成功し、この機会をとらえて、私は再び来談目的を訊ねた。

アンドリュー：あなたなら、すぐにわかると思っていましたよ。
M：近視じゃないってことですか？
アンドリュー：何ですって？
M：いや、大したことじゃありません。あなたの言葉でお話しいただけるのが一番いいと思いますよ。
アンドリュー：わかりました。お察しのはずですが、私たちはジェフリーのことでとても苦労してきたんです。彼はADHDです。2人の小児科医と、それから1人の教育心理学者に確認してもらいました。
ベス：そうです。それは、ジェフリーの生活のどの場面でも猛威をふるうのに、最近まで私たちは、自分たちが何を相手にしているのかも、よくわかっていなかったのです。ADHDについては勉強しはじめたばかりです。
M：ということは、診断はごく最近のことなんですか？
ベス：今年のはじめにははっきりわかっていたので、8カ月か9カ月前です。でも、

そうじゃないかとずっと思っていました。

**M**：診断がついて，どんなお気持ちですか？

**ベス**：とてもほっとしました。そうじゃない，アンドリュー？

**アンドリュー**：そうです。少なくとも名前がついたことで，2人ともほっとしました。

**M**：それで，私の出番はどこにあるのでしょうか？

**アンドリュー**：私たちは薬物療法が心配で，先日，別の小児科医に会いました。そこで，あなたに会ってみてはどうかと勧められたんです。あなたはジェフリーのような子にたくさん会っているから，何かいい考えをもらえるだろうと言われました。

**M**：薬物療法については，どんな心配を？

**ベス**：彼が薬を飲んでいるとき，私たちも，他の人たちも，すごく楽であることは確かなんです。でも，彼の性格変化が心配なんです。そうよね，アンドリュー？

**アンドリュー**：そうです。私たちは，何かを失うのではないかと心配で，薬物療法に尻込みしてしまうんです。それからもう一つ，私たちは，万策尽き果てたわけではないと感じているんです。それでここに来ました。

**M**：ジェフリーは，自分にADHDがあることを知っていますか？

**ベス**：ええ，知っています。私たちが知る限りのことを彼にも話してきましたから。これは彼の人生なので，本人が知ることが大事だと思っています。

**M**：さきほど，万策尽き果てたわけじゃないと感じている，とおっしゃいましたね？

**アンドリュー**：私たちは，いわゆる行動療法も含めて，いろいろ試してきました。でも，もっと他に何かあればと思って，こちらへうかがったんです。

**ベス**：そうでなくても，ジェフリーのことをどうにかしてわかっていただけるかもしれないと思って。

**M**：なるほど。

　ジェフリーは私の椅子の下にもぐり，ロデオの馬さながらに座面にドンドンと背中をぶつけていた。私は，彼が背中を痛めるのではないか心配になると同時に，このシナリオにおける自分の心許ない立場が気がかりだった。そこで私は，両親との会話を中断し，ジェフリーにらくだになってはどうかと勧めた。その方が，まだましだと思ったのだ。その最中に，ADHDをもっているのは本当かとジェフリーに訊ねた。彼はこの質問には答えなかったが，自分がらくだなら何をするのか，もっと知りたそうだった。その時，アンドリューが言った。「私たちは，どうすればいいのですか？」

M：（ベスとアンドリューに向き直って）今のところ，何ができるのかよくわかりません。

アンドリュー：他にどんな話をすれば役に立ちますか？　他にどんなことがお知りになりたいですか？　私たちは，ここから先に進む方法を見つけなければならないんです。あなたはジェフリーのような子にたくさん会っていると聞いたのですが。

M：そうですね。まずは，彼がもっているのがどんな種類のADHDか知ることが役立つでしょう。

ベス：どんな種類のADHDか，ですって？　というと，ADHDにはいろいろな種類が……

M：そうです。たくさんあります。それに，ジェフリーがもっているのがどんな種類のADHDかを知らないと，できることはあまりないと思います。見当違いのことをするだけに終わってしまいますから。

ベス：（アンドリューの方を向き，憤慨した表情で）そんなこと誰も言ってくれなかったわ！　そんなこと，誰一人，一度たりとも言ってくれなかった！

アンドリュー：まあまあ。たぶん，マイケルが教えてくれるんじゃ……

M：診断は私の専門じゃないんです。

アンドリュー：でも，あなたがこういうのをたくさん見たことがあるのは確かなんですから，あなたならできるんじゃ……

M：ええ，私はADHDと診断されたたくさんの子どもたちと会ってきました。ですが，仕事で，診断に関わることはなかったんです。

アンドリュー：本気ですか？　本当に真面目におっしゃっているんですか？（ベスのほうを向き）それじゃあ，次はどうすればいいんだろう？

M：どんな種類のADHDがあなたがたをそんなにも困らせているかを見つける方法なら，ありますよ。

ベス：（「それは頼もしい」という表情で）よかった。それを聞きたいわ。

M：（ジェフリーのほうを向く。彼はちょうどクレヨンの箱をひっくり返したところだった）ジェフリー，君のはどんな種類のADHDかな？

ジェフリーは肩をすくめた。

M：よし，それじゃあジェフリー，一つだけ質問しよう。これだけは教えて。君のADHDは何色なのかな？

ジェフリー：（一瞬きょとんとし，両親のほうを向くと，二人とも肩をすくめている。それから私のほうへ向き直り）しらない。
　M：ああ，わかった！　どうしてジェフリーのADHDが自由に走り回って，何でもひっくり返しているのか。ジェフリーは自分のADHDがどんなふうに見えるかすらわかっていないのに，どうやってそれを止められるでしょう。ジェフリー，君のADHDがたくらんでいることについて，何ができる？

　ジェフリーは困った顔をし，アンドリューとベスは，相談先を誤ったのではないかと無言の疑問をにじませた視線を交わした。それからベスは，「まあ，いいわ。ともかく私たちはここに来たわけだし，だまされたと思っておつきあいしていればいいでしょう」とでも言わんばかりに肩をすくめた。

　M：実は，どこか見覚えがあるんです。よく知っているかもしれない。そうだ。ジェフリーがどんな種類のADHDをもっているか，わかりましたよ！　確かに，前に見たことがあります。
　アンドリュー：よかった，よかった。それは心強い。一体何ですか？

　ジェフリーも待ちかねたような顔をした。

　M：ジェフリー，君には弟がいるんだよね？

　ジェフリーはうなずいた。

　M：弟の名前は何ていうの？
　ジェフリー：クリスチャンだよ。
　M：私は，君の弟のクリスチャンに会ったことはないよ。でも，ちょうど君にきょうだいがいるように，君のADHDにもきょうだいがいるんだよ，彼に会ったことがあるんだ。誰か知りたくないかい？
　ジェフリー：教えて，教えて。
　M：双子って，わかるかな？
　ジェフリー：うん。
　M：ええと，君のADHDにも双子がいて，そっちに会ったんだと思うよ。そう，

ちょうど2,3週間前に，彼と，この部屋で会ったんだ。その双子が，まさに君のADHDと同じことをしていたんだ。まったく同じことをたくらんで，ところかまわずぶつかっていったり，ホワイトボードをひっくり返したり，馬になったり，何でもそこらじゅうにばらまいたりするんだよ。だから，君のADHDに見覚えがあったんだ。前に，見たことがあったんだよ！

ジェフリーは今ではあきらかに関心を示していた。ベスとアンドリューは微笑み，安堵した様子で，私に続けるよう頷いてみせた。

M：君のADHDの双子の片割れの絵を見たくないかい？

ジェフリーは言葉につまり，頷いた。

M：オーケー。私はね，君に少し似た名前の男の子に会ったんだ。その子の名前はジェリー。ジェリーはADHDをもっているせいで，みんなを怒らせたり，なんでも台無しにしてたんだ。ジェリーも，自分のADHDがどんなふうなのか，知らなかった。だから，やりたい放題のADHDにお手上げだったんだ。でも，ある晩，ジェリーは，自分のADHDの絵を描く決心をしたんだ。彼はどうしたと思う？

ジェフリー：どうしたの？

M：ジェリーは，とてもいいアイデアを思いついたんだよ。真夜中に起きて，ADHDの姿をしっかり見たんだ。彼のADHDは，タバコをふかしながら，新しい罠を考えたり，ジェリーが起きるまでの待ち時間をゆったりくつろいで，のらくらしていたんだ。とにかくADHDが自分にのりうつる前に，ジェリーは心のカメラのシャッターを押したんだ。それで翌朝，それを絵にした。ジェリーのADHDがどんなのか，見せてあげよう。ジェリーは，僕にも1枚描いてくれたからね。ここで待っていてくれる？ 取ってくるから。

ジェフリー：（目を大きく見開いて）見せて！ 見せて！ 見せて！

ベス：待って，待って。マイケルは取ってこなきゃならないのよ。

M：（面接室を出てオフィスへ行き，ジェリーのADHDの大きな絵を持って戻る。それはすばらしい絵だった）これを見てごらん！

ジェフリーは絵に釘付けになった。

M：気をつけて！　気をつけて！　しっかり持つんだ！　このADHDが自由になったら、何が起こるかわからないぞ。もし君のADHDとジェリーのADHDが一緒に逃走して、チームを組んだら、このビル全体に何が起こるか、この辺り全部がどうなるか、わからないんだから！
アンドリュー：みんな逃げなきゃいけなくなるかもしれないぞ。
ベス：だから、しっかり持っていてよ、ジェフリー。ここよ、手伝ってあげる。

ジェフリーはしっかりとその絵を持ち、目を見開いて絵を観察した。

M：でもジェフリー、私は、これが君のADHDの双子のきょうだいかどうか、はっきりとはわからないんだ。それに、それに対して何ができるのか、これからみんなではっきり知ろうとしなくちゃならない。
ベス：どうすればわかるでしょうか。
ジェフリー：(熱中して) そうだ、そうだ！　どうすれば見つけられるの？
M：わからないなあ。私は、君とお母さん、お父さんに聞いてみようと思ってたんだ。

アンドリューとベスは、双子の確認法を考える上で主導権を握った。ジェフリーはふたりのあらゆる提案をにべもなく却下したが、そのうちのいくつかに私はとても魅了され、後に他の家族と考えるときの参照用に、メモをとる許可を求めた。その時、突然、ジェフリーが自分のアイデアを思いついた。

ジェフリー：ぼくわかった！　ぼくわかった！
M：何が？
ジェフリー：ぼくが夜中に自分で起きて、AHDがぼくにのりうつる前に、AHDの写真を撮るんだ！　ぼく、そうする。そうするよ。(この時点で、私はジェフリーがいつもDを抜かしていることに気づいた。彼がもっていたのは結局ADHDではなく、AHDだったのだ)
ベス：それはいい考えね、ジェフリー！　そうしたら、朝、その絵を描いて、マイケルに見せにくることもできるじゃない。
アンドリュー：そうだよ。いい考えだ。いつやる？
ジェフリー：今夜やるよ。バッと起きてAHDの写真を撮ってやるんだ。AHDがどんなにすばしっこくても大丈夫。ぼくの方が速いから。

M：よさそうな計画だしね。

アンドリュー：私たちはどう手伝えばいいでしょうか？　今夜、ジェフリーが寝る前に、この計画のことを思い出させたほうがいいですか？

M：何も言わないことをお勧めします。それについては触れないようにしましょう。AHDがこの計画をかぎつけて、裏をかこうとするかもしれません。ジェフリーの計画についてAHDに警告したくはありません。AHDは何をするかわかりません。そうじゃない、ジェフリー？

ジェフリー：もちろんだよ！

アンドリュー：そうですか、本当のところ、ほっとしますね。つまり、私たちはただ手を出さないで……

M：こうするといいかもしれません。朝食の時に、あなたとベスは、ジェフリーに、「やった？」とだけ訊ねるんです。もしジェフリーがイエスと言ったら、何らかの形でそれをほめてあげて、彼がAHDを描くのを手伝ってあげてください。「やって何を？」と彼が言ったら、「何でもないよ、気にしないで」とでも言っておきましょうか。ジェフリーが計画を成就するまで、毎朝そうするわけです。

アンドリュー：それなら簡単ですね。

M：そうでもないですよ。だって、あなたとベスの息が合ってないといけません。何なら、ここを出る前に、練習しましょうか。（ベスとアンドリューは笑っている）

3週間後に私たちは再会し、このとき、状況はまったく異なっていた。全員が待合室で静かにしており、私は、彼らが約束に遅れたのかと思った。しかしそうではなかった。ジェフリー、アンドリュー、そしてベスはそこにいて、全員がずいぶん待ちかねているように見えた。ジェフリーは背後に何かを隠しており、それがガサガサと音を立てていた。私たちは面接室へと向かい、ジェフリーは控えめについてきた。ベス、アンドリュー、そして私は、ジェフリーが入室する前に腰を下ろした。私がドアに面して座っていると、恐ろしいことに、一見逃亡中かと思われる、身の毛もよだつAHDが不意に現れた。

M：（驚きのあまり椅子から飛びのいて）わあ、これは何だ?!　助けて！　助けて！　みんな助けて！　私の部屋にAHDが逃げてきたぞ！

ベス：大変！　ジェフリー！　私たちを助けて！

ジェフリー：（満面の笑みを浮かべ、自作の絵の後ろから突如現れる）ひっかかったな！

M：ああ、よかった！　ジェフリー、君だったのか！　すっかりだまされたよ。でも、

しっかりつかんでおいてよ。離さないでよ。
ジェフリー：離さないよ。大丈夫，僕が持ってるから。

　私たちは一緒に，ジェフリーのAHDを観察し，ジェリーのADHDと慎重に比較した。ジェフリーのAHDがジェリーのADHDの双子だということに誰もが賛成し，ジェフリーのは，ジェリーのADHDの突然変異型，つまり「ミュータント・ニンジャ」であり，それゆえにますます扱いにくいということで一致した。ジェフリーはこの間，活力に満ち溢れており，彼のAHDがやらかそうとしている悪巧みについてや，急場を救うためにどうやって仲裁しおおせたかという話を語ってくれた。これによって，AHDの活動の結果についていくつか質問する機会が与えられた。

M：今では，君のAHDが何者なのか私たちは知っているわけだから，彼が君の人生にどんなことをしてきたか考えることにしよう。どこから始めればいいかな？
ベス：そうね，どこから始めるか，というのはいい質問ね。それについては，話が尽きないから。いろんな方法で，AHDは私たちの人生を支配してきました。
アンドリュー：AHDは学校でジェフリーの邪魔をしてきました。ジェフリーをありとあらゆるトラブルに巻き込んだのです。AHDは学校でトラブルを起こすんだよね，ジェフリー？
ジェフリー：(AHDの絵をもう一枚描くことに夢中になっている) もちろんだよ。
アンドリュー：それに，何人かの先生たちのちょっとした頭痛の種にもなったのよね，ジェフリー？
ジェフリー：もちろん。
ベス：AHDは，他の子たちとの関係をめちゃくちゃにしたり，ジェフリーをけんかに巻き込んだりもしました。そうよね，ジェフリー？
M：他の子たちとのことをどんなふうにめちゃくちゃにしたのかな，ジェフリー？
ジェフリー：みんな，僕にどこかへ行ってほしがるんだ。
M：お母さんとお父さんについてはどうだろう，ジェフリー？　AHDは君と，お母さんやお父さんの間に割り込んでくることはあったの？　君やお母さんやお父さんに問題をよこしたこともあった？
ジェフリー：もちろんあったよ。
M：どんな問題？
ジェフリー：お母さんにも頭痛をくれるよ。ね，お母さん？

ベス：そうよ。それで，私をヘトヘトに疲れさせるの。

M：お父さんにはどうかな？

ジェフリー：うーん，そうだなあ……機嫌を悪くさせちゃう。そうだよね，お父さん？

アンドリュー：その通りですね。そして私は，そんな自分に不満を感じるんです。

M：AHD は，ジェフリーと先生たちとの間で，ジェフリーと他の子たちの間で，それからジェフリーとおふたりの間で，物事をめちゃくちゃにする。このことは，AHD について，あなたがたにどんなことを教えてくれますか？ このことは，AHD について何を語っていますか？

アンドリュー：たぶん AHD はちょっと意地悪ですね。

M：ジェフリー，お父さんは正しいと思う？ AHD は意地悪だっていうことだけど。

ジェフリー：うん，意地悪だね。それに，いたずらだよ。

M：AHD は何をするかわからないって教えてくれたよね。AHD のたくらみについて，もっと教えてくれないかな。

　その後の話し合いでは，AHD が使う罠や戦略がジェフリーに見合う言葉で記述され，これらの罠や戦略の結果のいくつかが，より詳細に描き出された。このことは，AHD がジェフリーの人生にたくらんでいることをより綿密に調査するための基礎となった。そこで私は，ジェフリーと彼の両親に，AHD の行為の結果と，AHD がジェフリーの人生に抱く計画についてどういう立場を取るか訊ねた。

M：私は，AHD がやろうとしてきたことを前より明確に描けるようになりました。AHD は，ジェフリーとお母さんやお父さんの間で，ジェフリーと他の子どもたちとの間で，そしてジェフリーと先生たちとの間で，物事をめちゃくちゃにしてきたということ。それから，AHD がどんなふうにジェフリーのおなかの具合を悪くさせるか。さらには，AHD がお母さんやお父さんをどんなにイライラさせてきたかもです。私は，AHD がジェフリーの将来にどんな計画を抱いているかについても，より明確なイメージを得ました。AHD はジェフリーの唯一の遊び相手になろうとしていて，ジェフリーを独り占めしたがっています。

アンドリュー：AHD が引き起こしてきたトラブルを洗いざらい吟味したのは，これが初めてです。ジェフリー，AHD が何をしようとしてきたかよくわかったのは，これが初めてじゃないかな？

ジェフリー：そうだね。

M：それでは，これは皆さんにとってどんな感じでしょうか？　つまり，AHD がやろうとしてきたことは，皆さんにとってオーケーですか？

ベス：まさか。私は不満だらけです。

アンドリュー：私も同じです。AHD から家族を取り戻したいですよ，そう思わない，ジェフリー？

ジェフリー：うん。僕たちの家族を取り戻したいよ。ね，お父さん？

M：それでは，AHD のジェフリーの人生への計画についてはどうでしょう？　AHD がジェフリーを遊び相手として独占する計画です。ジェフリー，君はこういう計画に喜んで加わるのかな？

ジェフリー：そんなの絶対にいやだ。

ベス：そういう計画は，ジェフリーに悲惨な人生をもたらすし，本人も望んでいません。そうよね，ジェフリー？

ジェフリー：いやだ，いやだ。

M：オーケー。ということは，この部屋には，AHD がやろうとしてきたことに満足している人は，ひとりもいないということだね。

ジェフリー：いるよ。

M：誰？

ジェフリー：AHD は満足してる。(ジェフリー，ベス，アンドリュー，そして私はみんな笑う)

M：よしわかった。AHD の他には，AHD がやろうとしてきたことに満足している人はこの部屋にひとりもいない，そして，AHD の計画に喜んで加わる人もいないということだね。

ベス：それで正しいわ。

ジェフリー：絶対にいやだね。

M：オーケー。これではっきりした。これからは，AHD がやろうとしてきたことがどうしてみんなにとってよくないことなのか，私が理解するのに助けとなることを教えてください。それから，どうして AHD の計画がみんなにとってよくないのかもね。

議論を続けていく中で，AHD が邪魔をしているけれどジェフリーと両親が互いに求めている関係，AHD が阻止しているけれどジェフリーが求めている他の子どもたちや先生たちとのつながり，そして，(AHD がジェフリーの将来に夢見ているものとは相容れない)

ジェフリー自身の人生計画のいくつかが、判明した。会話の中でアンドリューとベスは、ジェフリーが自分自身の人生について抱いている考えを言葉にするのを聞くのは、これが初めてだと言った。

　第2回面接の終わりに私たちは、AHDの活動を覆すために、ジェフリーと彼の両親がとれるイニシアティヴについて話した。それは、AHDのもたらす影響への不満を再検討する中で、彼ら自身が明確化した意図に沿ったものである。ジェフリーは、そうしたイニシアティヴを七つも提案した。また、AHDをこれ以上のさばらせたくないという彼の意図は、非常にはっきりしていた。AHDを特別な友達としてキープしておきたい気持ちはあるが、AHDに人生を支配されるのは、いやだったのである。

　第3回面接で私は、ジェフリーが自ら提案したイニシアティヴにおいて、いくらか成功を収めたことを知った。彼のイニシアティヴについて家族にインタヴューすると、ジェフリーが示した知識やスキルのいくつかは、全員の目により見えるものとなった。ジェフリーはあきらかに、こうした知識やスキルを特定することにも、そして自分自身の人生計画を実行に移す上でそれらを生かすことにも、誇りを感じていた。ベスとアンドリューは、彼がやりやすいように環境を整えることによって、これらのイニシアティヴに貢献した。彼らもまた、お互いの関係やジェフリーとの関係をさらに発展させる自らの提案を実行に移し、成功していた。

　私は3カ月にわたって、この家族とさらに6回の面接をもち、その間にジェフリーと彼の両親は、AHDの活動を抑制する能力をさらに発達させた。さらに彼らは、優先順位にしたがって、自分たちの行為を方向付けることに熟練した。ベスとアンドリューは、ジェフリーの小学校の教師に会い、AHDの活動に対するこの新しいアプローチについて説明した。そして、その教師は、このアプローチの成功に有利な条件を学校という文脈の中で確立する上で、重要な役割を果たした。

　フォローアップで私は、すべてが計画通りに進んでいることを知った。まだAHDが手に余ることもあったが、こうした危機を通じて、両親の援助努力に応えるジェフリーの能力にはよい進展がみられ、ジェフリーは自分自身の行為の結果を見越すことが以前よりできるようになった。彼は他の子どもたちともっとうまくつきあえるようになり、教師からは、教育的課題に集中する能力や教室での協力姿勢においてジェフリーには前向きな進展があると報告された。

## 振り返って：外在化する会話についての私の研究の起源

　外在化する会話について最初の論文を書いてから，もう20年以上になる（White, 1984）。この論文の執筆に至るまでの時期に，私は，幼い子どもとその家族と外在化する会話をもつことが適切なものか否かと探っていた。その子どもたちというのは，慢性の，ないし解決困難と見なされたさまざまな問題で紹介された子どもたちだった。私は，外在化する会話の探究に心奪われる中で，こうした子どもたちや家族の反応が外在化する会話を後押しし，報われることの多いものだと知った。こうした探究を文書化することに決めた時に，まず遺糞症（おもらし）を主題として選んだのは，失敗や恥，無力感，そして敗北といった感覚が，決まって引き起こされていたからである。その周りには，いつも深刻な葛藤や欲求不満，そして極度の疲労があった。外在化する会話の可能性を例示することで私は，互いに切り離されてしまった家族メンバーが寄り集まり，こうした問題に対処するために共同作業的イニシアティヴを共有できる文脈を提供したいと望んだ。また，こうした問題への相互作用的な定義や解決の発展に，外在化する会話が貢献する可能性を示したかった。さらには，解決困難で慢性的だと思われるだけでなく，不快で，社会的影響も深刻だと見なされている問題に，いかに遊び心たっぷりに，楽天的に，そして楽しい方法でアプローチできるかということを示したかった。

　遺糞症についてのこの論文が専門職コミュニティにおいて高い関心をもってもらえるとは予想していなかったので，私は，いろいろな問題，そしてさまざまな文脈での外在化する会話の探求を推し進め，こうした探求をもっと文書化しようとする励みを得た。この時，他の数多くのセラピストたちも，子どもたちや青年，成人との面接において，個人，カップル，家族，それからグループセラピーの場面で，外在化する会話を探求しはじめた。まもなく，数え切れないほどの実践家が素晴らしい工夫を報告し，芽生えつつあるこの主題に寄与し始めた。

　本章には，主に四つの目的がある。第一は，外在化する会話の発展を支えたアイデアをいくつか要約すること。第二は，しばしば外在化する会話と関連する，セラピストの姿勢について議論すること。第三は，人々の問題対処努力を支持するのに提供されるメタファーを概観すること。そして最後に，外在化する会話を表す地図を，四つの質問カテゴリーの観点から提供することである。

## 外在化する会話の発展を支えるアイデア

　先に述べたように，セラピーを求めてくる人々の多くは，人生における問題が，自分自身のアイデンティティの反映であるか，他者のアイデンティティの反映であると信じている。その場合，問題を解決するための彼らの努力は，たいてい，逆に問題をこじらせることになる。その結果，人生における問題は自分の本質や性格について，あるいは他者の本質や性格についてのある種の「真実」を反映している，つまり，こうした問題は自己ないし他者の自己に内在するものなのだと，人々はより強く信じることになる。

　これが皮肉なのは，こうした内在化する理解（そして，こうした理解によって形作られた行為）こそが主に，そもそもの問題の展開に関連していることである。人々の，人生についてのこうした内的理解を構成する思考習慣が著しく文化的な現象である以上，人々がセラピストに相談する問題の多くは，本来文化的なものである。この文化的現象の歴史を，ミシェル・フーコー（Foucault, 1965, 1973）含め数多くの思想歴史学者がたどってきた。この現象の発展を理解する上でのフーコーの貢献についての説明は既に他でしたので，本章ではしない。ここでは，彼の貢献についていくつかコメントするに留めたい。

　フーコーは，人生とアイデンティティに関する内的理解の起源を，17世紀半ばの西洋文化にたどっている。彼は，これが一つには以下の発展の結果であると提案した。

- はみ出した（spoiled）アイデンティティの**帰属**や**譲渡**によって，ホームレス，貧民，狂人，弱者を一般人から分離する「分割実践」。
- 障害を身体に位置付け，分類することによる，身体の客体化。
- 自分自身や他者の行為や思考を，人生や発達についての，専門分野の中で構成された規範に照らし合わせて判定するよう人々を扇動する「規格化する判断」。

　こうした分割実践，系統的分類，そして規格化する判断の発展が，人々のアイデンティティの客体化を促進した。このアイデンティティの客体化において，人生における問題の多くが，彼らのアイデンティティの「真実」を表すようになる。たとえば，職業人的規律・訓練の文脈において，セラピストがある個人のことを「障害されている」とか「機能不全」と呼ぶことは珍しくないし，より広い文化においては，人が自分や他者のことを生まれつき「無能だ」とか「不適格だ」と言うことも珍しくない。

　人ではなく問題が問題となる外在化する会話は，人々のアイデンティティを客体化する

実践への対抗実践と考えることができる。外在化する会話は，人を客体化する文化実践に対抗して，問題を客体化する実践を採用する。

問題が人から離れた存在となったとき，そして人々が自分のアイデンティティについての窮屈な「真実」や自らの人生についてのネガティヴな「確信」から解放されたとき，人生の窮状に対処する行為において新しい選択肢が得られる。人のアイデンティティを問題のアイデンティティから分離することは，人々が遭遇している問題に対処する責任を放棄することにはならない。むしろ，分離されることで，人々はもっとこの責任を負えるようになる。もしも人が問題だとしたら，自己破壊的行為以外にほとんどなす術はない。しかし，もしも人々と問題との関係がより明確に定義されたとしたら，外在化する会話においてそうであるように，この関係を改訂するためにさまざまな可能性が得られるようになる。

ネガティヴなアイデンティティの結論を解明する

外在化する会話は，人々にネガティヴな（たいてい問題の影響下で到達した）アイデンティティ結論の解明を可能にする。たとえば，サラという若い女性は，自分を「忌まわしい」と強く信じ，自傷とうつの経歴もあったが，それを理由に自分自身を嫌っていた。この「自己嫌悪」は，彼女の経験の支配的特徴だった。私たちは，自己嫌悪がアイデンティティについてサラ本人に信じ込ませようとしてきたこと（「私は無価値で役立たずで，すべては当然の運命」），自己嫌悪が彼女の身体に何を要求しているか（「拒否的，懲罰的に自分の身体を扱う」），他者との彼女の関係性に対する自己嫌悪の計略（「私を他の人たちから孤立させる」）などを，すぐさま調べにかかった。

これは，彼女の自己嫌悪をさらに特徴付ける機会となった。自己嫌悪の活動は，サラの人生に対する自己嫌悪の態度に関して何を反映しているか，そして，自己嫌悪は（実際，それが世の中にある声だとしたら）どのようにささやきかけるのか？　自己嫌悪を強烈に特徴付けることにより，こうした態度や声の響きをサラの歴史の中にたどる質問が，基礎を与えられた。これによって，サラははじめて自己嫌悪の経験を，子ども時代に暴虐行為を働いていた人々の態度や声に結びつけることができた。また，嫌悪についてのこうした結論の解明を促進した外在化する会話は，再著述する会話（第2章を参照）が展開する空間を創造した。こうした会話の展開は，サラの人生において実に強い存在感を維持していた自傷とうつの急速な減退にも結びついた。

このような解明過程は往々にして，人々をセラピーへ導く問題の「政治学」の歴史をあきらかにする。これは，人々を影響下に置き人生やアイデンティティについてのネガティヴな結論を形作る権力連関の歴史である。解明は，こうした結論から「真実」という地位

を奪い、疑いを差し挟む。その一つの結果として、人々は自分の人生がもはやこうしたネガティヴな結論に縛られてはいないことを知り、それによって、人々は人生の別の領域を探究する立場に置かれる。こうした探索において、彼らは決まって、よりポジティヴなアイデンティティ結論に到達する。私は、人生についてのネガティヴな結論の解明や脱構築が、外在化する会話の非常に有効な一側面であることを知った。

## セラピストの姿勢

　外在化する会話で用いられる質問の形は、調査報道にたとえられる。調査報道の第一目標は、権力と特権の乱用に関連した汚職の暴露である。事件記者は政治的に中立ではないものの、調査活動によって、問題解決や改革案の制定、そして権力や特権を乱用しているかもしれない人物との直接的権力闘争の領域に引き込まれることがあってはならない。事件記者は通常、調査対象に「熱く」関わることはない。むしろ、彼らの行為は比較的「冷めた」関与を示すのが普通である。
　セラピストのそのような質問に応じて、セラピーを受けている人々も、事件記者のような立場を担う。彼らは、問題の性質、作戦や活動、そしてこうした作戦や活動につながる目的の露呈に尽力する。このとき人々は、問題を解決し、改善し、あるいは問題と真正面から取っ組み合う努力に焦点を当てるよう促されることはない。
　あるセラピストが、統合失調症の診断によって慢性的に病気だと見なされている人から相談されたとしよう。初回面接冒頭、その人にとって最も大きな関心事が話題になる。この場合、そうした関心事はたいてい、日常生活の差し迫った経験として表現され、「統合失調症」のような言葉で述べられることは、非常にまれである。こうした関心事は、あるときには生活の質に関わる特定の問題として、また個人的な失敗や不適格の感覚として、あるいは「敵意ある声」（幻聴）による暴虐行為の経験として、表現されるかもしれない。たとえば、私が会ったハロルドは、敵意ある声が彼に向けてくるハラスメントとして第一の関心を表現した。これに関係して発展した外在化する会話は、こうした声に熱く関与することを勧めはしなかった。ハロルドに、声に直面したり、声をしつけたり、どうにかして声と格闘することを促しはしなかった。その代わりに、ハロルドが勧められたのは、こうした声が話す方法を類型化し、声が支配を確立するために用いる権力という作戦を記述し、声が他者の動機付けの権威として自らを確立するために採用した戦略を特定し、そしてこれらすべてにおいて表現されている意図や目的を見つけ出すことによって、声を特徴付けることだった。

この種の暴露のいろいろな側面が，声による被影響体験を減らすのに貢献する。たとえば，声が採用する作戦や戦略についてなぜそうなのかを考えることは，声の権力を減じる効果をもつ。また，声の表明は，その非常に党派的な本質がより目に見えるものになるにつれ，以前は疑う余地もなく与えられていた「真実」という地位を奪われる。この暴露はまた，人々が自分の人生に抱く他の目的や，敵意ある声の意図とは矛盾する大切な物事を特定するための道を開く。

　そうなると，人々の大切な目的や価値がより豊かに知られるための空間や，その目的や価値の歴史が引き出される空間，そして，これらの目的や価値と調和した行動計画を展開する空間が，生まれる。この展開は人々に，これらの目的や価値に支持的な声や，超党派の，「目に見えない友達」としてリクルート可能な声を特定する機会を提供することもある。私の経験では，幻聴との関係の改訂に成功すると，必ずその人の生活の質に著しくポジティヴな影響があり，精神病的経験への脆弱性が減る。ハロルドの場合も確かにそうで，彼は，統合失調症の声との関係改訂を人生の一大転機と見なした。

　セラピーに持ち込まれる問題や関心事への「冷めた」関与の重要性を強調するとき，私は，治療的会話が情緒的であってはならないとか，これらの問題や関心事の経験から人々を引き離すべきだ，と提案しているのではない。それとは反対に，外在化する会話は，彼らが以前は表現する機会をもたなかった人生のさまざまな経験に表現を与えるのを絶えず支えるのである。

　外在化する会話の初期段階に典型的な「冷めた」関与において，その個人は問題の「土俵」を超越する機会をもつ。つまり，その問題のお膝元ではない領域で問題を扱うわけである。そうすることで，人々はたいてい，人生の問題に対する自らの脆弱性が減じるのを実感し，状況は変わらないのにストレスが軽くなったと感じはじめる。このような結果は，問題に深刻なストレス要素がある状況においては，特別に重要である。たとえば，統合失調症に関して言えば，ストレスと精神病的エピソードとのあいだには，明確な相関がある。統合失調症の声に「熱く」関与することを奨励する，つまり声との直接対決を促す治療的会話は，いかなるものであれ，この診断をもつ人々を，精神病的経験に対してより脆弱にして当然なのである。

　このような事件記者的な外在化する会話の展開のある時点で（つまり，人々が，問題によるアイデンティティ定義からいくらか分離を経験しているときや，問題に関連した意図や価値とは矛盾する意図や価値に声を与えはじめているとき），通常，問題に関して第二の姿勢がとられることになる。それはしばしば，事件記者的姿勢からの交代，あるいは次なる展開の姿勢である。この姿勢によって人々は，問題の影響を減じ，自分にとって重要

だと特定した物事を追求するための行為を開始する。

　この第二段階の姿勢と、それに続く行為は、問題の影響を特徴付けるメタファーによって形作られるところが大きい。たとえば、もしも人々がその影響を圧制的だと特徴付けるならば、そこで取るべき姿勢は抵抗で、人々は問題から人生を「解放する」行為に出る。その影響を不当だと特徴付けるならば、取るべきは道義的姿勢であり、そこでの行為はこの不正の改善をもたらすものとなるだろう。その影響を情報不足と特徴付けるならば、指導的姿勢が取られ、その人の人生の最大の利益になることについて、問題を教育する行為がとられるだろう。

　人生における問題の影響を表すメタファーはこれほど多様であるにも関わらず、メタファーは主に問題を「打ち負かし」、「征服する」ために、問題と「争う」ないし「戦う」よう人々に勧めるのだと仮定される。外在化する会話についての批評はしばしば、これこそが、つまり所定の敵対的メタファーを採用することこそが外在化する会話であるという認識に基づいている。この手の批評によれば、そのようなメタファーは、人生とアイデンティティの家父長的言説を再生産し、人生の関係的な理解を損なうほどに非常に個人的で自律的なアイデンティティの説明を促し、人間行為の二元的で二者択一的な思考の発達を助長し、そして人々の経験の文脈を曖昧にする。私の外在化提案についての誤解に根ざしているとはいえ、こうした批評から提出される懸念を検討することは、重要であろう。セラピストとして、私たちは、自分が行い、述べ、考えることの結果に責任を負っている。私たちは、人々の生きるという行為を多様にする資格を奪いかねない人生とアイデンティティについての前提をうっかり再生産してきたかもしれない自分たちのあり方や、何の気なしにローカルな文化の権力関係と共謀してきたかもしれない自分たちのあり方を、よくよく考えるという特別な責任を負っているのだ。私たちが治療的会話において支持するメタファーに疑問を投げかけ続けるのは、この特別な責任の一部である。

　「争い」や「戦い」のメタファーを導入、ないし優先させることは、先に述べた以外の理由でも、有害になり得る。もしも外在化する会話におけるメタファーが、問題を征服したり打ち負かしたりするという視点に成功を狭めるならば、そして後になって、その人が気づくと問題が再発していたなら、その人はこの再発を個人的失敗と見なしかねない。このことは、問題との関係を改訂するための新しいイニシアティヴを妨げてしまうだろう。外在化する会話において選択されるメタファーは非常に重要なので、ここでこの主題をより詳細に探求したい。

## メタファー

　メタファーの問題は非常に重要である。外在化する会話において取り上げられるあらゆるメタファーは，人生とアイデンティティについて特定の理解を思い起こさせる特定の言説から借用されている。これらの言説は，人々が問題解決のためにとる行為に影響を与えるとともに，一般的な意味で人生を形作りもする。外在化する実践は，人々が問題を打ち負かし征服するために，問題と争い戦うよう励ますものだという認識に応えて，最近，私は，過去20年ほどにわたってこの主題で執筆してきた論文をすべて調べ直してみた。レビューしてみて，私が戦いと争いのメタファーを提示したのはそのうちの一つだけだったことを発見した。それは，私が外在化する会話について公表した最初の論文であり，しかも，「争い」と「戦い」のメタファーは，その課題を非常に異なったものに構成する他のメタファーと並んで提示されていた。私は論文を見直しながら，人々が人生の問題との関係を改訂する際にとった行為を定義するのに使ったたくさんのメタファーと，それらの出所として明らかであるものをリストにしていった。以下が，リストにあがったものである。

- 問題に抗議して退場する（行為体の概念から）
- 問題に影を投げ掛ける（天文学的な人生理解から）
- 問題を払い除ける（魔術的な人生理解から）
- 問題に対抗してストに突入する（市民活動のアイデアから）
- 問題から脱馴化する（風土の概念から）
- 自分自身を問題から分離する（分離個体化の概念から）
- 問題の要求に反抗する（抵抗のアイデアから）
- 問題を無力化する（エンパワメントの考えから）
- 問題の影響に異議を唱える（抗議行動のアイデアから）
- 問題を教育する（指導の概念から）
- 問題から逃れ，人生を問題から解放する（解放運動のアイデアから）
- 自分の人生の領土を問題から取り戻し，回復する（地理的な人生理解から）
- 問題の土台を壊す（地質学的な人生理解から）
- 問題の影響を減ずる（私的行為体の概念から）
- 問題と手を組もうという誘いを辞退する，ないし断る（市民社会の概念から）
- 問題という天体から旅立つ（旅のアイデアから）

- 問題を是正する行為に関わる（正義の概念から）
- 問題が落とす影から抜け出す（光のアイデアから）
- 自分自身のアイデンティティについての問題の主張が誤りであると証明する（客観性の概念から）
- 自分自身の人生への問題の制御を減ずる（生理学的な人生理解から）
- 問題から自分自身の人生を買い戻す（商業的な人生理解）
- 問題の手から自分自身の人生を奪う（操り人形的理解）
- 問題の仕事から辞職する（雇用の概念から）
- 自分自身の人生を問題から引き揚げる（海事業界から）
- 問題からのカムバックを始める（スポーツ界から）
- 問題から自分自身の人生を盗む（窃盗のアイデアから）
- 問題を手なずける（トレーニングの概念から）
- 問題に装具を付ける（馬術界から）

　メタファーが多岐にわたっているのは、これらのほとんどがセラピーに来た人々によって生み出されているという事実によるところが大きい。しかし、そうは言うものの、治療的会話においてもっとも包括的に取り上げられるメタファーの選択に際して、私がいつも重要な役割を担っているのも、また事実である。私の経験では、人々は人生の問題との関係を改訂するために取った、ないし取ろうとしている行為を特徴付けるとき、たいてい二つ以上のメタファーを使う。人々が治療的会話の文脈に持ち込むすべてのメタファーを追うのはほとんど不可能なので、必然的に、いくつかのメタファーが、他よりも好んで使われることになる。あるメタファーを他より好んで用いるのは、私から見て何がもっとも実行可能かということと、すでに本章で取り上げた倫理的配慮に基づいている。たとえば、遺糞症を解決しようとしている子どもは、「いたずらくんを打ちのめす」（競争のメタファー）メタファーを、「人生をいたずらくんから取り戻す」（返還要求のメタファー）という意図で引き合いに出すかもしれない。そのような状況では、その子どものイニシアティヴを引き出し、それに基づいて事を進めるよう促すために、私は通常、返還要求のメタファーを優先するだろう。なぜなら、返還要求のメタファーは、その課題を敵対的なものにしないからである。たとえば、恐れを解決しようとして、恐れを「征服」し、「教育を施す」と話す子どもがいたとしよう。そこで私なら、その子どもが恐れを征服する行為よりも、恐れを教育するプログラムの開発に治療的質問の焦点を移すだろう。この選択は、治療的会話の文脈において、戦いや争いのメタファーを絶えず再生産してしまうことへの

懸念に基づいている。

　ジェフリー，ベス，アンドリューとの面接において，AHDとの関係の改訂に着手する行為とでもいうべきものに会話の焦点が移ったとき，いくつかのメタファーが採用された。AHDを「全滅させる」こともひとつだったが，私は，他に提案されていた「取り戻す」メタファーに焦点を当てた。すると，それに導かれて行為の提案が展開し，それらの行為の結果がさらに関係に反映された。ジェフリーがAHDを，自分の人生を支配する者ではなく，来てほしいときだけ来てくれる特別な友達として，適切な地位に置きたいという意図を非常に明確にしたのは，この文脈においてだった。

　会話の始まりの時点で行為のメタファーが一つしかあきらかにならず，しかもこのメタファーを広範囲に用いることに私が倫理的懸念を抱く数少ない場合，通常私は，そのメタファーへの関与を一時的なものとする。会話が展開するにつれて，他のメタファーが必ず表に出てくるからである。そのような場合に他のメタファーが優先されなかったり，しかもそれがあまり効果的でなかった治療的会話は，思い出す限り一度たりともない。

## 全体化する

　セラピストが，問題の全体化を助長していないか，つまり問題を完全にネガティヴな言葉で定義していないか警戒していることは，重要である。問題の全体化は，西洋文化に蔓延するようになった二元論的な二者択一の思考習慣に基づいており，セラピストたちは，そうした思考とそれに関連した危険に意識を向ける特別な努力を求められている。この意識が重要なのは，全体化は，人々がセラピーに持ち込んだ問題のより広い文脈を曖昧にしたり，人々が価値を置いている物事や，人々を支えている物事を無効にしかねないからである。次の2例との治療的出会いは，問題の全体化を避けることの重要性を示している。

　ジェニーンは，心身障害のある子どもをもつシングルマザーである。彼女は，非現実的希望によってかなりの欲求不満と突然の落ち込みを味わわされていると判断され，相談に来た。ジェニーンは，そうした希望を手放し，希望の喪失を悲しむことを目標にできるセラピーを探してみてはどうかと助言されていた。しかしながら，希望についての外在化する会話は，そうした希望の結果ジェニーンが経験してきたことを，肯定的側面と否定的側面の両面にわたって十分に表現する機会をもたらした。中でも，希望こそが，息子が直面した困難を改善する上で，ジェニーンの努力を支えたのだった。しかし，それらの希望は，まるでとても厳しい現場監督のように，ジェニーンの肩に重くのしかかっていた。外在化する会話の展開にしたがって，ジェニーンが希望を生かし続けたいと思える目的が，あら

たに明確になった。その希望のいくつかは転用されて、これまでなおざりにされていた人生を展開させる助けとなった。

フォローアップでは、この会話がジェニーンと希望との関係を改訂する機会となったことが確認された。改訂の文脈において、彼女の希望は名誉を与えられたものの、もはや単一の取り組みに結びつけられることはなかった。ジェニーンは以前よりも、自分の大事な目的に希望をどう割り振るかをモニターできるようになり、欲求不満と落ち込みに傷つきにくくなった。もしもセラピーの文脈で、こうした希望が克服すべき障害として全体化されてしまったら、このような結果につながる可能性は、失われていただろう。

マーティン（8歳）が両親と一緒に、自分の恐怖について相談に来た。この恐怖は、マーティンが4歳のころから彼の人生を特徴付けていて、その影響はますます広範囲にひろがってきていた。それは、頭痛や腹痛を含む否定的な身体現象や、社会的文脈における深刻な不安感、不眠、そしてさまざまな心配への強いとらわれと結びついていた。マーティンの両親は、この真相を探るため、あらゆる努力を惜しまなかった。しかしながら、あらゆる調査に納得のいく真相を見つけられなくて、彼らはいま、マーティンが単なるこわがりなのだと結論付ける危険を冒そうとしていた。

すぐさま外在化する会話を始めると、マーティンは初めて自分の心配を率直に特徴付けた。私は彼に、心配一つ一つに名前をつけて、はっきり区別できるようにすることや、それらを図にすること、それらの活動や作戦行動を暴露すること、それらの活動や作戦行動の結果を説明すること、そしてこれらすべてが彼の人生に対する心配の計画について何を語っているか結論するよう励ました。こうして、外在化する会話は実体のないものに形を与えた。また、以前はマーティンの人生のあらゆるものを取り囲んで存在していた問題には、ある境界線があてがわれた。全員がマーティンの心配のこうした本質により詳しくなったとき、私は、心配を支持する勢力について彼に質問する機会を見つけた。そこで心配が豊かに特徴付けられると、マーティンは何の苦もなく心配を人生の文脈に関係付けていった。私が彼から学んだのは、こうした心配が、2004年の津波、アフリカにおけるエイズ、イラクとアフガニスタンでの戦争、中東の自爆テロといった世界的出来事に強力に支持されていることだった。彼は一体どうやって、それほどそれらの出来事に通じていたのか。両親に気づかれずに、彼は日頃から世界のニュースをテレビで観ていたのだった。

気がつくとマーティンは、両親と、彼の心配の正当性を立証する会話に入った。心配は、もう理不尽と思われることはなかった。マーティンは心配との結びつきを感じる経験だけでなく、価値があると思える何かが人生にはあると見いだす経験をし、両親がそのことで自分を誇りに思っているのを感じた。両親の目に映るマーティンはもうただのこわがりの

少年ではなくなり、また心配についての会話や、それに取り組む計画への両親の参加は、マーティンに大きな安心をもたらした。心配がもたらしていた否定的な身体現象は、不眠や不安感の大部分と同様、まもなく解決した。彼は依然として世界の出来事を非常に心配していたが、その心配は、人生を進めなくさせるほどのとらわれ方ではなくなった。もしもセラピーの文脈で不安が完全にネガティヴな言葉で理解されたとしたら、マーティンと家族がこのような方法で彼の心配に取り組むことは、決してなかっただろう。

## 行為のメタファーと全体化の危険についての最後の覚書

これまで敵対的メタファーや問題を全体化する記述を構成するメタファーを採用することについて疑問を投げかけてきたが、決してこれらが好ましくないと提言しているわけではない。時に私は、生き残りをかけて闘っているという強烈な感覚をもっている人から相談を受ける。こうした人々にとって、戦いや争いのメタファーや、問題の全体化は、彼らの問題経験にもっともしっくりくるものである。少なくともセラピーの開始時点では。こうした人たちはしばしば、さまざまな形で虐待や搾取の対象にされてきており、戦いというものの考え方やそれに形作られる行為が、彼らの生き残りにとって非常に重要だったのかもしれないという事実を、絶えず認識させられる。

こうした状況において私は、このものの考え方の重要性を承認し、生存を保障してきた行為の本質についての彼らの理解を称え、これらのメタファーによって形作られる行為のさらなる可能性の探求に加わる。しかしながら、私から戦いのメタファーを**導入**することはないし、問題の全体化に**着手**することもない。人々が戦いのメタファーしか受け入れていないとき、私は、その個人が問題との関係を改訂するときにとる行為や、行為の提案を記述するのに採用され得る他のメタファーに注意を向ける。他のメタファーの発現に注意していると、その「戦い」以外の何かに徐々に焦点があたる可能性が生まれるからである。戦いのメタファーだけに焦点をあてることには、すでに触れたような危険があるし、人生に関して揺るぎない「要塞のような考え方」を助長しかねない。その上、脆弱性の経験を増し、長期的には、疲労感や、私的行為体感覚低下の一因になりかねない。

## その他の外在化する会話

本章の第一の主題は、人々がセラピーを求めてきた問題に対処することを目的とした、外在化する会話であった。しかしながら、外在化する会話は、人々の「力強さ」とか「資

源」としばしば定義される事柄を再考し，再発達させる上でも，より幅広く利用可能である。たとえば，私が最近執筆した，子どもとその家族との面接におけるナラティヴなアプローチに関する論文では，二重の外在化の例を収録した (White, 2006)。ジェリーとその家族は，彼の食事の問題で相談に来た。セラピーで私はまず，その食事の問題を「恐怖症小僧」と外在化するのを支持した。それから（彼が自分の弱さについての説明から排除してきた）大切な活動に関わるのに必要な力強さを外在化するよう奨励した。この力強さは，「タイガーの力強さ」と描写され，外在化する会話の文脈の中で，この「タイガーの力強さ」の描写は，この現象が内的資質とされ続けていては不可能だったであろう仕方で展開した。この力強さの外在化は，ジェリーと彼の両親に，彼の人生を「恐怖症小僧」から解放するための基礎を与えた。

## 立場表明地図：四つの質問カテゴリー

10年ほど前に，外在化する会話を展開するための地図がほしいというリクエストに応じて私は，一連の外在化する会話のビデオ・レビューに取りかかった。外在化する会話を具体化する特定の質問カテゴリーを引き出そうとしたのだ。その結果，「立場表明地図」を開発し，ワークショップのメモに盛り込んだり，指導の文脈で紹介するようになった。この地図は，四つの主要な質問カテゴリーで，外在化する会話を説明する（地図は，章末に例示した）。

もう何年もの間，私はこの地図を指導の文脈で提示し，説明してきたが，参加者たちは，自分たち自身の外在化実践を展開する上でこれが役に立つことを見出している。このように四つの質問カテゴリーを引き出すことは，外在化実践の解明に役立つばかりか，外在化実践の透明性を高め，複製や，独特な応用，さらなる発展を可能にした。

本書において記述されているあらゆる地図と同様，立場表明地図は，治療的質問を導く助けになり得る。また，この地図は，人々が自分の人生について問題のしみ込んだ説明を提示する状況や，自分のアイデンティティないし関係性のアイデンティティについて非常にネガティヴな結論を形作っている状況では，とりわけ適切なものとなる。しかし地図は，外在化する会話のあらゆる側面を語るわけではないし，ナラティヴなものの見方に基づいた治療的会話の展開に必須というわけでもない。

私がこれら四つの質問カテゴリーを「立場表明地図」と呼ぶのは，（幼い子どもたちも含め）人々が人生の重要な物事についてラジカルに訊ねられる文脈が確立されるからである。人々が，人生の問題に対する立場を定義し，自分の関心事の基礎について声を強める

機会を見出すのは，そのように訊ねられる相談の文脈においてである。人々にとって，これがしばしば新鮮な体験であるのは，気がついてみるとたいてい彼らは，**他者が自分たちの問題や窮状にかこつけて押しつけた立場に立たされているからである。**

セラピストの立場が明確に定義付けられるのがこの質問を通じてであるという意味でも，これは立場表明地図である。セラピストは，人々の人生の問題や窮状に対する立場についての著者がセラピストではないという点で，脱中心化した立場にある。しかし，それは影響を及ぼす立場である。なぜなら，これらの質問カテゴリーの導入によって，セラピストが人々に，問題に対する自分自身の立場を定義する機会と，この立場を裏打ちする物事に声を与える機会を提供するからである。

脱中心化していながら影響を及ぼすこの役割を達成するのは，容易ではない。というのは，セラピストはしばしば，相当の欲求不満と無力感を示す人たちや，万策尽きた人たち，切迫した心配事で安堵を得られず絶望している人たちと出会うからである。こうした状況下でセラピストは，人々の問題に対する立場を奪い，「専門家の知識」とさまざまな介入を行使して，この立場に基づいて一方的に行為する誘惑に駆られやすい。そうなると，人々の問題の意味付けにおいてセラピストの声が特権を与えられ，問題の結果に関するセラピスト独自の理解が押しつけられ，セラピストは相談を求める人々の代わりにその結果に関する何らかの立場を取るよう駆り立てられ，セラピストが相手にとって重要だと考える物事に対するセラピストの立場が正当化される。要約すると，こうなる。「このこと（**セラピストによって定義された問題**）が，あなたの人生にこれらのこと（**セラピストによって導き出された結果**）をもたらしているのです。この状況（**セラピストによって著述された立場**）に対して，私たちが何かをしなければならないのは，（**人生についてのセラピストの規範的な考えに基づいた正当化**）だからです」。セラピストがこのような方法で相談を求めにきた人々から著者性を奪ってしまうとき，共同作業への扉は閉ざされ，彼らが無力感を覚える一方で，セラピストは重荷を背負わされたように感じ，疲れ果てることになる。

質問カテゴリー1：問題の，特別で経験に近い定義を協議する

この第一段階で，セラピストは，人々がセラピーを求めるに至った窮状や問題の定義を協議するのを支援する。この協議において，窮状や問題が豊かに記述される。この記述を通して，「経験から遠く」，「大域的な」定義は，「経験に近く」，「特別な」定義にされる。

「経験に近い」問題の記述とは，セラピーを求める人々の言葉を用いたもので，彼らの人生理解（それは彼らの家族やコミュニティの文化において発達し，彼らの直近の歴史に影響を受けている）に基づいたものである。**特別**という言葉を用いる際に私は，どんな問

題や窮状であれ、別の人からは、あるいは当人であっても人生の異なる時期にあれば、それらをまったく同じように認識したり、受け取ることはない、という事実を認めている。いかなる窮状ないし問題も、その他の窮状や問題の直接のレプリカではなく、現在のいかなる窮状ないし問題も、過去にあった窮状や問題のカーボンコピーではない。ジェフリー、ベス、アンドリューとの面接では、この経験に近く、特別な ADHD の定義が、絵を描くことも含めたさまざまな方法で生み出された。それによってこの問題は、その特徴的な形がはっきりと目に見えるようになり、双子のジェリーの ADHD と区別されるほどユニークに特徴付けられたのだった。ジェフリーの ADHD は他のどの ADHD とも違い、彼がそれについて知っていることは、彼が人生を経験する言葉で提示された。

　しばしば（特に子どもたちとの面接において）、この豊かな特徴付けは問題の擬人化を通して達成される。7歳のスペンサーは、両親であるスーとロッドに連れられて私に会いに来た。彼らは、スペンサーの問題を「遺糞症」と定義付けていた。それは、多数の解決努力をものともしない、長期にわたる問題だった。スーとロッドは、この問題を軽減できそうなことなら何でもやってみるという熱意がスペンサーにはまったくないことがひどく不満だと述べた。スペンサーの態度全体からは、自分自身が問題なのであり、変化に向けてやれることは自分にはひとつもないというあきらめが、ありありと感じられた。遺糞症理解に関する質問に対してスペンサーは、その用語を理解していることは認めたが、遺糞症という大域的な定義が彼の経験から遠いことは、あきらかだった。そこで私は、家族が、特別で経験に近い方法でスペンサーのこの現象を特徴付けるのに助けとなる質問を始めた。

M：オーケー。それでは教えてください。皆さんにとって、この遺糞症の支配（訳注：reign に同音異語の rain をかけて）下で暮らすのは、どんなものでしょう。
スー：（しゃれと気づいて微笑みながら）時に土砂降り、本当にドロ沼ですよ。
ロッド：（やはり面白がって）時々、膝までつかりますよ。とても滑りやすくもなるんです。そこらじゅうをズルズルとスリップして変なほうへ行き着く羽目になりますね。とても正しい要約だ。
スー：そうね。本当に収拾がつかなくなって、何かするのもとても大変よね、スペンサー。
スペンサー：（少し緊張が和らいだ様子で）うん。
M：招かれてもいないのに人の人生をめちゃくちゃにする遺糞症の本質や性質を、皆さんはどう思いますか？　スリップの原因となり、何かするのを難しくする遺糞症

を，どう思いますか？
**スー**：そうね。遺糞症はいたずらをたくらんでいると思うわ。
**ロッド**：私もそう思うね。
**M**：スペンサーはどう思う？
**スペンサー**：えっと。うん。そうだ。
**M**：スペンサー，君なら何て言う？
**スペンサー**：いたずらくんだ！
**M**：オーケー。それじゃあ，それは，いたずらくんだ！　それを聞いて本当によかった！
**スペンサー**：よかった！

　私は，スペンサーと彼の両親に，いたずらくんの経験についてインタヴューを進め，そのことは，彼らが問題をより豊かに特徴付けるのを助けた。たとえば，いたずらくんが，人の人生をめちゃくちゃにするときの作戦行動や活動が，彼の採用する作戦や戦略を含めて定義され，これにより，いたずらくんがスペンサーの人生に何をたくらんでいるかが引き出された。この問題が特別で経験に近い言葉で定義されるにつれ，スペンサーは活発で聡明になった。彼は遺糞症の治療方法は知らなかったが，いたずらくんを出し抜く方法なら知っていたのである。両親の助けを得て，スペンサーはこの知識を，いたずらくんから「人生を取り戻す」ために使い続けた。

　この例では，遺糞症という問題の「専門的な」描写が，スペンサーの人生にとってよりローカルな，いたずらくんという定義に置き換えられた。私は本例提示によって，あらゆる専門的診断を大衆文化の記述に換えることを提案しているわけではないが，豊かな特徴付を通じて，いかなる記述も経験に近い特別なものになり得ることは，信じられると思う。たとえば，ジェフリー，ベス，アンドリューとの外在化する会話では，**ADHD**という専門用語のひとつの変形が豊かに特徴付けられた。

　人々がユニークな知識と技術をもって心配に対処する行為において実際的な意味をもちかつ中核を成すのは，問題の豊かな特徴付けである。このプロセスのあいだに人々は，問題と窮状に対処する努力へ導いてくれる，さらに展開可能ある種のノウハウを自分自身が所有しているという事実に気づくのである。

質問カテゴリー２：問題の影響をマッピングする

　外在化する会話の第二段階は，複雑な問題が特定される人生のさまざまな領域における

ナラティヴ実践地図

問題の効果／影響への質問を特徴とする。これには以下の領域が含まれる。

- 家，職場，学校，仲間の文脈。
- 家族関係，自分自身との関係，友人関係。
- アイデンティティ。その人の目的，希望，夢，抱負，価値観に問題が及ぼす影響を含めて。
- その人の将来の可能性と人生の展望。

　これらの質問は，すべての領域を網羅する必要はないが，問題の活動と作戦行動の主要な結果については，いくらか説明が盛り込まれるべきである。たとえば，ジェフリー，ベス，アンドリューとの会話では，家族関係と，ジェフリーの先生や仲間との関係におけるAHDの活動結果にかなりの注意が払われた。ベスの身体的経験およびアンドリューの気分に関する問題の影響にも注意が向けられた。サラという，自傷とうつの長い歴史を持つ若い女性との会話では，彼女の自分自身のからだとの関係と他者との結びつきに関連して，自己嫌悪の活動結果に焦点をあてた。
　問題の効果ないし影響に関するこういった質問は，外在化する会話に安定した足場を築き，この時点で，より一般的な内在化する会話からの移行がはっきりとする。たとえば，サラとの面接の冒頭，彼女は，自分は何よりも「無価値」で「役立たず」で，「すべては当然の運命」だと言った。また，周囲はこうした結論から彼女を引き離そうとしており，それは彼女から見れば，偽善か理解の欠如の表れであった。これは他者との関係において彼女を孤立させる効果をもち，サラは，私も「同じ離れ業をする」と予想していたと打ち明けた。これはなんとか回避することができた。まもなくサラは，自己嫌悪が彼女自身について，「無価値」で「役立たず」で「すべては当然の運命」であると考えるよう仕向けていることについての私の質問に答えはじめていた。これらの言葉は，サラの内的な対話や，他者との内在化する会話においてこれまで何度も登場していたが，今では，サラのアイデンティティと，サラのアイデンティティについてのネガティヴな結論とのあいだに空間を開く外在化する会話において表現されるようになった。これらのネガティヴな結論がサラのアイデンティティの「真実」として提示されているとき，私はそれらに挑戦しようとはしなかった。しかし，外在化する会話は，この手の結論から真実という地位を奪う効果をもち，それらを解明する機会を提供した。

第1章　外在化する会話

質問カテゴリー３：問題の活動の影響を評価する

　この第三段階でセラピストは，問題の作戦行動や活動，それが人生に与える主要な影響を人々が評価するのを支持する。この評価は通常，次のような質問で始められる。これらの活動はあなたにとって満足なことですか？　これらの展開について，あなたはどう感じますか？　これらの展開はあなたにとって，どんなものですか？　これらの結果について，あなたはどの立場に立ちますか？　ここで展開していることに対するあなたの立場は？　この展開はポジティヴですか，ネガティヴですか，両方ですか，あるいはどちらでもありませんか，あるいはその中間でしょうか？　もしもこのことが宿命としてあなたに差し出されたら，あなたはそれについて何か疑問をもつでしょうか？

　こうした質問や，これらに類する質問は，自らの人生の特定の展開を，立ち止まってよく考えてみるよう促す。多くの人々にとってこれが新しい経験となるのは，この手の評価はたいてい他者によって行われることが多いからである。たとえば，自らの人生の窮状を評価する上で，声を持つことがなかった若者たちがどれほどいるか，私には数え切れない。評価は，彼らに代わって，両親や，学校の教員，セラピスト，ソーシャルワーカー，警察官などが声にしてきた。

　この話題について訊ねられることはセラピストにとっても新しい経験であるため，評価の質問を始めるにあたって，外在化する会話の第二段階で引き出された問題の主たる影響をいくつか要約することは重要である。私はしばしばこうした要約を編集記と呼んでいるが，それは，評価の質問に応答するときの反射面を提供する。たとえば，16歳のヴァージニアと彼女の両親ラッセルとヴェリティとの会話では，ヴァージニアの人生におけるいくつかの厄介な問題の評価過程において，彼女本人がほとんどお客さんでしかないことは，あきらかだった。彼女の立場を探す中で，私はまず，こうした厄介な問題の主たる結果のひとつとして自分が理解したことを要約した。

　**M**：ヴァージニア，何はさておき，こうした厄介な問題についてご両親は，心配すればするほど，君の人生に起きていることにとらわれてしまうようだね。そして，そのとらわれによって，おふたりは君の人生にますます念入りに目を向けるようになる。そして君にとって，これは一切の事柄を打ち切る影響をもつんだね。
　**ヴァージニア**：そう。まさにそれよ。
　**M**：オーケー。それじゃ，それは君にとってどんなことだろう？
　**ヴァージニア**：私にとってどんなことかって？

M：そうだよ。それは君にとってどうなんだろう？ それについて君の立場はどうなの？

**ヴァージニア**：私は好きじゃないわ。いつも監督されているみたいで。好きじゃないし，役にも立たない。すっごくイライラする。

M：好きじゃないの？ 監督されるのが，君は好きじゃないの？

**ヴァージニア**：そう。好きじゃないし，役にも立たない。こじれるだけで，すごくイライラすることなんだから。

M：このことについて，君の経験をもう少し話してくれないかな？ その不快感とイライラを描写するのに，君は他にどんな言葉を使うのかな？

**ヴァージニア**：そうね。たとえば…

ヴァージニアがこの結果に関する経験を十分に説明した後で，私は，彼女の人生に起こっていることへのとらわれ経験について，ラッセルとヴェリティにインタヴューした。それまで家族は，自分たちが苦しんできた窮状についてお互いの認識をオープンにできずにいた。この質問は，窮状経験について彼らがいくらか相互理解を発展させることを可能にした。

ジェフリー，ベス，アンドリューとの会話でも，私はやはり評価の質問に編集記を前置きした。「私は，AHDがやろうとしてきたことを前より明確に描けるようになりました。AHDは，ジェフリーとお母さんやお父さんの間で，ジェフリーと他の子たちとの間で，そしてジェフリーと先生たちとの間で，物事をめちゃくちゃにしてきたということ。それから，AHDがどんなふうにジェフリーのおなかの具合を悪くさせるか。さらには，AHDがジェフリーのお母さんやお父さんをイライラさせてきたことに関してもです。私は，AHDがジェフリーの将来にどんな計画を抱いているかについても，より明確なイメージを得ました。AHDはジェフリーの唯一の遊び相手になろうとしていて，ジェフリーを独り占めしたがっています」。この編集記は，家族メンバー全員が，それぞれにとってのAHDの活動経験と，それらの活動結果についての自分たちの立場について話すことを助ける反射面を提供した。

この時点では，問題の影響についてそれぞれの立場の複雑さを各自が余すところなく言葉にする機会を確保する配慮が，必要である。セラピストはしばしば，人は問題の結果を完全にネガティヴに評価するだろう，と推測する落とし穴にはまる。そして質問を時期尚早に打ち切り，その推測に基づいて治療的会話を展開しはじめる。しかしながら，人々の問題についての立場とその結果は，しばしば複雑で入り組んでいる。たとえば，サラの人

生における自己嫌悪の作戦行動の主要な結果のひとつは自傷行為であったが，私は彼女の経験について自分が推測を交えないことがいかに重要か，気づいていた。

**M**：サラ，少し話題を変えようか。自己嫌悪の君への要求についてすごくいい考えが浮かんできたんだけど，それが君にしっくりくるのかどうか質問したいんだ。
**サラ**：いいわよ。どうぞ。
**M**：オーケー。切る話から始めてもいいかな？
**サラ**：もちろん，いいわよ。秘密でもないし。
**M**：自己嫌悪が君に自分自身のからだをどう扱わせているのか話していたとき，君は，それが自分に切ることを要求すると言ったよね。私には，それがどういうことなのかわからなくて。すると君は，訓練のひとつだと言った。結局，それは君にとって，どんなことなんだろうね？
**サラ**：そうね……あなたの質問に何て答えたらいいのか。だって，ただそうなんだもの。ただ切ってるだけなの。
**M**：ということは，それで構わないということ？
**サラ**：マイケル，そんな質問をするなんて本当に驚くわ。
**M**：どうして？
**サラ**：だって，たいていは，そうしないように説得するものよ。
**M**：それは，私の真意じゃない。
**サラ**：よかった！　だって，本当を言うと，私は，自分の血が流れるのを見ているときしか安心できないの。たぶん私が何か感じる唯一の時ね。
**M**：ということは，君は，それについて何の疑問もないの？
**サラ**：何ですって？　ええ，何も疑問はないと思うわ。
**M**：私は，君が切らないよう説得したりしないよ。でも，もしも切ることがもって生まれた運命なのだとしたら，もしも切ることが君に割り当てられた運命なら，他の子どもたちには他の運命が割り当てられるとしたら，君はそれについて何の疑問もない？
**サラ**：そうとは言ってないわ。
**M**：ごめん……
**サラ**：もしも私の人生が振り出しに戻れば，切ることについて，一つか二つは疑問を持つでしょうね。
**M**：オーケー。君が切ることについてどういう立場なのかをいくらか知りたかったん

だ。それは、君がおおむね賛成できることで、安心をもたらしもするが、少し疑問に感じることだと理解していいかな？
**サラ**：とてもうまい要約ね。

こうした結果について人々の立場が複雑であるのは、彼らの評価の多様性からもあきらかである。当人が好感を持つ結果もあれば、そうでない結果もある。

質問カテゴリー4：評価の正当性を証明する

この第四段階は、人々の評価の「なぜ」の部分への質問を柱にしている。この質問は通常、次のような質問で始められる。なぜこのことはあなたにとっていいこと／よくないことなのでしょう？　この展開について、なぜあなたはこのように感じているのでしょう？　この展開について、なぜあなたはこの見解／立場を取っているのでしょう？

しかしながら、この質問は別の方法で取りかかることもできる。たとえば、「なぜ」の説明となるストーリーを求めるほうが適切な場合である。この展開について、なぜあなたがこの立場を取るのか私に理解できるような、あなたの人生のストーリーを教えてくれませんか？　この展開にあなたがなぜそんなにも不満なのかについて光を投げかけるには、あなたのお父さんにどんな歴史的ストーリーを披露してもらったらいいのでしょう？　ジェフリー、ベス、アンドリューとの会話の中で私が追求したのも、「なぜ」質問のこの変形だった。「オーケー。これではっきりした。これからは、AHDがやろうとしてきたことがどうしてみんなにとってよくないことなのか、私が理解するのに助けとなることを教えてください。それから、どうしてAHDの計画がみんなにとってよくないのかもね」。評価の質問と同様、正当化質問には、たいてい編集記を前置きする。

カウンセリングとサイコセラピーの分野では、正当化（「なぜ」）質問には悪評の歴史がある。1970年代初頭、決して「なぜ」質問はせず、「どのように」と「何」の質問に限定するよう助言するトレーニングイベントに参加したときのことを思い出す。これは私には受け入れられないと思えた。こうしたトレーニングイベントの指導者に、「なぜ心を差別するんですか？」と訊ねると、彼らは怒ってお手上げだというポーズで答えた。「なぜ」質問へのこの偏見は、一部には、より広い文化におけるその言葉の使われ方によるのかもしれない。その文脈では、「なぜ」質問はしばしば道徳的尋問の形をとり、「なぜこうしたんだ？　なぜ君はそんなに困りものなんだ？　なぜそんなことを考えるんだ？」などと、他者をけなしたりおとしめたりするからである。

しかしながら、私が奨励しているタイプの「なぜ」質問は、この手の道徳的判断とは関

係ない。これらの「なぜ」質問は、人々が、(人生についての志向的理解 [たとえば、目的、抱負、目標、探求、そして取り組み]、人生において価値を置く事柄についての理解、人生知識と生活技術、そして彼らにとって重要な学びと実現を含め) 生き方についての重要な考え方に声を与え、それをさらに展開するのを助ける上で、非常に重要な役割を果たす。長年にわたり、私は、幼い子どもたちとの仕事においてさえも、「なぜ」質問を続けてきた。こうした質問への人々の答えは、この実践を強く励ましてくれた。

　「なぜ」質問のもうひとつの利点は、人々の人生問題の定義に関連したアイデンティティ結論に置き換わる、よりポジティヴなアイデンティティ結論を人々が展開するのを助けることだ。たとえば自己嫌悪の要求としての切ることを評価するようサラに促すと、もしも彼女の人生が一から始まるならば、そして切ることが彼女の将来に割り当てられた運命であるのならば、彼女はそれについて疑問をもつだろうことが判明した。

**M**：君がこのことについてちょっと疑問をもっていることに興味が湧くね。その疑問はどういうものなのだろう。なぜ君は運命としての切ることに疑問をもつのだろうねえ。

**サラ**：そのことについて、どうして私が疑問をもつかってこと？

**M**：そう。

**サラ**：こんなこと訊ねるなんて、信じられないわ。

**M**：どうして？

**サラ**：だって、他のみんなは切ることを疑問視するでしょう。なのにあなたは、なぜ私が疑問視するか訊ねるわけじゃない？

**M**：そう、私が訊ねているのはそういうことだよ。

**サラ**：あなたは知っているはずよ。他の誰よりも知っているはずよ。あなたは、切ることについて何かすることになっているんじゃないの？　それがあなたの仕事じゃないの？

**M**：私は自分の人生の内側なら知っているけど、君の人生の内側は知らない。私は自分がもっている疑問は知っているけど、君がもっているかもしれない疑問のことは知らないんだ。というわけで、切ることについての君の疑問はどんなものなの？

**サラ**：あなたならきっと、私には人生でちょっとした何かをする資格があると思うでしょうね。

**M**：ちょっとした何かをする資格ね！　ということは、この疑問は、君に何かをする資格があることとどこか関係があるのかな？　それが何かちょっとした方法であっ

ても。

**サラ**：自分がこんなことを言ってるなんて耳を疑うけど、でもそうだと思うわ。

**M**：大事な言葉だね。「人生でちょっとした何かをする資格がある」という感覚や考えについての言葉。この考えの歴史に興味があるから、それについて、もう少し質問をしてもいいかな？　君の人生におけるこの感覚の歴史についてね。

**サラ**：ええ、いいわよ。

**M**：オーケー。なぜ君がちょっとした何かをする資格があるという考えになじむことができるのか私にいくらか理解をもたらしてくれることで、私に話せるような、君の歴史についてのストーリーはある？

　この会話の間に、サラは、(「役立たず」で「無価値」で「すべては当然の運命」という自己嫌悪と関連する) 彼女のすべてのネガティヴなアイデンティティ結論とは矛盾する人生についての結論に声を与えた。私には、ネガティヴな結論に直接挑戦するつもりはないので、この矛盾は指摘しなかった。ネガティヴな結論はすでに、外在化する会話の初期に展開された暴露の文脈で、ある程度は解明されていたのである。この時点では、人生において何かして然るべきだという結論にサラが声を与えていたので、私は、この結論の関係歴史的説明を展開させる一連の会話に着手した。会話は、第2章に示す再著述する会話の地図に従って構成された。こうした再著述する会話は何よりも、サラが自分の人生に意図したことや、彼女が大切にすることについての幅広い理解を生み出した。

　こうして、外在化する会話が豊かなストーリー展開の門を開く。サラとの面接のように、たいていの場合、志向的理解 (つまり、人生は人々が自分の生の営みに能動的に、意志をもって関わり、それを受け入れるという一連の特別な意図によって形作られるのだという理解) と、人々が価値を置く事柄についての理解は、外在化する会話のこの時点で定義され、再著述する会話にすばらしい入り口を提供する。このことは、ヴァージニアと彼女の両親との面接においても、同様にはっきり示される。

**M**：ヴァージニア、君は、監督されるのが好きじゃないと言ったね。役に立たないとも言った。それにイライラするって。

**ヴァージニア**：そうよ。

**M**：どうして好きじゃないのか、少し教えてくれないかな？

**ヴァージニア**：どうして私がそれを好きじゃないかって!?　ただ好きじゃないだけじゃないの。必要ないのよ！

M：どうして必要じゃないの？
ヴァージニア：自分の人生くらい自分で面倒みれるわよ。
M：これまで，ずっとそうだったの？
ヴァージニア：そんなわけないでしょう！　子どもにできるはずないじゃない。
M：オーケー。子どものころには面倒をみれなかったけど，今では面倒をみることができるのは，君の人生のどんなところだろう？
ヴァージニア：そうね。まずは，今なら自分の身の安全の守り方くらいわかるわ。
M：なるほど。これまでの話は，二つにまとめられるね。ひとつは，君が価値を置いている人生の側面があること。もうひとつは，君が，自分の安全を維持する技術をいくつか発展させてきたこと。これでしっくりくるかな？
ヴァージニア：ええ，そうね。もちろん。
M：こうした発展について私が理解できるように，いくつか質問してもいいかな？
ヴァージニア：もちろん，どうぞ。

　さらなる質問による会話が展開するにつれ，ヴァージニアは，いま人生において価値を置いていることとか，自分自身の身の安全に自ら気を配ることで培った技術について説明しはじめた。両親であるヴェリティとラッセルは，これを聞いて驚くと同時に，安心した。このようにして，ヴァージニアが人生において価値を置いていることや，自分自身の安全を維持する技術を説明したことが，そうした展開のより豊かな記述をもたらす再著述する会話への入り口となった。再著述する会話においては，ヴァージニアの人生におけるいくつかのテーマが，ヴェリティやラッセルの人生の重要なテーマのいくつかと結びついた。このことは，ヴァージニアが，自分の人生を大事にする上でさらなるイニシアティヴを発揮し，そのイニシアティヴに磨きをかけて個人の安全を維持する基礎をもたらした。これは，ヴェリティとラッセルの娘に対する反応を形作ってきたとらわれへの解毒剤となった。
　「なぜ」質問の復興を強く主張するからといって，私が，こうした質問に対する即座の反応を期待していないことは確認しておきたい。現代西洋文化の流行である人間行為の内的理解が，（人々が自分の人生について形成したネガティヴな結論に対抗し，人々のアイデンティティを再定義し，そして豊かなストーリーを展開する上で非常に重要な）志向的理解に取って代わっているからである。人間行為が，人間の本質やその歪みによって決定付けられる自己のある要素や核心の現れであると前提されているとき，ある出来事が自分の重要なことについて何を言っているのか決定可能な形で，自らの人生を振り返るよう勧められることは，めったにない。このため，「なぜ」質問は諸個人にとってとても不慣れ

なものとなっており,「わかりません」という反応がしばしば返ってくる。こうした反応に出会った場合, セラピストは, 彼らがこうした問題についてより知識をもつ経験ができるように, 彼らの答える努力をサポートすることが望ましい。

このサポートにはさまざまな方法があり得る。「なぜ」質問に先立って, 人々の人生の窮状や問題への主要な影響や, それらについての評価の編集記を前置きすることの重要性は, すでに述べた。「わかりません」という反応への別の選択肢は, 人々の問題と窮状の主要な影響や, これらの影響についての彼らの評価を, より幅広く概観するよう勧めることである。導入された「なぜ」質問との関連で, リフレクションのためのより確かな基礎を可能にするためである。

さらに, 他の人たちが同じような「なぜ」質問にどう答えたかをセラピストが説明するという選択肢もある。「何週間か前, あなたと似た状況に直面している男性と会ったのですが, その人も, 同じように人生の展開に非常に不満を感じていました。私は彼に, なぜそんなに不満なのかを訊ねたんです。すると彼は_____と言いました。このことは, あなたがもっているかもしれない結論に近いですか? それともあなたの反応はまったく違うものでしょうか?」こうした他者の反応の説明は, たいてい, 自分の人生の展開において「なぜ」その立場をとっているのかについて, 人々が知識をもつ基礎作りに貢献する。他の人の「なぜ」の説明はしばしば, 人々が自分自身の立場の特徴に気づくのを可能にする。

幼い子どもが,「なぜ」質問に「わからない」と反応したときは, なぞなぞゲームを取り入れてみるといいかもしれない。なぜその子がある展開を心配しているかについて, 親やきょうだいに謎をとくよう勧めるのである。セラピストもなぞなぞに加わることができる。次にその子は, これらのなぞなぞの中に正解に近いものがあったかどうか, もしあったなら, この「なぜ」を展開するのにどの言葉を用いるかについてインタヴューを受ける。どの推測もはずれていると決めたなら, その子は, どうやってそれがわかるのかインタヴューを受ける。これは, その子どもが自分自身の「なぜ」に言葉を与えるのに役立つことが多い。

「立場表明地図」は, 外在化する会話をチャート化するための基礎を与えてくれる。外在化する会話を始めたころはこの地図は含みとして提示しただけだったが, 他の人々が自らの仕事を展開する中で, これが役立つことを見つけてくれた。よって, スキルアップのためのエクササイズとしては, 地図を用いて外在化する会話をチャート化することを勧める。この後に, いくつかの例を示す。図1.1と1.2は, ジェフリーとその家族との最初の2回の面接, 図1.3はサラとの初回面接, 図1.4はヴァージニアとその両親との初回コン

サルテーションのチャートを示している。

　地図は，こうした会話の進行を直線的に説明しているが，実際には，厳密に直線的な進行はまれで，あるレベルでの質問への反応の明確化が，別のレベルの質問を改訂し，彩りを加えることもある。たとえば，スペンサーと彼の両親との会話のはじまりにおいては，遺糞症は特別かつ経験に近い言葉で特徴付けられた。すると，この問題が家族の人生や関係に与えた影響が容易に探究され，いたずらくんがスペンサーの人生と将来に意図することについて何を言っているかという点から問題をさらに特徴付ける基礎が与えられた。こうした行ったり来たりの展開は，通常どのレベルの質問でも顕著である。

## 結　論

　本章では，外在化する会話を概観した。外在化する会話について言えることすべてを盛り込むつもりはなかった。そうすれば1冊には収まりきらないだろう。それよりも，実践例から議論できるあらゆるアイデアを示すことによって，こうした会話に関連した可能性の「生きた」説明をいくつか提供したいと考えた。

　外在化する会話は時に，人々を思考と行為の自律的単位として構成しようとする動向に加担していると見なされた。この仮定を払拭するのに十分な実践例を提供できただろうか。これらの実践は，人が人生の問題との関係を再定義するだけでなく，人々のアイデンティティ感覚の発達において，互いの声を承認する仕方で互いの関係を再定義することを可能にする。この種の再定義は，アイデンティティの，より関係的な感覚を育む。

　私は相談の中で，いつも外在化する会話を導入するとは限らない。問題によってアイデンティティが定義付けられているわけではない人々と会うことも多いし，豊かなストーリー展開への入り口が即座にわかることも多い。しかしながら，外在化する会話という選択肢は，私がこれまでずっと意識してきたものであり，これからも発展させていくつもりである。

　私には，外在化する会話の実践を誠実な友人と思っている節がある。長きにわたって，この実践は，どうしようもないかに思われる状況にある人々と一緒に前へ進む方法を探すのを助けてくれた。こうした状況で，外在化する会話は，人が自分のアイデンティティを再定義し，人生を新たに経験し，自分にとって大切なものを追求する数多くの可能性を開いてくれた。

ナラティヴ実践地図

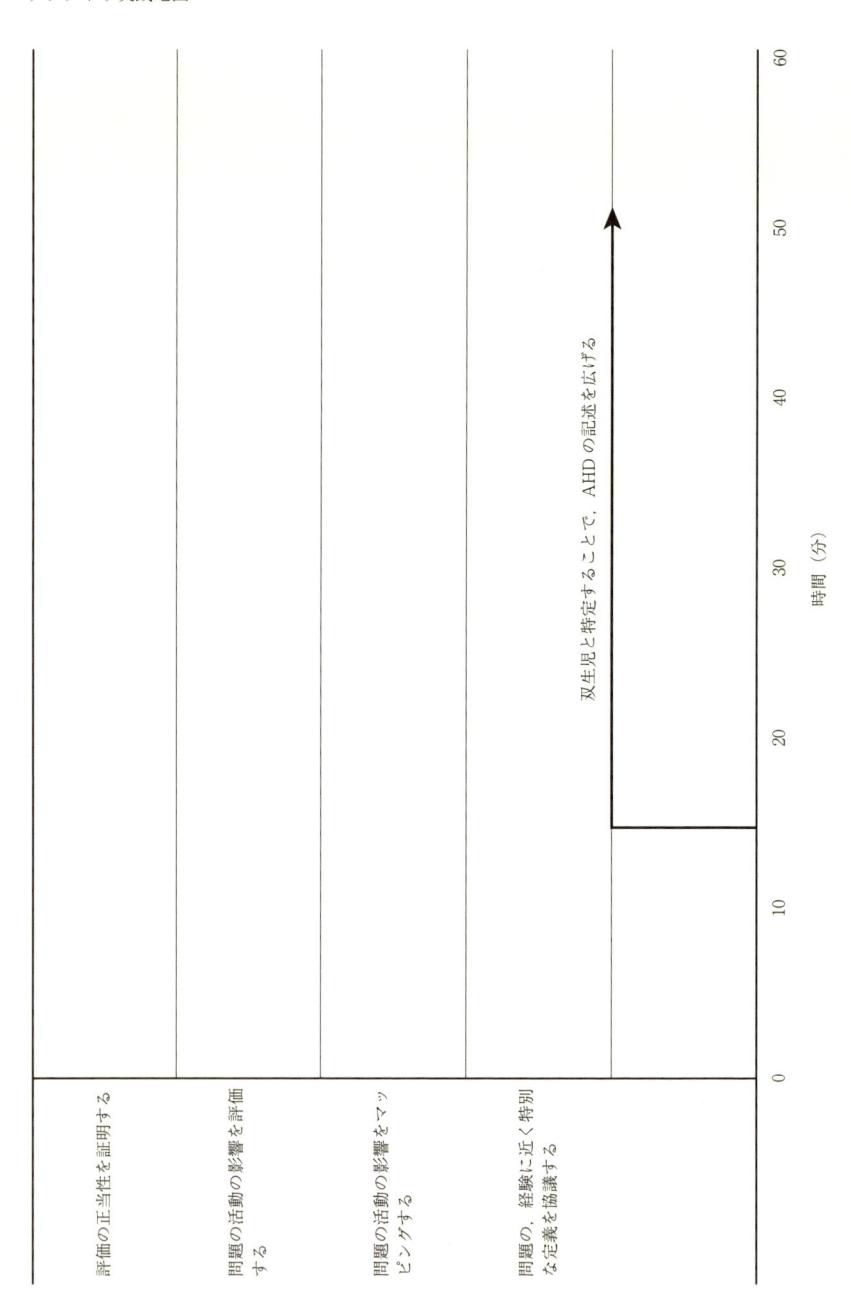

縦軸項目(下から上):
- 問題の、経験に近く特別な定義を協議する
- 問題の活動の影響をマップする
- 問題の活動の影響を評価する
- 評価の正当性を証明する

横軸: 時間(分) 0, 10, 20, 30, 40, 50, 60

チャート上の注記: 双生児と特定することで、AHDの記述を広げる

図1.1 外在化する会話のチャート(ジェフリー、初回面接)

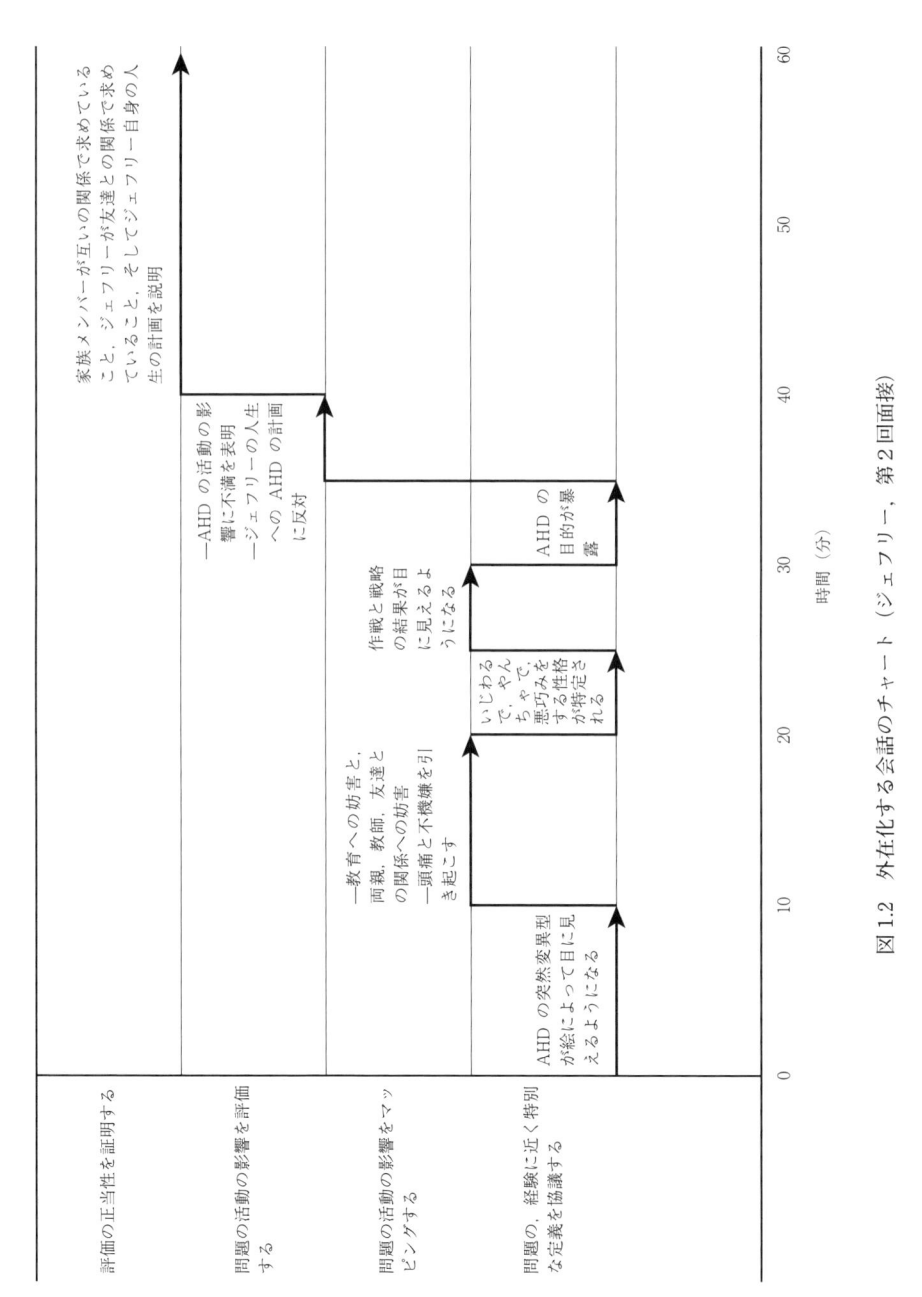

第1章　外在化する会話

| 時間（分） | 0 | 10 | 20 | 30 | 40 | 50 | 60 |

行（下から上）:

- 問題の、経験に近く特別な定義を協議する： AHDの突然変異型が絵によって目に見えるようになる
- 問題の活動の影響をマップングする： いじわるで、やんちゃで、悪巧みをする性格が特定される／AHDの目的が暴露
- 問題の活動の影響を評価する： 一教育への妨害と、両親、教師、友達との関係への妨害 一頭痛と不機嫌を引き起こす／作戦と戦略の結果が目に見えるようになる／一AHDの活動の影響に不満を表明 一ジェフリーの人生へのAHDの計画に反対
- 評価の正当性を証明する： 家族メンバーが互いの関係で求めていること、ジェフリーが友達との関係で求めていること、そしてジェフリー自身の人生の計画を説明

図1.2　外在化する会話のチャート（ジェフリー、第2回面接）

51

ナラティヴ実践地図

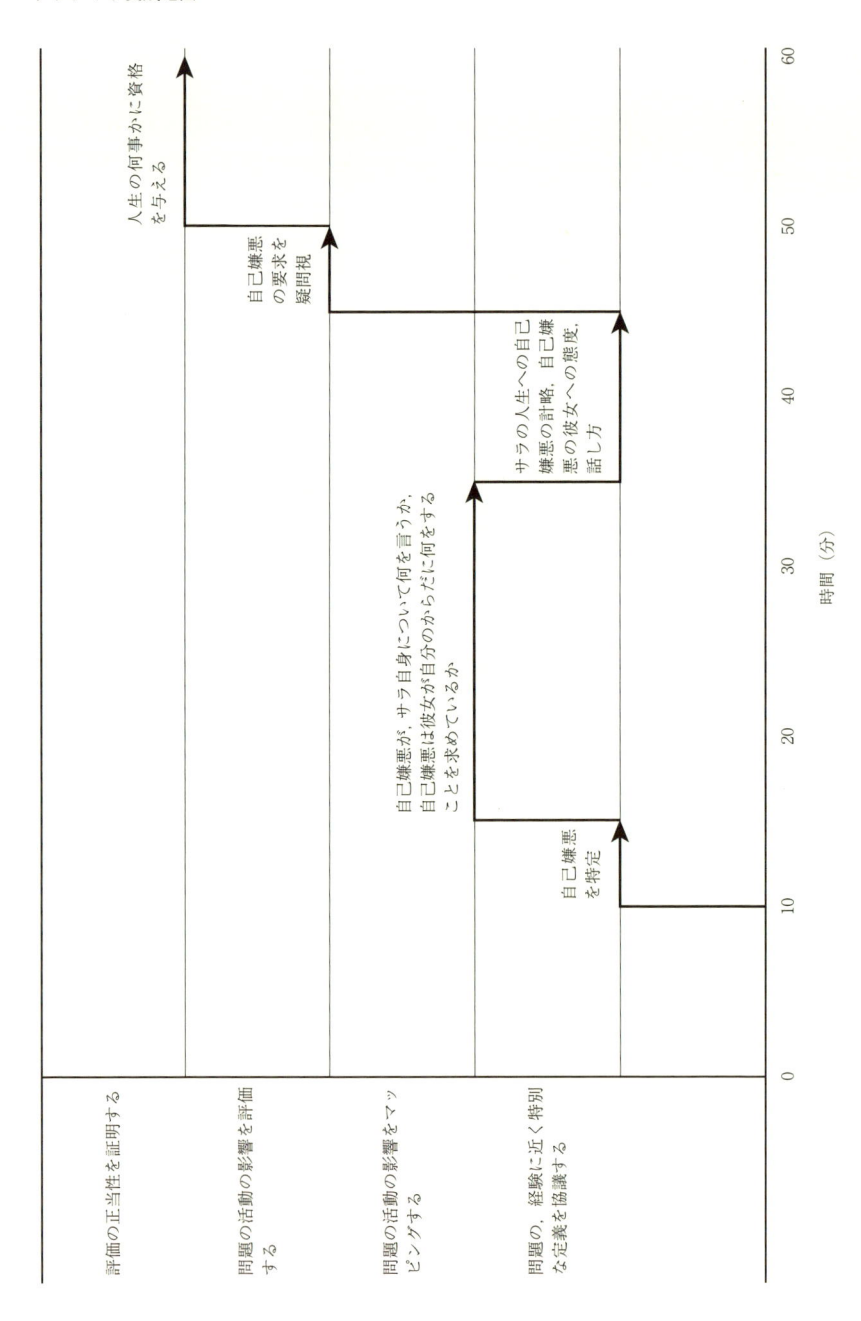

図 1.3 外在化する会話のチャート（サラ）

（縦軸、下から上）
- 問題の、経験に近く特別な定義を協議する
- 問題の活動の影響をマップする
- 問題の活動の影響を評価する
- 評価の正当性を証明する

（横軸）時間（分）：0, 10, 20, 30, 40, 50, 60

（チャート内の注記、下から上）
- 自己嫌悪を特定
- 自己嫌悪が、サラ自身について何を言うか、自己嫌悪は彼女は自分のからだに何をすることを求めているか
- サラの人生への自己嫌悪の計略、自己嫌悪の彼女への態度、話し方
- 自己嫌悪の要求を疑問視
- 人生の何事かに資格を与える

第1章　外在化する会話

図1.4　外在化する会話のチャート（ヴァージニア）

横軸：時間（分）0〜60

各ステップ（下から上へ）:

- 問題の、経験に近く特別な定義を協議する
  - 問題が「厄介な問題」と親の心配と描写される
- 問題の活動の影響をマップする
  - 親のとらわれと監督
- 問題の活動の影響を評価する
  - このことでの欲求不満の経験
- 評価の正当性を証明する
  - 一個人の安全を維持する意図
  - 自分自身の人生の側面に価値を認める
  - 一個人の安全を維持する知識とスキル

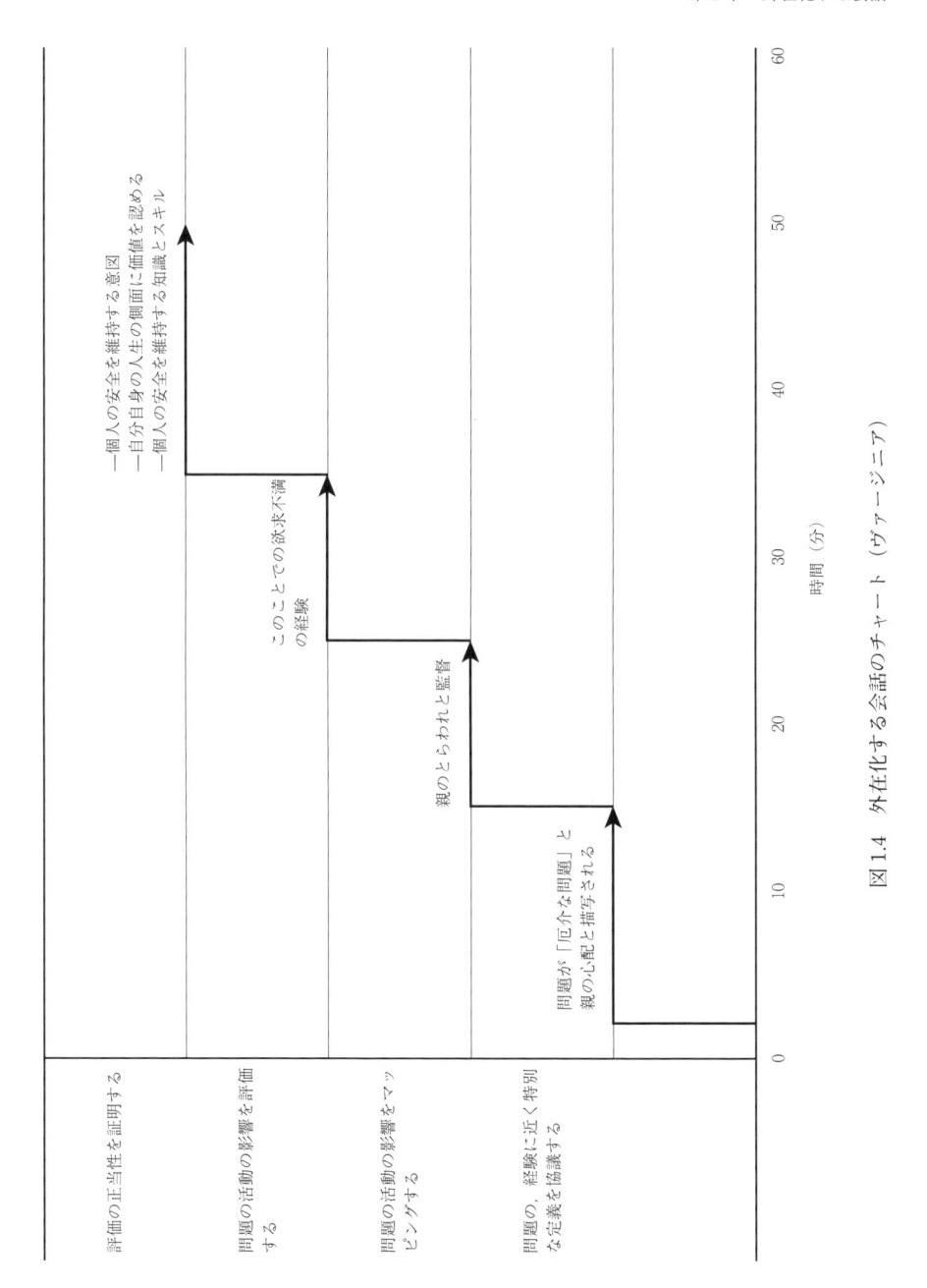

# 第2章

# 再著述する会話

　セラピストに相談するとき，人々はストーリーを語る。彼らは，自らをセラピーへと導いた問題や窮状，ないしジレンマの歴史について話し，助けを求めるに至った経緯を説明する。このとき人々は，あるテーマやプロットにしたがって，時間軸上に人生の出来事を順番に結び付けていく。こうしたテーマはしばしば，喪失や失敗，無能，無力感，ないし挫折を反映している。これに加えて，人々は決まってそのストーリーに登場する人物ないし主人公のことを述べ，こうした人物ないし主人公のアイデンティティについての結論と，彼らの動機や意図，個人的特徴についての結論とを，セラピストと共有する。再著述する会話は，人生についてのストーリーを発展させ，語り続けるよう人々を促すと同時に，彼らのドミナントなストーリーラインには「同調していない」，ないがしろにされてきたが重要性を秘めた出来事や経験を盛り込むよう助ける。こうした出来事や経験は，「ユニークな結果」ないし「例外」と見なされる。

　再著述する会話の出発地点になるのは，こうしたユニークな結果や例外である。それらは人々に，会話の始まりにはほとんど現れていない，人生のオルタナティヴなストーリーラインへの入り口を提供する。セラピストは，人々が生きられた経験を召集し，知性を広げ，想像力を働かせ，そして意味作成のための資源を利用するよう励ます質問の導入によって，オルタナティヴなストーリーラインの展開を促す。人々は，過去にはないがしろにされていた人生の側面や関係性に好奇心を抱き，魅了されるようになる。こうした会話が進展するにつれ，オルタナティヴなストーリーラインは厚みを増し，より深く歴史に根ざし，そして人生の問題や窮状，そしてジレンマに人々が率先して対処するための基礎を提供する。

### リアムとペニー

　ペニーは，15歳の息子リアムのことが心配でたまらず，予約の電話をかけてきた。こうした心配は長年続いていたが，ここ数カ月でかなり深刻化していた。リアムは4カ月前に学校をやめ，以前より閉じこもるようになり，寝室からめったに出てこなくなった。今

では，人との関わりを絶ち，ふさぎ込んでいる。電話の前日，ペニーは偶然，彼の日記を見つけた。最初はそれを読もうか読むまいかとジレンマに陥ったものの，心配の大きさがそれを決した。最近の頁を読むと，ペニーは，自分がもっとも恐れていたことの確証を得た。日記は，自殺の話でいっぱいだったのだ。事実，リアムはすでに二度，自殺のまねごとをしていた。また，彼は自分自身のことを，混乱し傷ついていると見なし，社会的にも感情的にも抜き差しならないところに来ていた。

　ペニーは絶望的になり，かかりつけの医者の助言で，私に電話をしてきたのだった。彼女は，リアムの人生への希望を失いそうだと言った。リアムの父親は非常に虐待的な男性だったので，そこから二人で逃げ出せばリアムはよくなるだろうと希望を託したのが，2年ほど前のことだった。しかし，リアムの父親は，習慣的にリアムとペニーに暴力をふるい，巧みに二人を支配し，あらゆる逃げ道を上手に断った。ペニーは，自分自身と息子をこの状況から解放しようと何度も試みてきたが，リアムの父親はそのたびに威嚇し，報復すると脅しては，彼女たちの努力をうまく無きものとした。報復の脅しは，主にリアムの人生に向けられていた。

　ペニーは，リアムと共に耐えてきた悪夢のことを少し説明してから，リアムの現状についての罪悪感を語った。また，ついにこの男性の暴力から逃れられたときには希望や期待の高まりを経験したとも話した。しかしながら，愕然としたことに，彼女が期待していたほどには，リアムの状況は改善しなかった。リアムは人生への興味を失ったままだったのである。彼は徐々に孤立していき，自分には何の未来もないとますます確信することになった。彼は，人生に何の展望も見出せなくなっていた。

　私は，リアムと会うためにスケジュールを空けましょうと言った。そして，どうすれば彼をうまく連れて来れるかなあ，と声に出してみた。ペニーは，それは容易ではないと言った。なぜなら，リアムは，彼女が本人に何の相談もなく他人に相談したことをすごく嫌がるだろうし，日記を読まれたことに気づこうものなら激怒するだろうから。怒りの結果どんなことが起こるかと訊ねると，彼は数日間部屋に閉じこもり，そのあと出てきたとしても，数日間はしぶしぶとしか口をきかないだろうと予測した。彼女が心配していたのは，彼に相談なく予約を入れたことで，彼のネガティヴな考え方を助長し，私と話す見込みも減るのではないかということだった。しかし，仮に予約を取ることをリアムに相談したとしても，彼がそれに反対することもあきらかだった。

　ペニーは，どうしたらリアムをここに連れてこれるか，私の考えを求めた。私は彼女に，自分自身のために面接に行ってほしいと頼むよう提案した。ペニーは，最近の彼の人生展開に関する心配にますますとらわれており，このとらわれが今では生活全般に広がってい

ることを正直に彼に伝えることができる。そのことで，仕事に集中できず，人付き合いもままならず，親しい人といても上の空だと彼に知らせることができる。さらには，睡眠や食欲にも支障をきたし，今は危機的状態で，切実に助けを求めていると説明することもできる。

彼女は，こう言えばリアムが一緒に来てくれる可能性は十分あると思った。電話が終わる頃には，彼女は，日記を読んだことを彼に伝え，あまりに心配でそうするしかなかったのだと説明する決心をした。ペニーは，この告白で引き起こされる嵐は乗り切れると考え，4，5日以内の予約を求めた。

5日後，私はペニーとリアムに会った。リアムは，母親のために面接に参加したのであり，自分自身のために来たのではないことをはっきりさせた。さしあたって彼は，「一緒についてきた」のであり，それについての価値判断は留保した。しかしながら彼は，自分の人生は無意味であり，何かを試す価値もなく，混乱していて，自分には何の未来もないと結論付けていることは，はっきりと認めた。以下は，私たちの会話の逐語録で，初回面接の冒頭およそ15分後の抜粋である。

 **リアム**：それで母は，僕たちのことを話したんですね。僕よりも，母の方がひどい目にあっていますよ。
 **M**：君より，お母さんの方がひどい目にあった？　それはどんなふうに？
 **リアム**：父は僕にもすごくつらく当たったけど，母の方がひどかったんです。
 **M**：お母さんが受けたことについては，心配したかい？
 **リアム**：当たり前ですよ。
 **M**：時々，人は暴力に対して感覚が鈍ることがあるんだ。自分たちの人生や他の人たちの人生に破壊的な影響があっても，あまり気づかなかったりするんだよ。
 **リアム**：そうですね，僕は気づかなかったわけじゃないですよ。父が母にしていたことは，当然心配でした。ひどいものだったから。
 **M**：それで，君は，自分とお母さんのどっちを余計に心配していたんだい？　それとも，自分自身のこともお母さんのことも同じくらい心配していたのかな？
 **リアム**：母の方に決まってるでしょう。
 **M**：ペニー，これを聞いて驚きました？
 **ペニー**：どの部分のことかしら？
 **M**：昔からずっと，リアムは自分のことよりあなたのことの方を心配していたという部分ですよ。

ペニー：いいえ。まったく驚かないわ。

M：リアムは，自分のことよりあなたのことを心配していた。このことは，リアムにとって重要なこととか貴重なことについて，何を語っているのでしょう？

ペニー：そうね……ずっと波瀾万丈ではあるけれど，最近リアムは私をあまり必要としなくなったみたいで，それでも，私が彼にとって貴重だというのは，ずっと知っていました。

M：どうやってそれを知ったのですか？

ペニー：母親というのは，息子のそういうところはただ知っているものです。母親なら誰でも知っていることだわ。

M：リアムにとって貴重なことを表している彼の行為について，何か話してくれませんか？　あるいは，彼が貴重だと考えていることを表している行為でも結構です。あなたが，彼のそういうところをどうやって知ったのか私の理解を助けてくれそうな話で聞かせてもらえそうなことは，ありませんか？

ペニー：お聞かせできることはたくさんありそうですが，どこから始めたらいいのかよくわかりません。

M：どこからでもいいんです。リアムがあなたの人生をどれほど大切に考えているのかを示す彼の行為について，私に聞かせてもらえるストーリーがあれば，それは役に立つんです。

ペニー：わかりました。彼が確か8歳の頃に起こったことから話しましょう。あれは，日曜の朝でした。それは，はっきり覚えています。彼の父親が何か理屈をつけて，私を殴っていました。私は，リアムがそういう場面を見なくて済むようにしてきたつもりですが，いつもそうできるとは限らなくて。とにかく，突然，ガラスの割れる音がしたんです。その音で，彼の父親は殴るのを止めて，私たちはリビングへ行きました。誰かが窓の外から石を投げたらしく，割れたガラスがカーペットに散乱していました。それで，窓の向こうに目をやると，誰が通りを走っていったと思います？　リアムです。父親は彼を追いかけていって，むちで打ちました。私は止めようとしました。あの時も，本当にひどい状況でした。身を引き裂かれる思いでした。

M：リアムの父親があなたを殴っていたとき，リアムが気をそらしたわけですね？

ペニー：ええ，そうです。彼が父親の気をそらしたの。むちで打たれるとわかっていたのに，そうしたのです。

M：リアム，このことは覚えている？

リアム：全然。

M：ペニー，何年も前のその日曜日に，リアムはどんな一歩を踏み出したんだろう？ あなたならリアムのこの行為をどう名付けますか？

ペニー：よくわかりません。それについては，あまり考えたことがなかったもの。リアムがあんなことをされたから，頭から締め出そうとさえしていたのかもしれません。自分には何もできなかったということもあるし。悲惨でした。あなたが訊ねてくれなかったら，このことは話していなかったでしょう。

M：リアムの行為は，彼がさっき話していた人生の無意味感としっくりきますか？ これは，リアムが自分に差し出された人生をただ受け入れた一例なのでしょうか？

ペニー：いいえ，違います。違うに決まってます。しっくりくるわけがないもの。

M：オーケー。では，それにしっくりくるのはどんなことでしょう？ 窓の外から石を投げる行為を名付けるいい方法は？

ペニー：そうねえ。さっき言ったように，私はこのことについてよく考えたことがなかったの。でも，考えてみると，そう，私が使う言葉は，彼が「抗議していた」ということかしら。彼は，私が受けていた仕打ちに抗議していたのです。

M：ということは，「抗議」が，この一歩につけるいい名前かもしれない。

ペニー：ええ。確かにそう。これならしっくりくるわ。

M：リアム，自分のしたことがこんなふうに表現されることに，君は同感できるかい？

リアム：ううん。あんまり。

M：ペニー，あなたは，リアムがたった8歳なのに，自分の被っていたことに抗議するのを目撃しました。このことは，彼についてあなたに何を語ったでしょう？ リアムが価値を置くことという点で言うと，このことは何を表していると思いますか？

ペニー：彼がとても勇敢な少年だということです。彼にはたくさんの勇気があるってこと。今振り返ると，彼があんなことをしたことが，なおさらすごいことに思えます。

M：それはあなたに，彼がとても勇敢な少年だと教えてくれた。すると，彼にとって重要なことについて，彼が価値を置くことについて，それはあなたに何を語ったのでしょう？

ペニー：そうね。彼にとって重要なこととして，公平性について多くを語っているように思います。考えてみると，それは驚くべきことじゃないかしら。だって，彼はたくさんの不公平を目にしてきたのです。

M：ということは，それは勇気と公平性を示していたということですね。君は，今の話に同感できるかな，リアム？

リアム：ううん。勇気についてはちっとも。それに，公平性とかいうことについてもあんまり。

M：なるほど。君はこのことには同感できない。君は，お母さんがどんなふうにして勇気と公平性についての結論に行き着いたか，わかるかな？

リアム：そう，思うに，たぶん，母がどんなふうにして僕についてそういう考えをもつようになったのかは，わかります。

M：ペニー，通りを走っていったのがリアムだったのを見て，驚きましたか？　公平性に基づいたリアムの行為に，驚きましたか？

ペニー：もちろん，驚きませんでした。リアムがそういう子だということは，いつもわかっていましたから。

M：どうしてそうわかっていたのですか？

ペニー：それもまた，母親ならわかる類のことじゃないかしら。

M：リアムがまだ幼かった頃，あなたが彼について知っていることを裏付けたことで，他に聞かせてもらえることはありませんか？　彼にとって公平性がいかに重要かについて，あなたの理解にしっくりくることはありませんか？

ペニー：オーケー。考えてみます。そうね，そう，何かあるわ。たぶんたくさん。リアムは確か6歳で，1年生の2学期でした。とてもおなかをすかせて学校から帰ってくるようになったの。とてもとてもおなかをすかせていたわ。彼は食料庫と冷蔵庫をあさっては何か食べていました。だから私は，お昼に余分にごちそうをもたせたんです。それが2週間近く続いて，しまいに彼はトラック1台分ほどの食べ物を学校に持っていくようになったの！　そこで私は，先生にこのことを話しました。先生は何が起こっていたのか知らなかったけれど，注意してみると言ってくれました。先生が何を発見したと思います？　リアム，覚えてるでしょう？　私，これ，前にも話したわよ。

リアム：そんなこと聞いたかなあ。

ペニー：先生が見つけたのは，リアムがお昼の時間に三人の子どもたちと一緒だったということです。そのうちの二人は，母親のいないとてもさびしい子たちだったの。もう一人は，ひどくいじめられていて，この子もとてもさびしくてよく泣いていたわ。それでリアムはどうしたかというと，その子たちの気分がよくなるように，自分のごちそうを分けてあげていたの。

リアム：そんなこと覚えてないよ。

M：母親として，息子のそんな話を聞くのは，どんなものでしたか？

ペニー：もっぱら，彼のことをとても誇らしいと感じたわ。家での心が痛む諸々の経験にも関わらず，他の子たちにそんなことをしていた息子をとても誇りに思いました。

M：ペニー，帰りの車の中ででも，リアムのためにその場面をもっと鮮やかに話してもらえませんか。ランチルームの様子を説明してもらってもいいし，その子たちについてあなたが知っていることを話したり，その先生がどんな先生だったかを彼に思い出してもらうのです。彼がこのことを思い出す助けになることなら，何でもいいんです。

ペニー：オーケー。喜んで。

M：それはどんな一歩だったのでしょう？　あなたは，リアムが抜き差しならないようだと教えてくれました。このことは，そんな抜き差しならない状態とはしっくりこないようですね。それに混乱とも。

ペニー：あきらかに合わないわね。いい言葉を思いつこうとしているんだけど。えっと。たぶん，救助する，かしら。ええ，彼はその子たちを救助していたと言えるでしょう。

M：その子たちを救助する。それには同感できるかな，リアム？

リアム：おそらく。

M：君のしたことについて別の名前を思いつくかな？

リアム：ううん。救助でいいよ。

M：ペニー，リアムが窓の外から石を投げたことについて，それが彼について何を語っているかを訊ねたとき，あなたは，彼の勇気のことと，公平性という点で彼にとって大事なことを語っていると言いましたね。彼が6歳の時のこうした出来事を振り返ってみて，他の子どもたちを救助する行為は，一人の人としての彼のイメージを，どのように形作ったのでしょう？

ペニー：えっと，そうね。幼い子どもだった頃でも，彼が不正に対してどんな立場をとっていたかについて，多くを語っていると思うわ。

M：不正に対する彼の立場について。他にはどうですか？

ペニー：たとえば，どういうことかしら？

M：彼にとって大事だったかもしれないことなら，どんなことでも。あるいは彼にとっての人生とか。

ペニー：人生どうあるべきかというリアムの考えのようなものかしら。もしかしたら幼い少年の夢。ええ，それね。そして，彼がいかにその夢を手放さなかったか。

M：リアム，僕は同じ質問を君にもしよう。君は，正義と幼い少年の夢についてお母

さんが言ったことに同感できるかい？

**リアム**：そうだね，たぶん。同感できると思うよ。うん，それで合っていると思う。

**M**：ここははっきりさせてほしいんだけど，君は，この正義についての部分と，人生どうあるべきかという部分に同感できると言ったよね？ 幼い少年の夢についてもね？

**リアム**：そう。そうだと思うよ。

**M**：そう思うだけ？

**リアム**：違う，思うだけじゃない。ちゃんと納得がいくよ。

**M**：お母さんから聞いた君の歴史のストーリーや，そうしたストーリーに照らし合わせて君が何者であるかについてお母さんがたどり着いた結論に同感できるというのは，どんなものか知りたいんだけど。

**リアム**：いいよ。

**M**：では，質問。自分が聞いている話に同感できるというのは，どんな感じなのか？ 最近君の人生に起こったことで，今話していることにしっくりくるものは，あるだろうか？ 何が公平で公正かについての君の立場にしっくりくることや，君にとって重要なことや幼い少年の夢についてお母さんが僕に教えてくれたこととしっくりくることは，あるだろうか？

**リアム**：わからないよ。お母さん，どう思う？

**ペニー**：もしかしたら，いとこのヴァネッサに話しかけたときのことなんかは？

**リアム**：そうだ，たぶん，それだ。

**M**：何のことかな？

**リアム**：ええっと，僕たちが父から離れるちょっと前に，僕はいとこに自分が経験していたことを話したんだ。彼女にも似たようなことがあるかもしれないと思ったから。ヴァネッサのお父さんは僕の父のきょうだいで，彼もすごく乱暴だったから彼女も多分苦しんでるんじゃないかと思ったんだ。とにかく，彼女は，自分に起こっている悪いことをいくつか僕に話してくれた。ゾッとするようなことだったよ。彼女はそれまで誰にも話したことがなかったんだ。

**M**：それでどうなったんだい？

**ペニー**：リアムが手を差し伸べて8カ月ほどたって，児童保護の関係者が彼女に関わったんです。それはすべて，リアムがしたことのおかげでした。

**M**：お母さんの言葉だと，君がいとこに「手を差し伸べた」ということだね。それは，この一歩にいい名前かな？ それとも，他の名前の方がぴったりする？

**リアム**：それでいいよ。「手を差し伸べる」でいい。

**M**：救助行為についても，抗議と関係する行為についても，よくわかったよ。それから，手を差し伸べることと関係する行為についても。これらはすべて，君の歴史の一部なんだ。こうした行為を総合すると，どういうことになるだろう？

**リアム**：どういう意味？

**M**：こうしたことが全部，君の人生の方向性の一部，ないし人生計画，あるいは君が進んできたある特別な人生行路の一部だとしたら，それに何という名前をつけたらいいだろう？

**リアム**：そうだなあ，僕が思うに……つまり，ええっと，たとえば……うーん，何かを救済する，みたいなことかな。たぶん「人生の救済」とか？

**M**：うん，うん。人生の救済。

**リアム**：たぶん，それかもっと……いや，それでいい。

**M**：オーケー。人生の救済だね。よし，いろんな意味がありそうだね。ペニー，このことは，リアムの志について私に何を意味していると思いますか？

**ペニー**：そうね，それは，何がよくて何がよくないか確固たる信念をもっている青年について，あなたに何かを伝えているかもしれないわ。何が人生を価値あるものにするか知っている青年について，あなたに何かを伝えるかもしれません。

**M**：うん，それは私のイメージにしっくりくるね。リアムは？

**リアム**：わからないな。僕にはちょっとむずかしいというか……たぶん母が言った僕の夢や何かについて，あなたは考えているんでしょ。母が言ったことについて。

**M**：人生こうあるべきという君の夢についてね。

**リアム**：そう。

**M**：それから，いろんなことがあったにも関わらず，そういった夢をどうやってもち続けたかについてもね？

**リアム**：そう，そう。それだと思う。

**M**：それもしっくりくるね。質問。私たちが学んできたことは，君について，君にとって大事なことについて，これまでの経験にも関わらず君がもち続けてきたことについて，人生こうあるべきという君の夢について，そしてこれら全部がいかに人生の救済になるのかということだったね。そこで，もしも君が自分の人生についてのこういう知識を手元に置いておくことができて，そこから助けを得られるとしたら，君にとって何が可能になると思う？　君は何ができるようになると思う？　こうしたことにしっくりくるようなどんな一歩を踏み出すことができると思う？

リアム：ヒュー！　大きな質問だなあ。
M：確かに。でも，時間はたくさんあるから。
ペニー：以前友達だったダニエルに連絡を取ってみたらいいんじゃないかしら。何年も会ってないでしょう？　ダニエルも，すごく大変な時期があったのよね？
リアム：そうだね。彼もいろいろあった。
M：彼に連絡を取るというペニーのアイデアはどう思う？
リアム：できそうだけど。電話をすれば，たぶんどうしているかわかるから。
M：もしも君がそうしたとしたら，それはどんな種類の一歩になるのかな？　それは救助の一歩か，抗議か，あるいは手を差し伸べることかな？　それとも他のこと？
リアム：さあ。たぶん手を差し伸べることかな。
ペニー：そうね。その一例だと思うわ。ダニエルが今もとても苦しんでいること，私，知ってるもの。
M：ペニー，リアムがダニエルに連絡するという一歩を踏むのを目の当たりにしたら，それは，彼がそうする目的についてあなたに何を語るでしょう？
ペニー：おそらく，彼が自分の希望にもっと結びついていたいということかしら。そうね，希望をもう一度拾い上げること。
M：リアムがこうした希望をもう一度拾い上げるのを目の当たりにするのは，あなたにとってどんな感じですか？
ペニー：すばらしいわ。とにかくすばらしいことよ。
M：リアムは？
リアム：うん。母は正解。希望をもう一度拾い上げることと関係していると思う。
M：オーケー。希望をもう一度拾い上げることだね。人生の救済における君の一歩一歩をつなぎあわせてきて，君が自分自身について何を学んだか質問したいんだけど，そのことは，君の将来への計画について何を反映していると思う？
リアム：そうだなあ，思うに……

　リアムはダニエルに連絡を取った。これは，リアムと母親と私との会話において何度も展開した彼の人生とアイデンティティについての結論に調和して，後々に彼が踏み出した数多くのステップのうちの最初のものとなった。リアムは徐々に会話に加わるようになり，第4回面接で彼は，長年のうつは「偽のうつ」だと悟った，と宣言した。そのとき彼は，「そのふり」をしてきたとか，うつの深刻な苦しみは味わっていなかったという意味を込めたわけではない。むしろ彼は，混乱していないという気づきに基づいて，この理解に至った

のだ。「混乱していないのに，どうやって本物のうつになれるんですか？」リアムはこう続けた。「偽のうつだって，とてもひどかった。でも，少なくともそこから回復しようとしていることがわかれば，それは大きな違いになるんだ」

治療経過中，リアムの人生のこのストーリーライン展開には，他にもさまざまな側面があった。その一つに，彼は，自分の人生と彼の大叔父の人生とが，共通の主題や意図，そして価値観をめぐって結びついていることを経験した。この大叔父というのは，原家族でさらされていた虐待からペニーを救助する上で，きわめて重大な役割を担った人物だった。

最後の第8回面接では，最近リアムが発揮しているさまざまなイニシアティヴを一緒に振り返った。すべてが，周りの人たちに歓迎されたわけではない。たとえば，手を差し伸べようとしたリアムのイニシアティヴは，拒絶されることもあった。こうした拒絶に対して彼がどう反応したかということや，どうしてイニシアティヴを発揮する気をそがれなかったのかと訊ねると，リアムは，自分は拒絶されることにおいてはベテランの域に達しており，拒絶という点で新たな経験はあまりないのだ，と言った。さらに，彼はこうも言った。「僕はたぶん，もっと普通の家族の子どもや，拒絶を経験したことがない子どもよりずっと，拒絶に対処する態勢が整っているのかもしれない」

そのことが彼の将来に意味することを訊ねると，リアムは，将来拒絶されることがあっても，それは彼にとって，他の人たちにとってのような障害物にはなりにくいだろうと結論付けた。このことは，リアムにとって，特に重要な新しい気づきを構成した。つまり，彼は，諸々の経験のために障害をもったというよりも，むしろ独自の能力をもったと言うのだ。私たちはこれからも，リアムがこれまでの人生で受けてきた虐待を悔やむであろうが，私たちは全員，彼が独自の能力をもつに至ったという結論を祝福することができたのだった。

## 再著述する会話の構造

私が「再著述する会話地図」と呼ぶナラティヴ実践地図は，長年にわたり私の治療的会話の頼みの綱である。この地図の元を開発するにあたり，私はジェローム・ブルーナー(Bruner, 1986)のナラティヴ・メタファー探求，とりわけ彼の文学テクスト分析から多くを借用している。この分析における彼の目標は，日常生活における人々の意味作成活動をより一層理解することだった。

ここに私が魅力を感じたのは，文学でストーリーを執筆する活動と，治療実践とのあいだに類似性を感じ取っていたためである。ちょうど「すぐれたストーリーが……感動せず

にはいられない人間的苦境について語り……それは読者によって書き直されうるような，しかも読者のイマジネーションの戯れを許すように書き直されるような，そういう十分な仮定法性をもって述べられなくてはならない」（Bruner, 1986, p. 35 ／邦訳 p. 58）ように，効果的なセラピーは，人間の可能性についての好奇心を喚起し，イマジネーションの戯れを引き出すような方法で，感動せずにはいられない人生の苦境の再著述に人々を従事させるものだ，というのが私の認識だった。

　テクストのストーリーラインを構成する際の読者の参加を記述するにあたり，ブルーナーは，「旅」のメタファーと「地図作成」のアナロジーに言及した。これに私は深く共鳴したのだった。このメタファーとアナロジーは，治療実践にもあきらかに当てはまるように見えた。ブルーナー（Bruner, 1986）は，読者のテクストへの関与について次のような観察をした。

　　……彼らが自分独自の仮想テクストを構築しはじめるとき，それはまるで地図をもたないで旅に出るようなもので——にもかかわらず，彼らはヒントをあたえるかもしれない地図の蓄えをもっており，おまけに旅行と地図作成とについて多くのことを知っている。新しい土地にかんする第一印象は，もちろんすでに行った昔の旅行にもとづいている。やがてその新しい旅行は，いくらその最初の姿が過去から借り受けたものであったとしても，独自性をもつようになる。（p. 36 ／邦訳 p. 61）

　同様に，人生のストーリーを再構成する治療的会話に最初に従事するとき，人々はしばしば，なじみの場所から離れ，地図も持たずに新たな目的地へ向かって旅に乗り出すように見える。しかし，この再構成が速度を増してあきらかになるのは，人々が以前乗り出した旅の地図の蓄えを頼りにしており，地図作成についても多くを知っているということである。こうした会話の中で，「新しい旅行」は，「いくらその最初の姿が過去から借り受けたものであったとしても，独自性をもつようになる」

　文学テクストでもって，物語の叙法は，「ある根源的（独創的かつ客観的）世界における確実性についての結論ではなくて，経験を理解可能なものにするように構築される，変転するパースペクティヴについての結論を導く」（Bruner, 1986, p. 37 ／邦訳 p. 62）。読者が経験を理解可能なものにするための選択肢を増やすこの貢献を，ブルーナーは，すぐれた作家の贈りものであると言う。「すぐれた作家の読者への贈りものとは，読者をよりよい作家にすることだ」（Bruner, 1986, p. 37 ／邦訳 p. 62）。同様に，治療的文脈において，物語の叙法は「経験を理解可能なものにするように構築される，変転するパースペクティ

ヴ」のための空間を開き，熟達した実践は，諸個人が自らの人生のストーリーの構成に十分に参加し，著者としての声の強化を援助することができる。

テクストと劇的関与

ブルーナー（Bruner, 1986）は以下のように述べている。

　文学的にすぐれたストーリーは，たしかに現実世界のできごとにかんするものだが，しかしそうしたストーリーはその世界を新しく見慣れないものにし，その世界を自明性から解放し，裂け目でいっぱいにする。しかもその裂け目は，読者が実在のテクストに応えて，バルトの言う意味での仮想テクストの作家に，つまり作者になることを求める。結局，実在のテクストをどうするか，自分のしたいように自分で書かなくてはならないのは，読者なのだ。(p. 24／邦訳 p. 38)

　うまく構造化された小説は，読者をとらえて離さないものだ。これは，そうした小説の著者が，テクストを読む劇的関与を引き出す数々の選択肢を用意しているからである。これにより読者は，ストーリーラインの展開に貢献し，その脚本を現実に体験するよう数々の招待を受ける。たとえば，うまく構造化された小説には，読者が埋めなければならない数々の裂け目がある。よい書き手というものは何もかもを詳しく述べたりはしないので，読者は二と二を合わせて四にする，つまり特別な出来事を寄せ集めて時系列上に並べ，小説の筋をあきらかにし，これを根底にある物語のテーマと調和させていくことへ参加するよう求められる。フランク・カーモド（Kermode, 1980）の言うところの「スキャンダルと奇跡との融合」の中で，**スジェート sjuzet**（プロットを構成する線的な出来事）と**ファーブラ fabula**（時間を超越する基本的テーマ）を展開し，融和させるという課題が，読者には与えられているのである。

　しかし，文学テクストを読む際にますます展開し，融和していくのは，**スジェート**と**ファーブラ**だけではない。ブルーナーは，文学理論家であるグレマスとコルテス（Griemas & Courtes, 1976）から大いに借用して，ストーリーは主に二つの風景——「行為の風景」と「意識の風景」から構成されていると提案した。行為の風景とは，ストーリーの「題材」であり，プロットを構成する一連の出来事（**スジェート**）と基本的テーマ（**ファーブラ**）である。意識の風景は，「その行為に関わる人びとの知っていること，考えていること，感じていること，ないしは知らないこと，考えていないこと，感じていないこと」から成る（Bruner, 1986, p. 14／邦訳 p. 21）。この風景は，ストーリーの主役たちの意識を取り

上げており，行為の風景の出来事への彼らのリフレクションから成るところが大きい。つまり，こうした出来事への彼らの意味付けや，こうした出来事を形作っている意図や目的についての彼らの推理，そしてこうした出来事に照らし合わせての，他の主役の性格やアイデンティティについての彼らの結論から大いに構成されているのである。行為の風景のプロット展開と同様，意識の風景の展開もまた，**ファーブラ**，つまり時間を超越する物語の基本的テーマと融和していなければならない。

　いずれにしても，ストーリーのファーブラ——すなわち，その時間を超越した基本的題材——は，少なくとも三つの要素を組み込んだ一つのまとまりであると思われる。それは環境のせいで，または「キャラクターたちの性格」のせいで，あるいはもっとも多くの場合はたぶんそれら両者間の相互作用のせいで意図がつまずいてしまった結果，キャラクターたちが陥る苦境を必然的にともなう。……始まりと展開と「終結感」をもつ一つの構造を生み出すように，苦境とキャラクターたちと意識とが相互に作用する独特の仕方が，そのストーリーにまとまりをあたえる。(Bruner, 1986, p. 21／邦訳 p. 33)

行為の風景に，読者が埋めるべき裂け目があるのと同様に，意識の風景にも埋めるべき裂け目がある。この意識の風景は，部分的には，主役の意識が著者の表現を通して展開され，時には著者自身の意識の表現を通じて展開されることもあるが，意識の風景への読者の貢献は，テクストの統合と，分厚い，ないし豊かな展開にとって重要な要因である。
　この意識の風景へ入るとき，読者は主役たちの行為にさまざまな意図や目的を付与し，彼らの性格やアイデンティティについての結論に達する。**意識の風景**という用語が適切なのは，それが物語の主役や著者の意識を表すだけでなく，読者の意識によって大いに書き込まれるものでもあるからである。
　行為と意識の風景におけるこれらの裂け目に読者の注意を向け，読者が自分の想像と生きられた経験を用いてこれらの裂け目に足を踏み入れるよう促すべく，すぐれた作家は数多くの仕掛けを用いる。たとえば，著者はそれを達成するために，前提という引き金に大いに頼る。また，これらの裂け目の配置にも注意を払う。たとえば，すぐれた作家は適切な手がかりを確実に用意し，読者の好奇心と興味を引き出すようにテクストを構造化する。すぐれた作家は，こうした裂け目が，それらを埋めようとする読者の意味作成資源では足りないほどには大きくならないように，そして読者の興味を失うほどつまらないものにはならないようにして，裂け目を配置する。読者にテクストへの劇的関与のための基礎を提供し，重要な側面でいつも実際のテクストに勝る仮想テクストを展開させる「いい運動」

を与えるのは，このような仕掛けなのである。ブルーナーは，イーザー（Iser, 1978）という，**未確定性**という用語を用いた人物の言葉を引用し，文学テクストのこの特徴を次のように描写した。

　……それらテクストがこの作品の意味の創出と理解の双方に読者を関与する気にさせるという意味では，じっさいそのテクストを生きいきとさせて読者とコミュニケートさせるものは，その未確定性の要素にほかならない。（p. 61 ／邦訳 p. 39）

イーザーの理解したこの未確定性の機能を要約して，ブルーナー（Bruner, 1986）は次のように述べた。

　「現実化の諸相を可能にする」ものは，この「テクストの相対的な未確定性」にほかならない。だから，「文学的テクストは，意味それ自体をじっさいに定式化するというより，むしろ意味の遂行の口火を切るのである」。（p. 24 ／邦訳 p. 40）

テクストと人生

ナラティヴなメタファーと意味作成活動に私は興味をもっているので，物語の構造を二つの風景から考えるということに，大きな魅力を感じた。ナラティヴなメタファーへの私の興味は，人々は，了解というフレームの中に人生の出来事の経験を取り入れることによってそれに意味を付与するという仮定と，日常生活の意味作成行為のための主要な了解のフレームを提供するのはナラティヴ構造であるという結論にある。この仮定は，アイデンティティが構成されるのは，私たち自身と他者の人生についてのストーリーの取引においてであるという前提と関連している。行為と意識の風景という概念は，ナラティヴなフレームという文脈での人々の意味作成への参加に関する理解に特異性をもたらす。

文学理論からこの二つの風景という概念を借用するにあたり，人生が単にテクストでしかないと提案するつもりはない。しかし，他の多くの人々が信じているように，文学テクストの構造と日常生活における意味作成の構造の間には，類似点が引き出せるのである。行為の風景と意識の風景という概念は，人生における人々の意味作成活動についての理解，私的なナラティヴ構成についての理解，そして日々の行為を通じた人々のアイデンティティ構成についての理解にとって，適切だと思われる。さらに，こうした概念は，治療的課題，とりわけ主に私的なナラティヴの再展開とアイデンティティの再構成を扱うものにおいて，最適だと思われる。

## 実践への示唆

　文学テクストの構造と治療実践構造とのあいだには，さらなる類似点を見出すことができる。テクストの著者は，ストーリーラインにある裂け目に読者の注意を促し，読者が知性を広げ，想像力を駆使し，生きられた経験を召集することによってこうした裂け目を埋めるよう励ます。豊かなストーリー展開がその結果である。諸個人との相談において豊かなストーリー展開を優先させるセラピストも，同じことをしている。セラピストは，人々の人生のストーリーラインにある裂け目（これは，たいていが，人々の人生の「従属的」ストーリーラインと呼ばれるものである）<sup>(訳注1)</sup>に注意を促し，人々が知性を広げ，想像力を駆使し，生きられた経験を召集することによってこうした裂け目を埋めるよう励ます。そして，すぐれた作家がこうした裂け目の配置にかなりの配慮をするように，豊かなストーリー展開に焦点を当てるセラピストも，同じようにする。このようなセラピストは，こうした裂け目の足場を作るのに注意を払い，裂け目を埋める努力において人々の意味作成資源が足りないほど裂け目が大きくなったり，人々の興味を失うほどつまらなくなったりしないようにする。その結果，治療的会話の文脈で人々はよい運動を経験し，自らの人生のないがしろにされていたさまざまな出来事に劇的に関われるようになる。

　私は，行為の風景と意識の風景という概念が，私の実践の発展にかけがえのないものだと知った。それらは豊かなストーリー展開に貢献する治療的会話を洗練し，さらに展開するための基礎を与えてくれたし，こうした治療的会話を形作り，チャート化する地図を与えてくれた。こうした会話は常に，諸個人の人生のオルタナティヴなストーリーラインの豊かな展開に貢献するもので，その形跡は，人々の生活表現の中に絶えず存在する。こうした会話において，人々の人生は，その形跡が特定され，厚みを増すにしたがって，より明確に複数にストーリー立てられる。本章において私は，こうした会話を例示し，会話を形作る上での行為の風景と意識の風景の概念の重要性について検討する。

　こうした概念の治療実践における妥当性を説明するにあたり，私は**意識をアイデンティ**

---

　（訳注1）「従属的ストーリー」subordinate story とは，これまでマイケルが「代わりのストーリー」alternative story と呼んできたものである。彼は，最後となった2008年3月のサンディエゴでのワークショップにおいて，なぜ従属的ストーリーと呼ぶのかと問われ，こう答えている。「従属的ストーリーは，偶然，従属的になったものではなく，近代権力操作の結果だからである」そして，規格化する判断について話を続けたという。その対であるストーリーを「ドミナント（支配的／優勢な）・ストーリー」dominant story と呼んでいることからしても，従属的とするのがやはり妥当であろう（小森康永，訃報マイケル，雲を抜ける，家族療法研究，25, 205-6, 2008）。

ティという用語に置き換えた。このように置き換えるのは，この用語を私が用いる際に起きる混乱のためである。たとえば，意識というと，不正への気づきを意味するものと理解されることがある。この用語は何らかの選択をする際の心理機制を意味するようにとられることもある。さらには，「無意識」の産物行為とは対照的な，人生における意識的な行為を意味するものととられることもある。このような混乱のため，私は本章において，「意識の風景」に換えて「アイデンティティの風景」という言葉を用いることにした。とはいえ，文学テクスト分析に適用されるとき，そして治療的文脈において豊かなストーリー展開の理解に適用されるとき，**アイデンティティ**という用語が**意識**という用語が意図するところの一部しか表さないことは，認めざるを得ない。

この混乱の一掃はさておき，**アイデンティティの風景**という用語は，治療的努力の重要性，つまり人々の人生のストーリーを再協議することは，アイデンティティの再協議でもあるというこれ以上単純化できない事実を強調する意味でも，メリットがある。この認識は，治療実践が人生を形作る側面を認め，セラピーの名の下での言動に対する責任認識を増すことに関連する，ある種の専門的倫理に，セラピストが十分に従事することを奨励する。

文学テクスト構造と治療実践構造のあいだに類似点を見出すにあたり，文学テクストの著者の活動と治療的会話におけるセラピストの役割が同義であると提案するわけではない。一つには，文学テクストの著者は，ストーリーライン，つまり著者自身が提供する基本形へ読者を招き入れる。一方，セラピストは，治療的会話において展開されるストーリーラインの起案者ではない。セラピストは人生についての数多くの可能性のあるストーリー（これによって，ドミナントなストーリーラインの外にある重要な出来事に人々の注意を向けられる）に出会うかもしれないが，彼らは，文学テクストの著者がそうであるような意味において，主要な著者であるわけではない。むしろ，セラピストは，彼らに相談する人々が，人生の厳選された出来事に意味を与えたり，こうした出来事と自分の人生において貴重なテーマとの結びつきを解釈したり，自分にとって何が重要かという観点でこのことが何を反映しているかを考えたり，このことが，自分自身や互いのアイデンティティについて何を語っているかを結論付けたりする声に，特権を与えるのだ。文学テクストの著者は，ストーリーラインの展開においてきわめて中心化している一方，セラピストは中心からは追放されている。

要約すると，再著述する会話によって方向付けられる治療的会話において，行為の風景とアイデンティティの風景という概念は，見過ごされてきたが重要な人生の出来事の数々に人々が意味を与え，それらを一つのストーリーラインへと引き入れるのを可能にする文脈をセラピストが作り上げる助けとなる。また，こうした概念は，人々が自分の人生につ

いての新しい結論を引き出すのをセラピストが支えるよう導くものだが，そうした結論の多くは，（ドミナント・ストーリーに関連し，彼らの人生を制限してきた）欠損に焦点を当てる従来の結論とは矛盾するものである。

## リアムとペニーとの再著述する会話をマッピングする

以下に示すリアムとペニーとの私の会話のレビューは，行為の風景とアイデンティティの風景の概念の治療的示唆を，実践上で例示したものである。このレビューには，治療的会話を再著述する会話の地図上に表した図表が添付してある。このチャートは，行為の風景と，アイデンティティ（意識）の風景との，二つの水平の時系列線から成る。

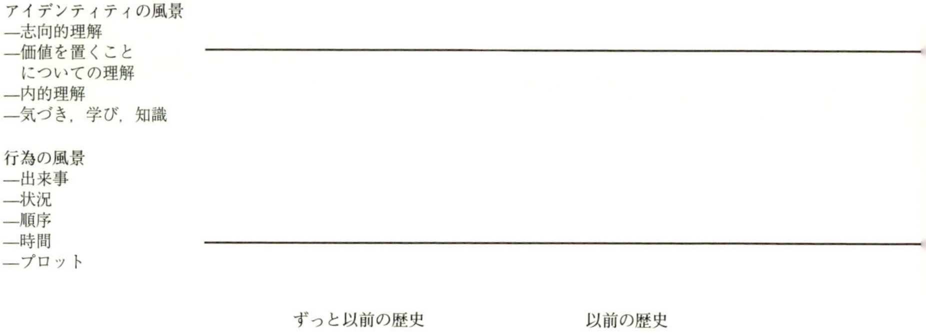

ナラティヴ実践地図

アイデンティティの風景
—志向的理解
—価値を置くこと
　についての理解
—内的理解
—気づき，学び，知識

行為の風景
—出来事
—状況
—順序
—時間
—プロット

　　　　　　　　　　　ずっと以前の歴史　　　　　　　　以前の歴史
　　　　　　　図2.1　再著述する会話のチャート（リアム）

**M：**（図2.1）リアムは，自分のことよりもあなたのことを心配していた。このことは，リアムにとって重要なこととか貴重なことについて，何を語っているのでしょう？

　ドミナントなテーマとどこか矛盾する表現は，諸個人の人生のオルタナティヴ・ストーリーの手がかりを提供する。あきらめや存在の無益さは，リアムが自分の存在を説明する際のドミナントなテーマだったが，リアムは，母親についての深い心配を表現した。そこで私は，この心配をさらに表現するよう促す質問によって，この矛盾に応えた。それから，リアムの心配を振り返り，そのことが彼にとっての重要事項について何を示しているか声にするようペニーを促した。以上より，これはアイデンティティの風景質問である。

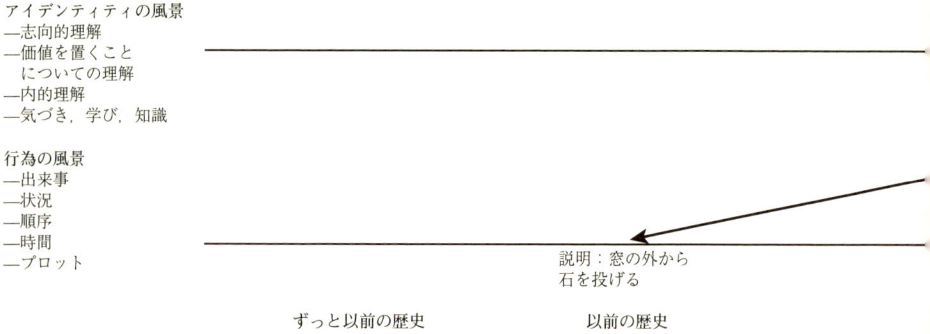

アイデンティティの風景
—志向的理解
—価値を置くこと
　についての理解
—内的理解
—気づき，学び，知識

行為の風景
—出来事
—状況
—順序
—時間
—プロット

　　　　　　　　　　　　　　　　　　　　　　　説明：窓の外から
　　　　　　　　　　　　　　　　　　　　　　　石を投げる
　　　　　　　　　　　ずっと以前の歴史　　　　　　　　以前の歴史
　　　　　　　図2.2　再著述する会話のチャート（リアム）

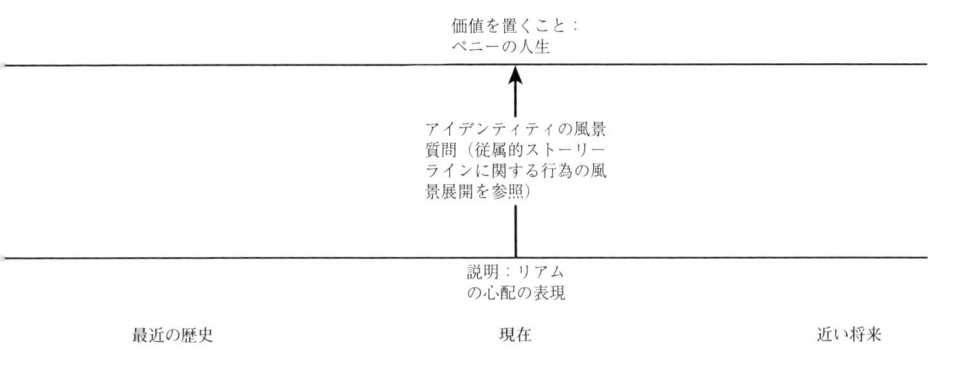

第 2 章　再著述する会話

価値を置くこと：
ペニーの人生

アイデンティティの風景
質問（従属的ストーリー
ラインに関する行為の風
景展開を参照）

説明：リアム
の心配の表現

最近の歴史　　　　　　　　現在　　　　　　　　近い将来

M：(図 2.2) リアムにとって貴重なことを表している彼の行為について，何か話してくれませんか？　あるいは，彼が貴重だと考えていることを表している行為でも結構です。あなたが，彼のそういうところをどうやって知ったのか私の理解を助けてくれそうな話を何か聞かせてもらえませんか？

　ペニーは，リアムの心配表現が彼女の人生に与えた高い価値，つまり彼が彼女を大切に思っているということを表していると断言した。リアムが価値を置いていることについてのこの説明は，アイデンティティ結論と考えることができる。これに応答して私は，この結論を表しているリアムの行為について話すようペニーに求めた。これは，彼が価値を置くことについての結論を裏付けるリアムの歴史上の特別な出来事を説明するきっかけとなっている点で，行為の風景質問である。

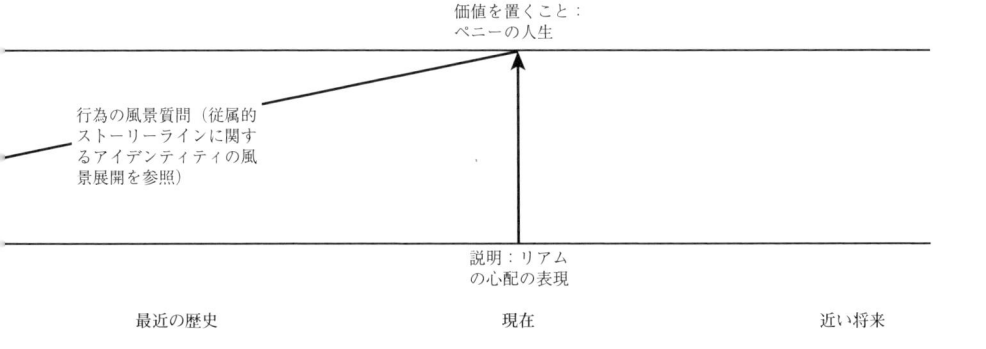

価値を置くこと：
ペニーの人生

行為の風景質問（従属的
ストーリーラインに関す
るアイデンティティの風
景展開を参照）

説明：リアム
の心配の表現

最近の歴史　　　　　　　　現在　　　　　　　　近い将来

ナラティヴ実践地図

```
アイデンティティの風景
—志向的理解
—価値を置くこと
  についての理解
—内的理解
—気づき，学び，知識

行為の風景
—出来事
—状況
—順序
—時間
—プロット
```

                                              特徴付けられたイニシア
                                              ティヴ：抗議行為

                              説明：窓の外から
                              石を投げる

        ずっと以前の歴史        以前の歴史

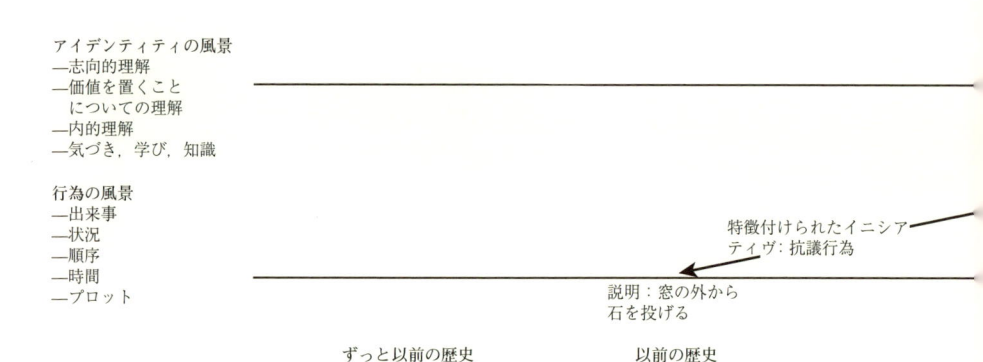

図2.3　再著述する会話のチャート（リアム）

**M**：（図2.3）ペニー，何年も前のその日曜日に，リアムはどんな一歩を踏み出したんだろう？　あなたならリアムのこの行為をどう名付けますか？

　リアムが窓の外から石を投げて父親の気をそらせたというストーリーを聞き，私は，ペニーならこの行為にどのような名前をつけるだろうかと訊ねた。この出来事は，意識すれば思い出せるものではあったが，特徴付けられたことは一度もなかった。この質問は，この行為を「抗議」と名付けるための文脈を提供する質問として最初のものだった。これは，ペニーとリアムの歴史上の，ないがしろにされていたが重要な出来事の叙述に関わる行為の風景質問である。

```
アイデンティティの風景            価値を置くこと：公平性
—志向的理解                      内的理解：勇気
—価値を置くこと
  についての理解
—内的理解
—気づき，学び，知識
                                アイデンティティの風
行為の風景                       景質問（従属的ストー
—出来事                          リーラインに関する行
—状況                            為の風景展開を参照）
—順序
—時間
—プロット
                              説明：窓の外から
                              石を投げる

        ずっと以前の歴史        以前の歴史
```

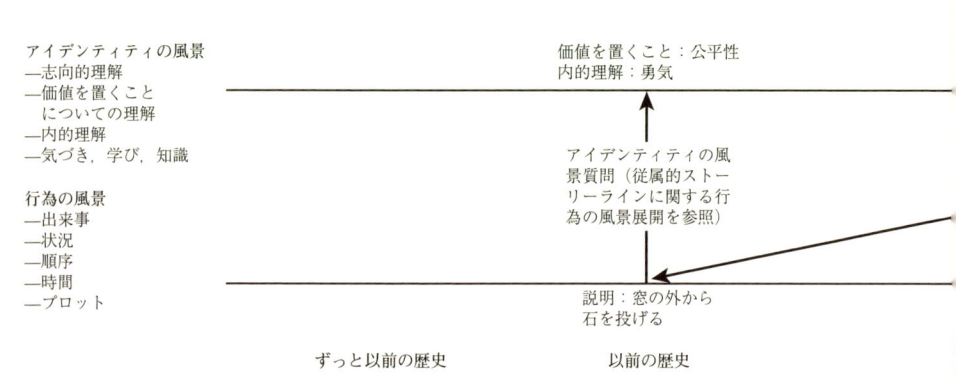

図2.4　再著述する会話のチャート（リアム）

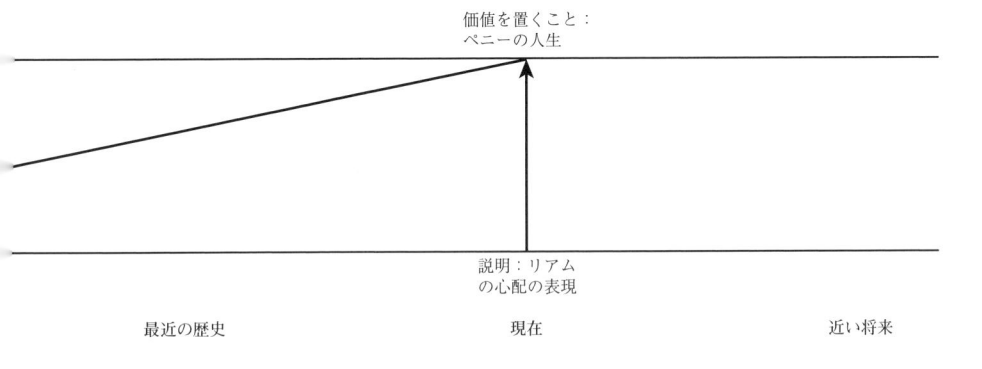

                        価値を置くこと：
                        ペニーの人生
                              ↑
                              │
                              │
                        説明：リアム
                        の心配の表現

    最近の歴史           現在              近い将来


M：(図 2.4) ペニー，あなたは，リアムがたった 8 歳なのに，自分の被っていたことに抗議するのを目撃しました。このことは，彼についてあなたに何を語ったでしょう？ リアムが価値を置くことという点で言うと，このことは何を表していると思いますか？

　出来事そのものが起きてから 7 年がたち，リアムの投石行為は，「抗議」と定義付けられた。ペニーがこのネーミングを導いたのだが，この時点でリアムは，彼女が彼の行為に与えた意味に同感できなかった。この行為が彼の人間性や彼が価値を置くことについて何を表しているかを問う質問は，アイデンティティの風景質問の一つである。なぜなら，それは，彼の勇気を立証し，公平性が重要だという結論に声を与える基礎となったからである。

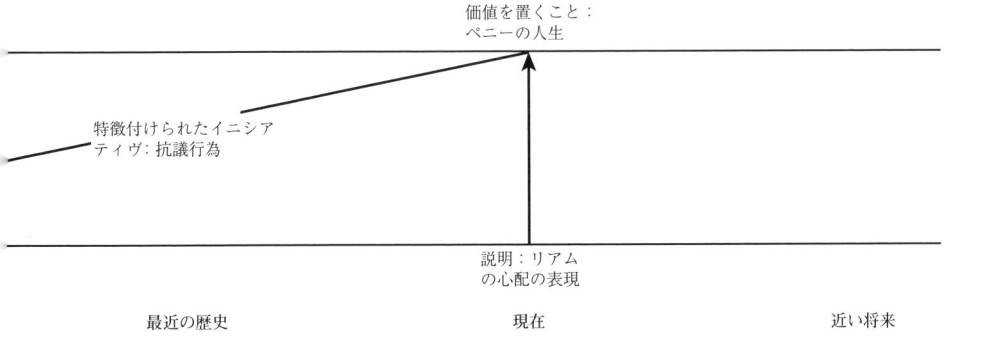

                        価値を置くこと：
                        ペニーの人生

特徴付けられたイニシア
ティヴ：抗議行為

                        説明：リアム
                        の心配の表現

    最近の歴史           現在              近い将来

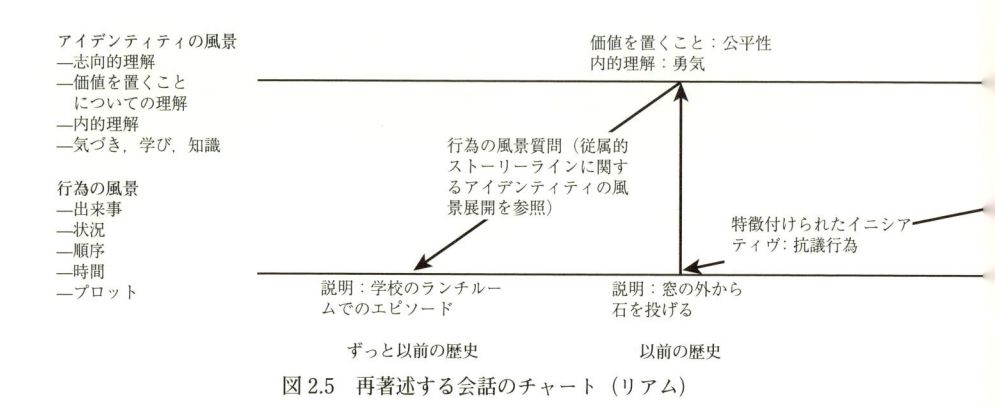

ナラティヴ実践地図

アイデンティティの風景
—志向的理解
—価値を置くこと
　についての理解
—内的理解
—気づき，学び，知識

行為の風景
—出来事
—状況
—順序
—時間
—プロット

価値を置くこと：公平性
内的理解：勇気

行為の風景質問（従属的ストーリーラインに関するアイデンティティの風景展開を参照）

特徴付けられたイニシアティヴ：抗議行為

説明：学校のランチルームでのエピソード

説明：窓の外から石を投げる

ずっと以前の歴史　　　　以前の歴史

図2.5　再著述する会話のチャート（リアム）

M：（図2.5）リアムがまだ幼かった頃，あなたが彼について知っていることを裏付けたことで他に聞かせてもらえることはありませんか？　彼にとって公平性がいかに重要かについて，あなたの理解としっくりくることはありませんか？

リアムは今や，自分の人生の従属的ストーリーライン展開に，より積極的に関与していた。それは，勇敢さと公平性に置かれた価値についての結論に彼がいかにして達したかという母親の理解を，本人が喜んで受け入れたところに表れている。彼の勇敢さと公平性への価値についての母親の知識を裏付けたであろう，彼の幼かった頃の人生の出来事に関する質問は，ペニーの記憶に学校のランチルームのストーリーを呼び起こした点で，行為の風景質問である。

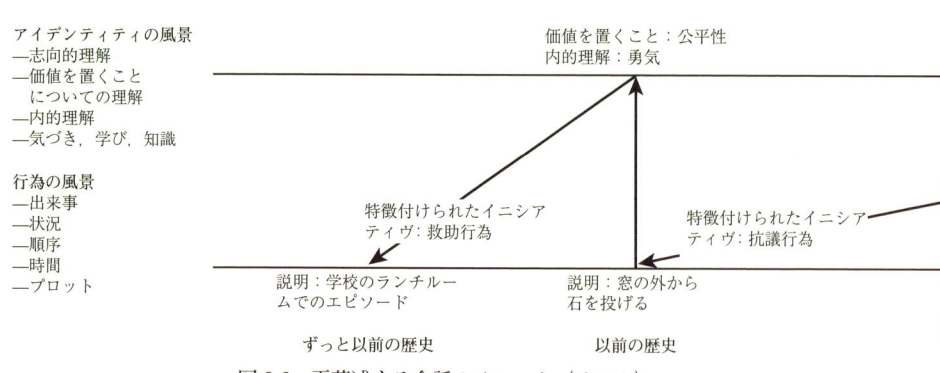

アイデンティティの風景
—志向的理解
—価値を置くこと
　についての理解
—内的理解
—気づき，学び，知識

行為の風景
—出来事
—状況
—順序
—時間
—プロット

価値を置くこと：公平性
内的理解：勇気

特徴付けられたイニシアティヴ：救助行為

特徴付けられたイニシアティヴ：抗議行為

説明：学校のランチルームでのエピソード

説明：窓の外から石を投げる

ずっと以前の歴史　　　　以前の歴史

図2.6　再著述する会話のチャート（リアム）

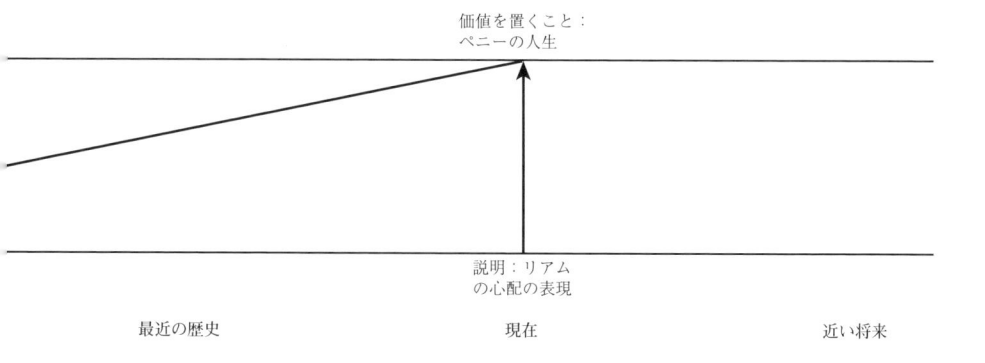

第2章 再著述する会話

価値を置くこと：
ペニーの人生

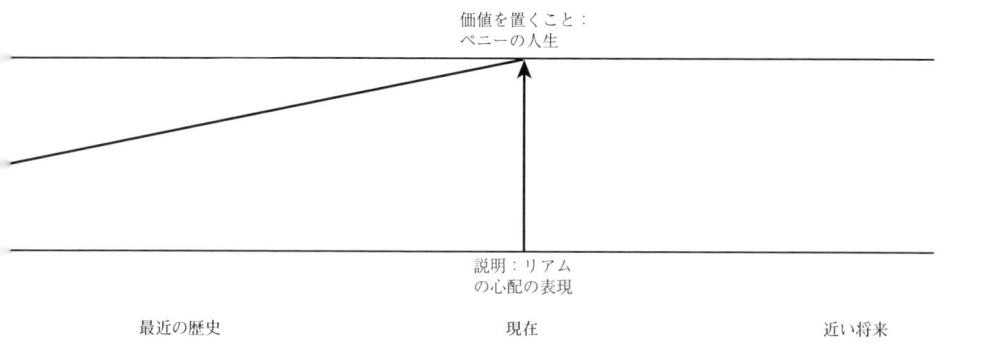

説明：リアム
の心配の表現

最近の歴史　　　　　　　　現在　　　　　　　　近い将来

**M**：（図2.6）それはどんな一歩だったのでしょう？　あなたは，リアムが抜き差しならないようだと教えてくれました。このことは，そんな抜き差しならない状態としっくりこないようですね。それに混乱とも。

　これは，行為の風景質問である。ペニーはそれに応えて，リアムが他の子どもたちをサポートした行為を，「救助」と定義付けた。今やリアムは，従属的ストーリーラインの展開にさらに積極的に参加しており，この時点では，6歳の頃の彼の行為のネーミングにすぐに同感した。

価値を置くこと：
ペニーの人生

説明：リアム
の心配の表現

最近の歴史　　　　　　　　現在　　　　　　　　近い将来

ナラティヴ実践地図

アイデンティティの風景
―志向的理解
―価値を置くこと
　についての理解
―内的理解
―気づき，学び，知識

行為の風景
―出来事
―状況
―順序
―時間
―プロット

志向的理解：人生がどうあるべきかという夢
価値を置くこと：正義

価値を置くこと：公平性
内的理解：勇気

アイデンティティの風景質問（従属的ストーリーラインに関する行為の風景展開を参照）

特徴付けられたイニシアティヴ：救助行為

特徴付けられたイニシアティヴ：抗議行為

説明：学校のランチルームでのエピソード

説明：窓の外から石を投げる

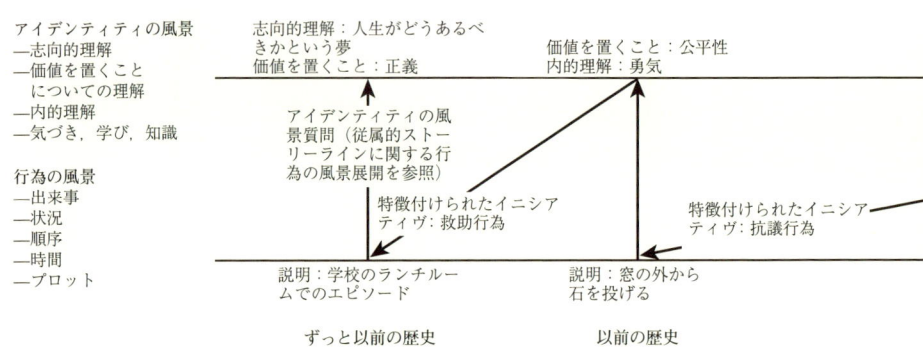

ずっと以前の歴史

以前の歴史

図2.7　再著述する会話のチャート（リアム）

**M**：（図2.7）ペニー，リアムが窓の外から石を投げたことについて，それが彼について何を語っているかを訊ねたとき，あなたは，彼の勇気のことと，公平性という点で彼にとって大事なことを語っていると言いましたね。彼が6歳の時のこうした出来事を振り返ってみて，他の子どもたちを救助する行為は，一人の人としての彼のイメージを，どのように形作ったのでしょう？

6歳の頃のこれらの行為を名付けることは，それがどのようにペニーの息子イメージを形作ったかという質問に，確固たる基礎を与えた。これはアイデンティティの風景質問であり，リアムの正義についての立場と人生はどうあるべきかという夢に関する結論を引き出した。こうした結論は，新生のストーリーラインと調和したものであり，ストーリーラインを分厚くしてもいった。ここに至ってようやく，リアムはこれらの結論に同感できることを認めただけでなく，それらを立証した。

アイデンティティの風景
―志向的理解
―価値を置くこと
　についての理解
―内的理解
―気づき，学び，知識

行為の風景
―出来事
―状況
―順序
―時間
―プロット

志向的理解：人生がどうあるべきかという夢
価値を置くこと：正義

価値を置くこと：公平性
内的理解：勇気

行為の風景質問（従属的ストーリーラインに関するアイデンティティの風景展開を参照）

特徴付けられたイニシアティヴ：救助行為

説明：学校のランチルームでのエピソード

説明：窓の外から石を投げる

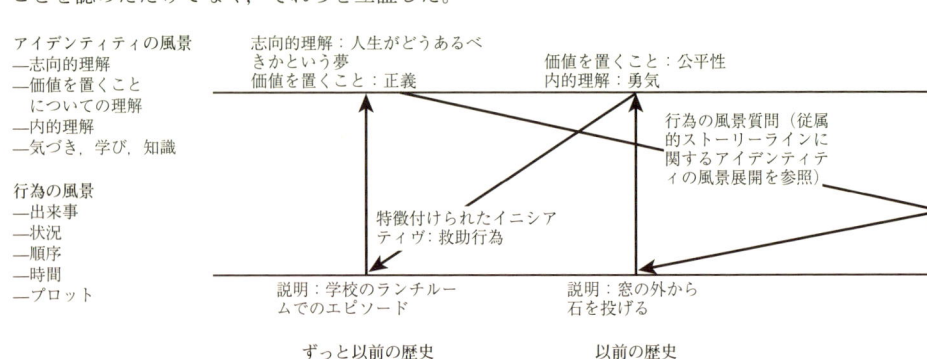

ずっと以前の歴史

以前の歴史

図2.8　再著述する会話のチャート（リアム）

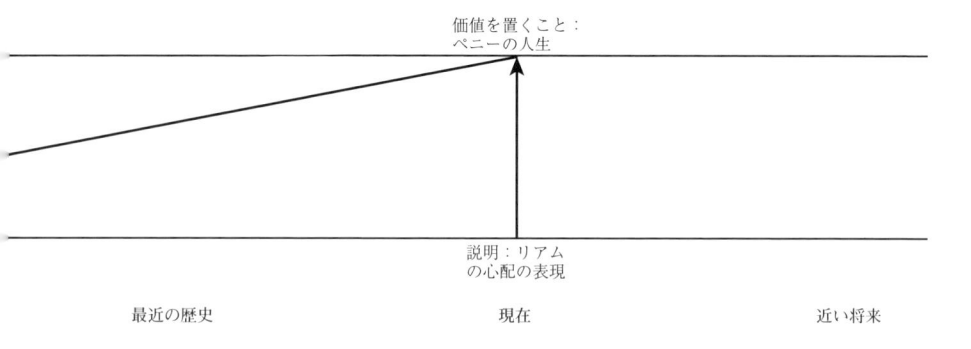

```
              価値を置くこと：
              ペニーの人生
                  ↑
──────────────────┼──────────────────
                  │
                  │
                  │
                  │
              説明：リアム
              の心配の表現

   最近の歴史           現在            近い将来
```

　M：（図 2.8）では，質問。自分が聞いている話に同感できるというのは，どんな感じなのか？　最近君の人生に起こったことで，今話していることにしっくりくるものは，あるだろうか？　何が公平で公正かについての君の立場にしっくりくることや，君にとって重要なことや幼い少年の夢についてお母さんが私に教えてくれたこととしっくりくることは，あるだろうか？

　リアムが，インタヴューの当初は彼の地図上になかったポジティヴなアイデンティティ結論を立証したとき，私は，従属的ストーリーラインのさらなる展開において，彼に直接コンサルトすべき時がきたと感じた。リアムへのこの質問は，より最近の歴史的出来事のうち，彼の正義感に関する結論を例証する出来事をレビューするよう促した。これは，行為の風景質問であり，父親による虐待の歴史をいとこに話した行為を思い起こさせた。このイニシアティヴは，いとこに対する彼の心配の表現だった。

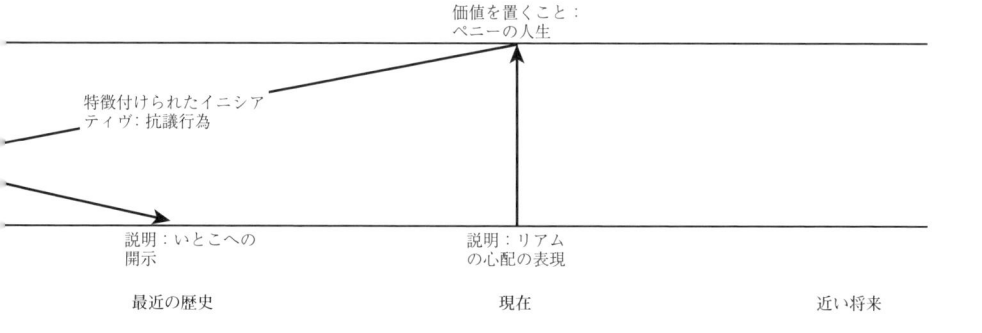

```
                         価値を置くこと：
                         ペニーの人生
                             ↑
  特徴付けられたイニシア       │
  ティヴ：抗議行為            │
      ↘                     │
──────────────────┼──────────────────
      ↘                     │
       説明：いとこへの     説明：リアム
       開示               の心配の表現

    最近の歴史           現在            近い将来
```

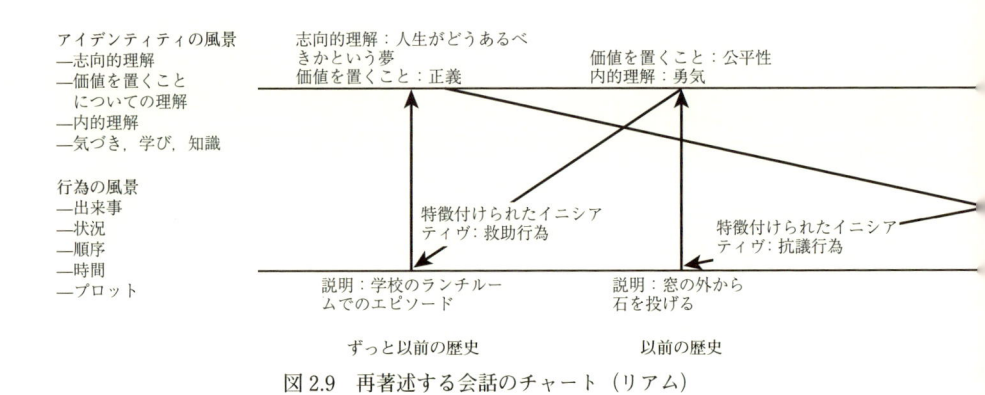

ナラティヴ実践地図

アイデンティティの風景
—志向的理解
—価値を置くこと
　についての理解
—内的理解
—気づき，学び，知識

行為の風景
—出来事
—状況
—順序
—時間
—プロット

志向的理解：人生がどうあるべきかという夢
価値を置くこと：正義

価値を置くこと：公平性
内的理解：勇気

特徴付けられたイニシアティヴ：救助行為

特徴付けられたイニシアティヴ：抗議行為

説明：学校のランチルームでのエピソード

説明：窓の外から石を投げる

ずっと以前の歴史　　　　　　以前の歴史

図2.9　再著述する会話のチャート（リアム）

M：（図2.9）お母さんの言葉だと，君がいとこに「手を差し伸べた」ということだね。それは，この一歩にいい名前かな？　それとも，他の名前の方がぴったりする？

ペニーは，リアムがいとこのことで発揮したイニシアティヴについてのストーリーを詳しく話すのに加わり，この文脈で，彼女はそれを「手を差し伸べる」行為と名付けた。これは行為の風景質問であり，リアムがこの名付けに参加することを勧めた。

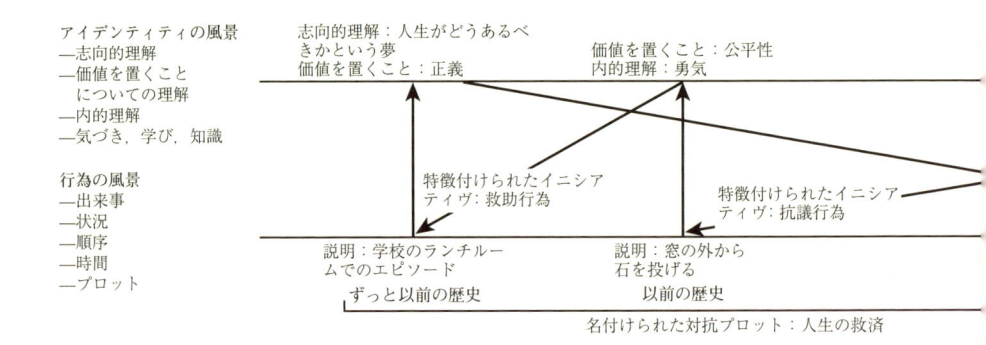

アイデンティティの風景
—志向的理解
—価値を置くこと
　についての理解
—内的理解
—気づき，学び，知識

行為の風景
—出来事
—状況
—順序
—時間
—プロット

志向的理解：人生がどうあるべきかという夢
価値を置くこと：正義

価値を置くこと：公平性
内的理解：勇気

特徴付けられたイニシアティヴ：救助行為

特徴付けられたイニシアティヴ：抗議行為

説明：学校のランチルームでのエピソード

説明：窓の外から石を投げる

ずっと以前の歴史　　　　　　以前の歴史

名付けられた対抗プロット：人生の救済

図2.10　再著述する会話のチャート（リアム）

価値を置くこと：
ペニーの人生

特徴付けられたイニシア
ティヴ：手を差し伸べる

説明：いとこへの　　　説明：リアム
開示　　　　　　　　の心配の表現

最近の歴史　　　　　　現在　　　　　　　　近い将来

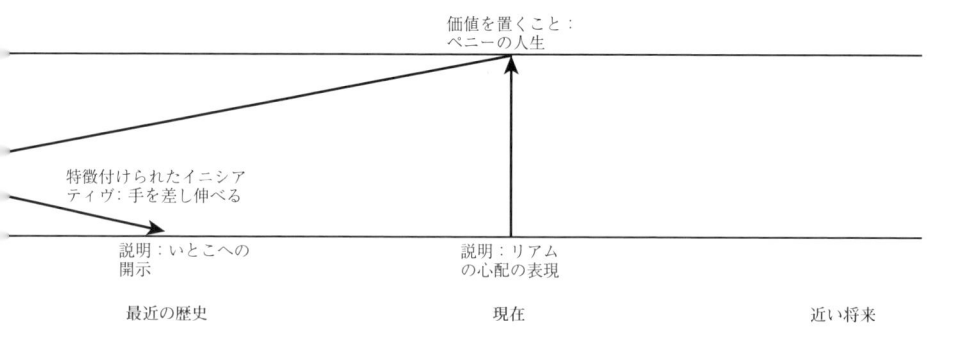

M：(図 2.10) 救助行為についても，抗議と関係する行為についても，よくわかったよ。それから，手を差し伸べることと関係する行為についても。これらはすべて，君の歴史の一部なんだ。こうした行為を総合すると，どういうことになるだろう？

　この頃までに，ペニーとリアムは，リアムのアイデンティティについてのポジティヴな結論に一致した行為に関するストーリーを詳しく話した。この質問は行為の風景質問であり，ペニーとリアムに，これらのストーリーを一つのテーマに結びつけるよう促し，そのテーマに名前をつけることを求めた。リアムが声を与えた「人生の救済」というテーマは，ドミナントなストーリーラインであった，抜き差しならないというプロットとはきわめて対照的な対抗プロットを構築した。

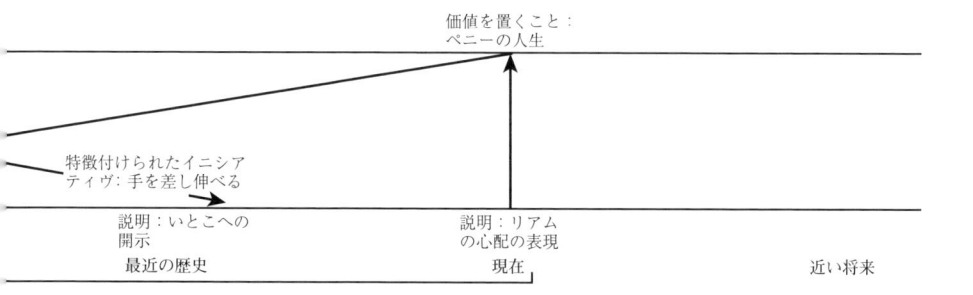

価値を置くこと：
ペニーの人生

特徴付けられたイニシア
ティヴ：手を差し伸べる

説明：いとこへの　　　説明：リアム
開示　　　　　　　　の心配の表現
最近の歴史　　　　　　現在　　　　　　　　近い将来

ナラティヴ実践地図

**アイデンティティの風景**
—志向的理解
—価値を置くこと
　についての理解
—内的理解
—気づき，学び，知識

**行為の風景**
—出来事
—状況
—順序
—時間
—プロット

志向的理解：人生がどうあるべきかという夢
価値を置くこと：正義

価値を置くこと：公平性
内的理解：勇気

特徴付けられたイニシアティヴ：救助行為

特徴付けられたイニシアティヴ：抗議行為

説明：学校のランチルームでのエピソード
ずっと以前の歴史

説明：窓の外から石を投げる
以前の歴史

名付けられた対抗プロット：人生の救済

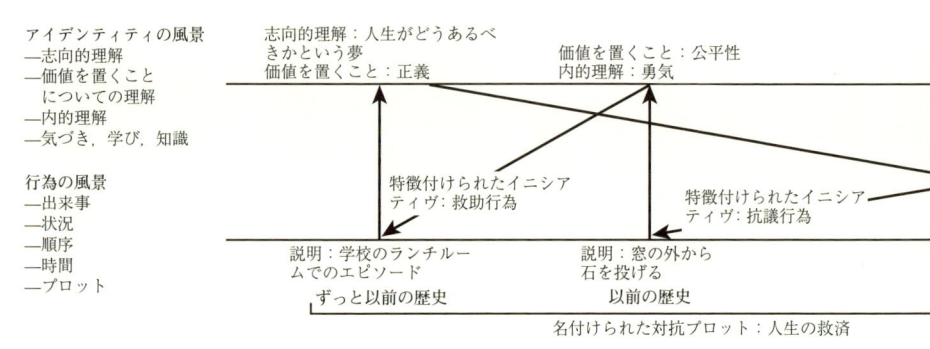

図 2.11　再著述する会話のチャート（リアム）

**M:**（図 2.11）オーケー。人生の救済だね。よし，いろんな意味がありそうだね。ペニー，このことは，リアムの志について私に何を意味していると思いますか？

これは，アイデンティティの風景質問であり，従属的ストーリーラインの展開において現われ出るアイデンティティ結論がもっと生み出される，リアムの人生の対抗プロットについてのリフレクションを促した。この質問への反応は，リアムが，よくないことについての強い信念と，人生を価値あるものにすることに関する知識をもっていることをはっきりさせた。このことは，人生とはどうあるべきかという彼の夢が，より明確に定義されるのを可能にした。

**アイデンティティの風景**
—志向的理解
—価値を置くこと
　についての理解
—内的理解
—気づき，学び，知識

**行為の風景**
—出来事
—状況
—順序
—時間
—プロット

志向的理解：人生がどうあるべきかという夢
価値を置くこと：正義

価値を置くこと：公平性
内的理解：勇気

特徴付けられたイニシアティヴ：救助行為

特徴付けられたイニシアティヴ：抗議行為

説明：学校のランチルームでのエピソード
ずっと以前の歴史

説明：窓の外から石を投げる
以前の歴史

名付けられた対抗プロット：人生の救済

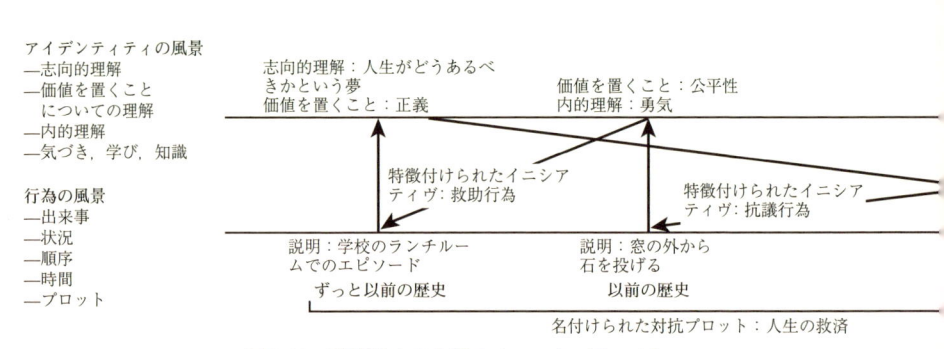

図 2.12　再著述する会話のチャート（リアム）

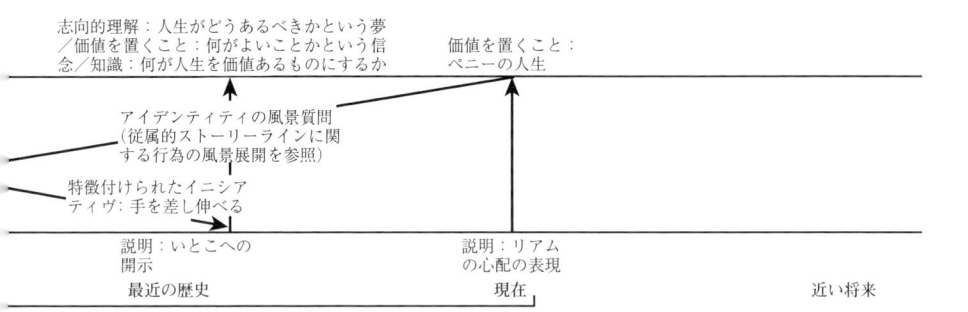

第2章　再著述する会話

志向的理解：人生がどうあるべきかという夢／価値を置くこと：何がよいことかという信念／知識：何が人生を価値あるものにするか

価値を置くこと：
ペニーの人生

アイデンティティの風景質問
（従属的ストーリーラインに関する行為の風景展開を参照）

特徴付けられたイニシアティヴ：手を差し伸べる

説明：いとこへの
開示

説明：リアム
の心配の表現

最近の歴史　　　　　　　　　　現在　　　　　　　　　　　　　　近い将来

**M:**（図2.12）それもしっくりくるね。質問。私たちが学んできたことは，君について，君にとって大事なことについて，これまでの経験にも関わらず君がもち続けてきたことについて，人生こうあるべきという君の夢について，そしてこれら全部がいかに人生の救済になるのかということだったね。そこで，もしも君が自分の人生についてのこういう知識を手元に置いておくことができて，そこから助けを得られるとしたら，君にとって何が可能になると思う？　君は何ができるようになると思う？　こうしたことにしっくりくるようなどんな一歩を踏み出すことができると思う？

この質問で，私は会話の中で名付けられてきたアイデンティティ結論を要約し，彼の人生におけるこうした結論に調和した行為の可能性について考えるようリアムとペニーを導いた。これは，従属的ストーリーラインを近い将来にスケッチすることを促す行為の風景質問である。これに応えてリアムは，1年半も会っていない旧友ダニエルと連絡を取る提案を受け入れた。

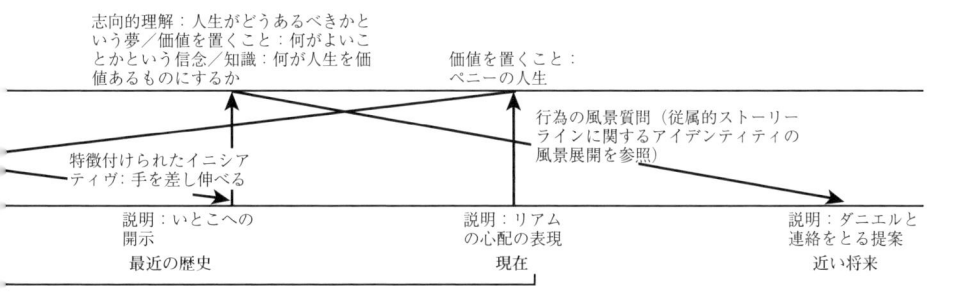

志向的理解：人生がどうあるべきかという夢／価値を置くこと：何がよいことかという信念／知識：何が人生を価値あるものにするか

価値を置くこと：
ペニーの人生

行為の風景質問（従属的ストーリーラインに関するアイデンティティの風景展開を参照）

特徴付けられたイニシアティヴ：手を差し伸べる

説明：いとこへの
開示

説明：リアム
の心配の表現

説明：ダニエルと
連絡をとる提案

最近の歴史　　　　　　　　　　現在　　　　　　　　　　　　　　近い将来

83

ナラティヴ実践地図

アイデンティティの風景
—志向的理解
—価値を置くこと
　についての理解
—内的理解
—気づき，学び，知識

行為の風景
—出来事
—状況
—順序
—時間
—プロット

志向的理解：人生がどうあるべきかという夢
価値を置くこと：正義

価値を置くこと：公平性
内的理解：勇気

特徴付けられたイニシアティヴ：救助行為

特徴付けられたイニシアティヴ：抗議行為

説明：学校のランチルームでのエピソード
ずっと以前の歴史

説明：窓の外から石を投げる
以前の歴史

名付けられた対抗プロット：人生の救済

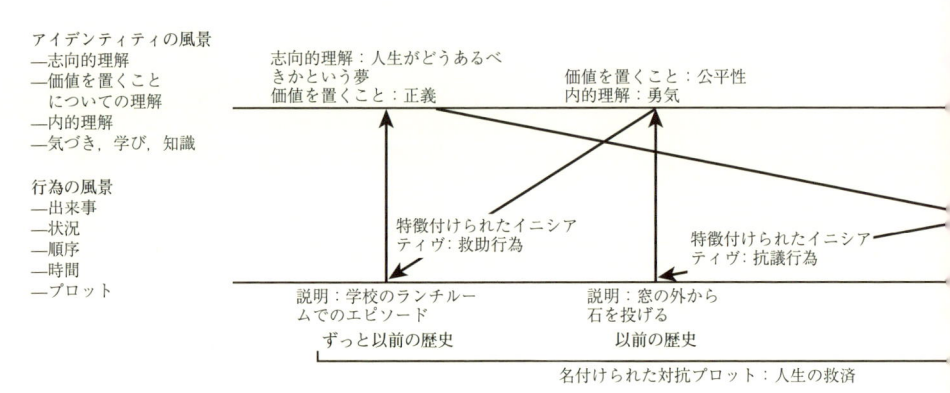

図 2.13　再著述する会話のチャート（リアム）

**M：**（図 2.13）もしも君がそうしたとしたら，それはどんな種類の一歩になるのかな？　それは救助の一歩か，抗議か，あるいは手を差し伸べることかな？　それとも他のこと？

　これは，ペニーが提案しリアムが受け入れたステップに，リアムが名前をつけるよう導く行為の風景質問である。これは，手を差し伸べるさらなるステップとして区別された。

アイデンティティの風景
—志向的理解
—価値を置くこと
　についての理解
—内的理解
—気づき，学び，知識

行為の風景
—出来事
—状況
—順序
—時間
—プロット

志向的理解：人生がどうあるべきかという夢
価値を置くこと：正義

価値を置くこと：公平性
内的理解：勇気

特徴付けられたイニシアティヴ：救助行為

特徴付けられたイニシアティヴ：抗議行為

説明：学校のランチルームでのエピソード
ずっと以前の歴史

説明：窓の外から石を投げる
以前の歴史

名付けられた対抗プロット：人生の救済

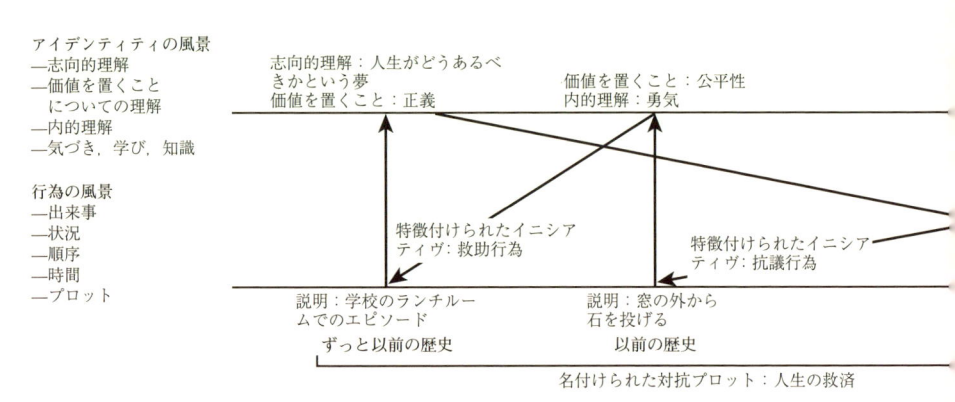

図 2.14　再著述する会話のチャート（リアム）

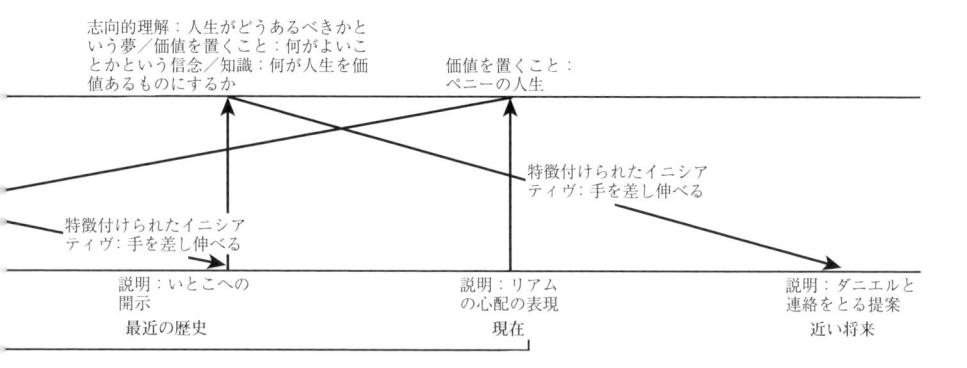

M：（図 2.14）ペニー，リアムがダニエルに連絡をとるという一歩を踏むのを目の当たりにしたら，それは，彼がそうする目的について，何を語るでしょう？

これは，手を差し伸べるイニシアティヴへのリフレクションを導くアイデンティティの風景質問である。この質問は，従属的ストーリーラインを特徴付けるポジティヴなアイデンティティ結論の生成にペニーを関与させた。

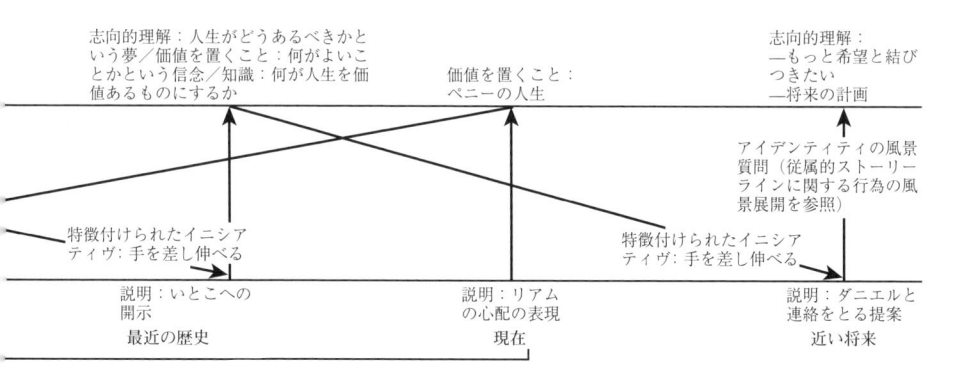

時系列上のジグザグの動きが、再著述する会話の特徴である。この動きの文脈で、従属的ストーリーラインは歴史に深く根ざすようになり、厚みを増す。

この例には、すべての再著述する会話に見られるとは限らない規則性がある。行為の風景とアイデンティティの風景の質問は、この例のように代わる代わる整然と並ぶわけではない。リアムとペニーの会話では、豊かなストーリー展開のためのいろいろな選択肢が他にもあり、さまざまなポイントで、別のアイデンティティの風景質問をする前に一連の行為の風景質問をする手も同等にあったのである。たとえば、石を投げる行為の土台を説明するかもしれない出来事の前触れについて、訊ねてもよかっただろう。そうすると、学校のランチルームでのストーリーにつながる別のルートがあったかもしれない。ランチルームでの出来事と、石を投げたことと、手を差し伸べたこととのあいだにある特有の結びつきについて質問を始めてもよかっただろう。たとえば、それぞれの出来事がどのように結びついているか、一つの出来事が次の出来事にどうつながったかをアイデンティティの風景質問を導入する前に訊ねるのだ。

豊かなストーリー展開のための他の選択肢をあれこれ検討するのは、私が選んだ選択肢が**一番の**正しい選択肢ということではなく、この会話のその時点で最も可能性があるように見えたものに過ぎないという事実を強調したいからである。私は、どの質問も前もって準備したりはしない。これらの質問は、ペニーとリアムの反応への反応だった。もしも私がリアムとペニーに別の日に会っていたら、状況はまったく同じではなく、私たちの会話において取られるルートは異なっていたに違いない。

どのルートが取られようと、再著述する会話の地図は、治療的会話の旅における非常に有益なガイドとなって、従属的ストーリーラインが豊かに引き出される目的地へと導く。リアムは、人生を続ける知識の基礎を提供された。彼はもう、新しいテーマとアイデンティティ結論に調和する自らの行為や、自分が価値を置くことと一致した行為が何かを思索する立場にあった。

この議論の文脈において私は**従属的ストーリーライン**という言葉を使い続けてきたが、何度かミーティングを重ね、会話を続けるうちに、この従属的という地位に変化が起こったことがあきらかになった。以前、従属的ストーリーラインだったものが、初期には支配的だったリアムの人生説明に影を投げかけはじめたのだ。

## アイデンティティの風景質問の利点と目的

リアムとペニーとの治療的会話における従属的ストーリーラインが展開するにつれ、そ

れを支える行為の風景とアイデンティティの風景が，より豊かに描かれていった。行為の風景については，ある貴重なテーマにしたがって彼の人生の特別な出来事を時系列上にまとめるようリアムとペニーを励ますことで，それは達成された。アイデンティティの風景については，リアムとペニーにこうした出来事の証人になってもらい，それらの出来事についてリフレクトし，そのリフレクションから引き出されたリアムの人生とアイデンティティに関する理解に声を与えるよう導くことで，それは達成された。私が導入したアイデンティティの風景質問が引き金となり，リアムとペニーの心的活動は活発になったが，何よりも，以下の事柄が促進された。

- 主観性（リアムとペニーがこれらの出来事をどう考えたか），判断（リアムとペニーはこれらの出来事をどう感じたか），知識（リアムとペニーはこの内省の結果，何を学んだか），印象（リアムとペニーは，これらの出来事が互いの人生について何を示していると思ったか），そして推定[原注1]（リアムとペニーは将来に関して何を予測したか）を表現するリフレクション。
- （さまざまな目的, 目標, 計画, 抱負, 希望などの）志向的理解と（信念, 原則, 確信, 忠誠などの）価値観の考慮を中心とする理解の引き出し。
- こうした志向的理解や価値観の考慮への関与の仕方に関する説明（ペニーは，そして後半にはリアムも，彼の行為に表された意図について強い関心を示し，彼らはそこに表された価値観に夢中になった）。

アイデンティティの風景質問のもう一つの特徴は，仮定法的スタンス（Todorov, 1977）である。このスタンスは，**まるで，もしかしたら，たぶん，かもしれない，おそらくは**，といった言葉に特徴付けられる。たとえば，「これに関連して，どんな結論に至りそうですか？」「この出来事の理解として，どういうことが**あり得る**でしょう？」「このことは，あなたに

---

（原注1）これらの五つの用語は，文学テクストのストーリーラインにおける特別な行為の変換を記述している。これらの行為は，意識の風景において起こる。トドロフ（Todorov, 1977）によって定義されたこうした変換は，主役たちの心的活動の状態を記述し，ブルーナー（Bruner, 1986）によれば，「行為と意識の双方の描写において，一つの物語をまとめ上げる結合網の目を，詰んだものにする」（p. 30 ／邦訳 p. 50）。治療実践の文脈では，特定の出来事について人々がどう思うか（「主観性」）という質問や，特定の出来事についてどう感じるか（「判断」），こうした出来事をよく考える中で何を学んでいるか（「知識」），こうした出来事は互いの人生について何を示しているか（「印象」），そしてこれらの出来事は何を予言しているか（「推定」）といった質問が，アイデンティティの風景の展開を促し，従属的ストーリーラインの厚みを増す。

とって大切なことについて，何を語る可能性があるでしょう？」リアムとペニーとの会話では，この仮定法的スタンスが，会話の初期には彼らの人生説明の全面的な特徴だった確実かつ必然というムードを追放した。仮定法的スタンスの質問は，リアムとペニーの考えにおける解釈過程を自由にする効果があったと私は考える。

アイデンティティの風景質問によって引き起こされるすべてのやりとりに関して，豊かなストーリー展開という点でもっとも重要なのは，志向的理解と，価値観の配慮を中心に置く理解である。以下のセクションで，私はこれらをまとめて，(ブルーナーに従って)「志向的状態理解」と述べ，現代生活においてより日常的な一部を成している人間行為についての「内的状態理解」と対比させる。

## 志向的状態理解 VS 内的状態理解

リアムとペニーとの会話において，アイデンティティの風景質問はまず，彼の行為に関して内的状態理解を生んだ。その内的状態理解は，彼の「勇気」，「強さ」，「要求」についての結論を特色としていた。内的状態理解では，リアムの行為は彼のアイデンティティの基盤，つまり「自己」の中心から出てきたものと見なされる特定の要素ないし本質が表面化したものだと解釈された。

しかしながら，さらなる質問が志向的状態理解を引き出した。リアムの行為はたくさんの目的，価値観，信念，抱負，希望，目標，そして取り組みによって形作られていることが，次第に理解されていったのである。彼の行為に関するこうした理解は，本質的自己という概念を基準にすることはなく，むしろ彼が積極的かつ意欲的に関わり，喜んで受け入れている生活の営みへの説明をもたらした。こうした志向的理解は，彼の行為を彼のアイデンティティの本質であると説明するよりも，人生をより幅広く踏まえることに関係している。こうした会話において到達する志向的理解は，リアムとペニーが決定的な重要性を付与した人生の特別な主題に調和したものだった。豊かなストーリー展開にとってきわめて重要なのはこうした志向的理解であり，人々が価値を置くことを中心とした理解なのだ。

### 内的状態理解

内的状態理解は，アイデンティティの中心に「見出される」自己の特定の要素ないし本質が表面化したものとして人間行為を描写する。たとえば，内的状態理解の文脈では，人間の表現は，無意識の動機，直感，要求，願望，動因，気質，性格特性，(強さや資源といった)私的特質などとして，いくらでも解釈され得る。この理解の伝統に従えば，こうした

第2章　再著述する会話

要素や本質は，人間の条件において程度の差はあっても普遍的に存在し，人生は，こうした要素や本質の直接的な表明に由来するか，あるいはこうした要素や本質の歪みに由来するかのどちらかである。そのような歪みはしばしば「機能不全」や「障害」と呼ばれる。

こうした内的状態理解は，自己の要素や本質が人間の表現へと変わるメカニズム説明を構成する精神内的プロセスについての考えと関連している。20世紀への変わり目には，内的状態と精神内的メカニズムのこうした概念は，「無意識の心」という特殊な概念を生み出した。その到達は，以下を含む，前世紀ないしその前の世紀からの「モダン」で，相互に連結した発展が成就したことの象徴だった。

- 人間の「本質」というものが存在し，それが個人の存在の基礎であり，人間表現の源を提供すると理解する，人間主義者概念の発達。
- 「自己」という本質が，個人のアイデンティティの中心を占めていると理解する概念の進化。この自己という考えは世界の文化史においては比較的新しいのだが，きわめてできのいい考えであり，現在の西洋においては当たり前のことと見なされている。
- 17世紀以来，新しい社会統制システムが漸進的に発達し，その中で「規格化する判断」が道徳判断に確実に取って代わった。(原注2)

過去一世紀にわたって，人間表現に関するこうした内的状態理解は，西洋文化において広く普及していった。内的状態理解は，今の時代の専門かつ一般心理学の大半においても，当然のこととされる地位を獲得したほどだ。現在では，こうした自己の要素や本質は，人々の人生に絶えず存在し，個人発達の文脈や生活上の問題に取り組む文脈で発見され，あきらかにされると，ごく普通に信じられている。

---

(原注2)　思考体系の歴史家であるミシェル・フーコーは，過去数世紀にわたる「近代的権力」の隆盛を解説したが，彼によると，これが現代西洋文化における社会統制の主要なシステムとなったのである。この社会統制システムは，人生とアイデンティティについての特定の規範を再生産すべく，自らと他者に「規格化する判断」を下すよう人々を煽り立てる。言い換えれば，**人々**は，行動とアイデンティティについての確立された規範に従って自分で人生についての判断を下し，その判断に基づいて行為する社会統制システムの共犯者となる。フーコーによれば，こうした規範は主に専門領域（法律，医学，心理学など）によって構成されてきた。この社会統制システムは，国家機関の代表による道徳判断に人々を服従させる社会統制のシステムを大幅に押しのけたのである。

## 志向的状態理解

　志向的状態としてのアイデンティティ理解は，内的状態理解と対比する際，「私的行為体」という概念によって区別される。この概念は，個人的にも他者と共同作業する場合でも，人生の意味や窮状の積極的な調停人や交渉人の役割を人々に与える。また，人生の数々の好ましい展開の創始者という役割を当人自身に与えもする。諸個人は，人生において価値を置くことを追求する中で抱く意図に従って人生を生きている。人は，求める目標を達成しようと努力する中で，自分自身の存在を積極的に形作る仕事をしているのだ。
　ブルーナー（Bruner, 1990）によれば，意図と目的という概念に割り当てられた重要性や，価値観，信念，そして取り組みという概念に与えられた重み，そして私的行為体の強調は，一世紀の伝統をもつフォークサイコロジーに特徴的な心の理論を構成している。

　　すべての文化は，それぞれを構成するもっとも強力な道具の一つとして，フォークサイコロジーというものをもっている。フォークサイコロジーとは，人間がいかに「暮らしていく」のか，われわれ自身の心と他の人びとの心はどのようなものなのか，ある状況下での活動がどのようなものと予測できるのか，それぞれの文化に可能な生き方とは何か，どのように他者と関わっていくのかなどについて，それらを多少とも関係付け，標準的な形で述べるものである。……新しい認知科学者に嘲笑されながらも，「フォークサイコロジー」という語を考えだしたのは，信念，欲求，そして意味といった志向的状態を進んで取り入れたいがためであった。（p. 35-36／邦訳 p. 50-51）

　この定義に従うと，人は日々を生きる中で，常にフォークサイコロジーを採用している。人は，自分の人生を理解し他者の行為に意味を与える努力においてフォークサイコロジーの志向的状態概念を行使している。フォークサイコロジーの志向的状態概念は，何が人々を「動かす」のかについて一連の考えを授け，他者の行為に対する反応の基礎を提供する。
　フォークサイコロジーの志向的状態概念は，より一般的に世の中で起こっていることがどういうことなのかを理解する人々の努力において，顕現する。ブルーナー（Bruner, 1990）は，これらの志向的状態理解が，人生の予期せぬ出来事と折り合いをつける努力を形作り，障害や危機への対処努力の基礎を提供し，そして日常生活において直面する窮状やジレンマと折り合いをつける方法を示した。
　ブルーナーは，18世紀末から19世紀初頭にかけての，人生とアイデンティティについてのこうした志向的状態理解の追放の歴史を，専門心理学や一般心理学においてたどった。

この展開で，フォークサイコロジーの心は，内的状態心理学の「無意識の心」に道を譲ったのだった。

内的状態理解と志向的状態理解を区別し，再著述する会話における志向的状態理解の展開に特権を与えるとき，私は人生とアイデンティティの内的理解を退けるわけではない。人生の内的理解の中には，とても美しくポジティヴな結果が得られそうな大切なものも多い。治療的会話の文脈で，こうした理解が称賛されることもあるだろう。

しかしながら，こうした内的理解が（志向的状態理解であれば決まってもたらされる結果である）豊かなストーリー展開を生み出すことは，少ない。なぜなら，内的理解には次のような傾向があるためである。

- 私的行為体の感覚を弱める（内的理解によれば，諸個人の人生は自己の本質や要素によって生きられるものであり，その人のもつ意図や価値観の影響を受けてその人がとる行為によって形成されるわけではない）。
- 孤立させる（内的理解によれば，人間の表現は，単一自己の表現と考えられているのであって，共有された価値ある主題にまつわる他者の人生物語とつながることでもたらされる，当人の人生物語の結果だとは考えられていない）。
- 多様性をくじく（内的理解は，「カプセルに入った自己」――これは冷静さ，自己完結，自力本願，そして自己実現という概念の価値観を安定させる――というモダンな理想の普及を推進する，人生についての世界基準によって形作られている）。

再著述する会話は，初めの状態がどうあれ，通常は，志向的状態理解と関連したアイデンティティ結論を生み出す方へ流れていく。リアムと母親との再著述する会話では，この流れは，リアムの行為のより志向的な理解を引き出す方向に偏った私の質問形態によって強化された。「このことは，リアムにとって重要なこととか貴重なことについて，何を語っているのでしょう？」「リアムが価値を置くことという点で言うと，あなたはこのことが何を表していると思いますか？」「彼が6歳の時のこうした出来事を振り返ってみて，他の子どもたちを救助する行為は，一人の人としての彼のイメージを，どのように形作ったのでしょう？」「ペニー，このことが，リアムの志について私に何を意味していると思いますか？」「ペニー，リアムがダニエルに連絡を取るという一歩を踏むのをあなたが目の当たりにしたら，それは，彼がそうする目的について何を語るでしょう？」「このことは，君の将来の計画について何を表していると思う？」

繰り返して言うと，志向的状態の結論へのこの偏りは，内的状態の結論が間違いである

とか，決まって役に立たないということを示してはいない。リアムとの会話の初期の部分で生み出された内的状態の結論はポジティヴなもので，彼の正当性を認めるものだった。しかしながら，以下のための土台を作るのに大いに貢献したのは，志向的状態理解だった。

- 彼の人生が共通の主題にまつわる他者の人生とつながっているという感覚の発達。これは，彼にしみわたっていた孤立感にとって，タブーであった。
- 彼自身の人生について知識を得る経験。これは，生き方となると完全に道に迷っている彼の感覚にとって，タブーであった。
- 彼の人生の，ないがしろにされていたが重要だったいくつかの出来事への情緒的反応表現。これは，彼の存在の特徴であった平板な情緒にとって，タブーであった。
- 彼の人生とアイデンティティが他者にどう見えるかについての推定。これは，彼の透明人間感覚にとって，タブーであった。
- 彼にできるかもしれない行為や彼が価値を置くことと調和した行為についての推定を含む仮定。これは，彼の無力感や無益感にとって，タブーであった。
- これらの意図や価値観に関与する彼のやり方の表現。これは，彼の落胆の感覚にとって，タブーであった。

この他にも，私たちの会話において生み出された志向的状態理解が，リアムに私的行為体の感覚を与えたが，それは，彼にしみわたっていた麻痺感覚にとって，タブーであった。また，こうした理解は，彼の過去，現在，そして未来へと続く好みのアイデンティティ感覚を拡大するための基礎をもたらしたが，それは，混乱し，傷ついたという彼の結論にとって，タブーであった。

## アイデンティティの風景：心の書類整理棚

読者は，アイデンティティの風景が「心の書類整理棚」から構成されており，それぞれの棚が文化的に関連したアイデンティティのカテゴリーを表すと想像してみるといいかもしれない。西洋文化では，無意識の要求や直感，願望，動因，気質，性格特性，私的特質などの内的状態のカテゴリーや，目的，抱負，探求，希望，夢，ビジョン，価値観，信念，取り組みなどの志向的状態のカテゴリーも含まれるだろう。人々が自分自身や他者のアイデンティティについてのさまざまな結論を保管するのは，こうした心の書類整理棚の中である。こうしたアイデンティティ結論は，人々の人生の特定の出来事にどのような重要性

が与えられるかを決定し，こうした出来事や，こうした出来事が不可欠の要素になっている主題の検討を通じて，さらに展開する。こうした結論はすべて，内的状態のカテゴリーのものも含めて，人々の行為に重大な影響を及ぼす。それらが人生を形作るのだ。別の言い方をすれば，実際に人生を形作るのは，動機や要求のような「物事」ではなく，こうした物事についての社会的に構成された結論なのだ。

再著述する会話は，人々の人生のドミナントなストーリーラインに関連する結論とは矛盾する，数々のアイデンティティ結論を生み出すための文脈を提供する。そこで生み出された結論は，「心の書類整理棚」に収納されると，以前占領していた空間を奪回し，人々の存在を形作る影響力をも取り戻すのである。

## 追加実例

以下に，再著述する会話をさらにもう2例追加する。しかしながら，ナラティヴな解説は省略した。読者には，治療的会話に自分自身のナラティヴな分析を試みてから，私のチャートを参照する機会をもってほしい。

### ヴィヴィアン

ヴィヴィアンは40代前半の女性で，かかりつけの医師から紹介されてきたのだが，近年，彼女が紹介に従ったのは，わずか二，三回であった。新しい治療者に会うことは，彼女に強い不安を喚起するため，パートナーのエイデルが精神的支えとして同席した。初回面接冒頭でヴィヴィアンは，「長年の広場恐怖持ち」のため非常に制限された人生を送ってきたことを私に教えた。彼女はまた，「18年間，摂食障害の苦しみに耐え」てもいた。主として拒食症と過食症の苦しみに。ヴィヴィアンは非常に不自由な人生に甘んじてきたわけだが，最近になって，パートナーの勧めもあって，「ずっと人生を破滅に追いやってきた」力から「人生を解放する」新たな努力に乗り出す決心をしたのだった。

第3回面接までに，ヴィヴィアンは，それまで見えなかった自分の人生の側面に親しみを覚えていた。とりわけ，孤立とは矛盾する人生の目的や，質素さと矛盾する個人的好み，そして拒食症が駆り立てる願望について話しはじめていた。これが基礎となって，ヴィヴィアンは比較的大胆な計画を打ち出した。成人してからはほとんど関わりがなかった数人の親戚，つまり二人のおばと，一人のおじ，そして一人のいとこと接触を図り，パートナーとのピクニックに加わってもらうことを決意したのである。ヴィヴィアンは，幼い頃の親戚関係を懐かしく思い出し，彼女らを選んだ。

ヴィヴィアンは，三つの理由でピクニックを決めた。第一に，彼女は子どもの頃のピクニックに温かい思い出があった。第二に，野外活動ゆえに広場恐怖によって制限されてきたライフスタイルに挑戦することになる。第三に，ピクニックのアイデアは，人前で栄養を摂ることにつながるから――ヴィヴィアンは，10年以上もの間，人前で物を食べていなかった。このイベント，つまりピクニックの本質と，親戚たちの存在が，広場恐怖と摂食障害から彼女の人生を取り戻すための新たなはずみを与えてくれることを，彼女は望んでいた。しかしながら，彼女はこの行動案に強い危惧を抱いてもいて，実行可能性はまったく定かではなかった。

　3週後の第4回面接で私は，ヴィヴィアンが計画を成就したことを知った。ピクニックは，いとこが休暇中で不在だった以外，万事うまくいった。ヴィヴィアンは，オープンな環境から逃げ出すこともなく，いくらか食べ物をとることにも成功したと報告した。そればかりか，イベントの終わりに彼女は，10年ぶりに人前で栄養を摂ったことや，一緒にこの一歩を踏み出す人を慎重に選んだこと，そして，そうしたことで成功につながったと思っていると公表した。彼女のおばとおじは，選ばれたことの名誉や，その場にいて得られた喜びについて語った。

　ヴィヴィアンの考えでは，これはあきらかにひとつの達成だったが，私からすると，彼女の人生をあれほどまでに牽制してきた力の前にどれほど持ちこたえられるか心配だった。そこで私は，彼女のこのイニシアティヴがより重みを増し，人生の従属的ストーリーラインがさらなる展開へと持ち込まれることを望んで，イニシアティヴに関するインタヴューを始めた。

> M：なんともすごいピクニックでしたね！　ヴィヴィアン，それが重要な達成だったことが，よくわかりました。この一歩を評価するのにふさわしい呼び方はありますか？
> 
> ヴィヴィアン：ないと思うわ。これについてはあまり考えたことがないの。どんな名前がいいかわからないわ。
> 
> M：おそらく，自己不信関連のこととしっくりくる名前ではないでしょうね？「人生を失う」というあなたの表現としっくりくるものでもないでしょう？
> 
> ヴィヴィアン：もちろん。絶対そんなはずはないわね。これは，もっと自分を信じることだと思うわ。
> 
> M：自分を信じることね！　自分を信じる行為は，あなたに何を可能にしたか，どんな考えがありますか？

第 2 章　再著述する会話

ヴィヴィアン：どういう意味かしら？
M：自分を信じる行為があなたの人生にどんな影響を及ぼしたか，何か感じることはありますか？　あなたが自分自身についてどう感じるかとか？　あなたの人生についての新たな気づきとか？　あなたとおばさんやおじさんとの結びつきとか？　何でもいいんです。
ヴィヴィアン：そうね，一つわかっていることがあるわ。それは，このことが，私をおばとおじに近づけてくれたこと。私は確かに，二人のおばとおじに再び結びついたと感じるの。彼らはとてもすてきな人たちよ。そう，それは，私を彼らに近づけてくれたし，エイデルにも近づけてくれたわ。
M：自分を信じる行為の結果として，それがあなたを，自分にとって大切な人たちと再び結びつけたということがあるわけですね。こういった展開を，あなたはどう感じますか？
ヴィヴィアン：私に言えるのは，もちろん自分はうれしいということね。
M：なぜうれしいのか，少し話してくれませんか？　なぜこのことがあなたにとって大切なのか私が理解するのに役立つことなら，どんなことでもいいんだけど。
ヴィヴィアン：私は特にあまりにも長いあいだ別世界にいたから，あなたにはちょっと変に聞こえるかもしれないけれど，でも自分が実は，人付き合いのいい人なんだって思うの。本当によ。
M：人付き合いのいい人ね。教えてほしいのですが，人付き合いのいい人にとって重要なのはどんなこと？
ヴィヴィアン：そうね，えっと……

　私の質問は，ピクニックを企画し，その計画をやり遂げた行為に意義を与えるようヴィヴィアンを引き入れた。しかしながら，このような一歩の地位は，彼女の人生のストーリーラインに取り入れられない限り危ういものだと予想された。たとえば，「一度限りの」イニシアティヴとか，思いがけない偶然の産物とか，あるいは特殊な状況下ゆえのことと判断されかねないのである。
　このような危うい地位では，その一歩は脆いものになり，息の長い変化の基礎を提供する可能性も低くなる。そこで私は，ヴィヴィアンが踏み出した一歩を彼女の人生のストーリーラインに取り入れるよう促す質問を始めた。最初は，自分を信じる行為の最近の歴史を彼女が前面に出せるよう促す，単刀直入な行為の風景質問である。「自分を信じる行為に道を開くために，あなたがしたかもしれないことについて，何か考えがありますか？」「も

しかしてその地固めをする上で助けとなったことに，何か心当たりはありませんか？」「この一歩に通じた出来事をよくよく考えてみて，これに関係があったかもしれないことについて，どんなことでも話してくれませんか？」

　私たちの会話は急に，ピクニックに通じることとなった出来事や状況の話になり，そこには，ピクニックの招待電話を親戚にかける前に不安を寄せ付けなかったという一歩も含まれていた。こうした歩みの最近の歴史を再考したことは，ヴィヴィアンが他者を食事場面に加える行為において経験した危機の時や，こうした危機の時を解決するためにとった行為を含めて，ピクニックという出来事そのものの劇的表現に貢献した。これらの歩みが，時系列上に展開する一連の出来事の中に取り入れられるにつれ，私はヴィヴィアンに，この人生展開にどんな名前をつけるかと訊ねた。「何が自分を信じる行為に通じていったのか，だんだんはっきりしてきました。この展開全体につけるいい名前があるとしたら，それは何だと思いますか？　これらのステップがあなたの人生航路の一部だとしたら，あなたはこの航路を何と呼ぶでしょう？」これらの質問に応じて，ヴィヴィアンは，これは「私の人生を取り戻す」ことだと結論付けた。

　次の面接で，私たちの会話は再び，ピクニックの出来事へと向けられた。再著述する会話を広げる機会が熟しているように見えた。

M：ヴィヴィアン，あなたの人生を取り戻すこうした展開が，あなたの人となりについて何を語っているか，いくつか質問があるんだけど。

ヴィヴィアン：そう……でも，わからないわ。答えられるとは思えないけど。

M：もしかしたらエイデルに訊いてみてもいいかな。

ヴィヴィアン：オーケー。いいわよ。

M：エイデル，私は，ピクニックの出来事を君がどう考えているかに興味があるんだ。君には，ヴィヴィアンがこうした一歩を踏み出す上で頼りにしたことについて，いくつか考えがあるかもしれない。彼女がそれをやり遂げるのを支えたことについてもね。または，それがヴィヴィアンの大切なことについて何を語っているかということについてとか。こんな感じのことなら何でもいいんだ。

エイデル：そうですね。確かに，これについてはあれこれ考えます。でも，最初に浮かぶのは，それがヴィヴィアンの忍耐力と意志力について多くを語っているということですね。

M：忍耐力と意志力ね。ヴィヴィアン，エイデルの考えに同感できますか？

ヴィヴィアン：そうね，そう思うわ。でも，私だったら，そうは言わないわね。

M：他の言葉があるのですか？

ヴィヴィアン：私には，何も思いつかないの。でも，エイデルが言っていることはわかる気がする。

M：オーケー。忍耐力と意志力は，自分の言葉ではないけど，わかる。

ヴィヴィアン：そうよ。

M：これらの言葉がわかるというのがどういうことなのか，知りたいね。最近，やはり忍耐力と意志力の反映かもしれないと思うことは何かあったのですか？

ヴィヴィアン：えっと……考えようとしてるけど……たぶん……ううん，あれは，そんな例じゃないわね。

エイデル：僕は思いつきますよ。先々週の週末，土曜の午後に何をしようかと話していたんです。マイケル，僕らは土曜の午後は，ほとんどいつも一緒にいるんです。二人だけでね。それは僕らの時間なんですよ。とにかく，僕は急ぎのガーデニングについて話していました。そしたら，忘れもしない，ヴィヴィアンがこんなことを言ったんです。「ええ，それはいい考えね。でも私は別の人間だから，私には他の考えがあるの」って。（ヴィヴィアンの方を向いて）それで，僕には，君がこれまでにそんなことを言った記憶がないんだ。

ヴィヴィアン：そうよ，なかったわ。確かになかった。つまり，そんなことはこれまで一度も言ったことがなかった，ということ。

M：これは，エイデルが忍耐力と意志力について言っていたこととしっくりくるだろうか？

ヴィヴィアン：そのはずよ。

M：この「私は別の人間だから，私には他の考えがある」はあなたについて，他にどんなことを言っているのでしょう，あるいはあなたのエイデルとの関係についてどんなことを言っているのでしょう。これについて何か考えがありますか？　このことが，あなたにとって重要なことについて何を表しているか，エイデルとの関係について何を表しているかでもいいけど。

ヴィヴィアン：私が思うに……そう，私は，自分自身のことを少しは大切にしているんだと思う。それか，少なくともそうしはじめている。おそらく，私はまったく無意味な存在ではないんじゃないかと。

M：あなたは自分の意見を言った。だから……

ヴィヴィアン：だから，たぶん私は自分の意見を前よりも大事にしていて，私の意見は，少なくとも何かの値打ちがあるということかしら。

M：まるで何か……

ヴィヴィアン：まるで、私には自分自身の気持ちがあるみたいで、私はそれを前よりも大事にしているの。

M：エイデルはどう思う？

エイデル：僕も賛成です。それは、ヴィヴィアンが自分の意見をもっと大事にしたり、自分自身の気持ちを大事にすることと関係しています。それに、僕たちの関係がどこにたどり着いたかということとも関係しています。

M：それはどういう意味で？

エイデル：つまり、信頼です。ヴィヴィアンが、そのことを僕に言えると信じることができた、ということです。

M：ということは、それは君たちの関係における信頼の表れでもある。信頼という関係を表している、ということなんだね？

ヴィヴィアン：そうね、その通りだわ。

M：そして、信頼というのはいつも……

ヴィヴィアン：正直に言って、私にとってそれ以上に重要なものは他に思いつかないわ。

M：エイデルは別として、あなたのこの忍耐力と意志力を認識したことがある人は、他に誰かいますか？ あなたが自分の意見と気持ちを大事にしているのを認めてくれたことがある人は？ あなたにとって信頼が重要だということに気づいていた人は？

ヴィヴィアン：ヘレンかもしれないわ。（ヘレンは、ヴィヴィアンの4歳年上の姉で、16歳の頃自殺した。そのときまで、彼女は自分自身にも向けられていた虐待からヴィヴィアンを守るためにできることをずっとやってきていた）

エイデル：そうだね、ヘレンは確かにそうだ。少なくとも僕が知る限り。

M：ヘレンについて、そしてヘレンとの関係についても、いくつか質問していいかな？（ヴィヴィアンとエイデルとの第2回面接で、私はヘレンについてすでにいくらかは知っていた）

ヴィヴィアン：このことは、私にとって話しにくいことだったし、もしかしたらまだそうなのかもしれません。でも今は、大丈夫だと思うわ。いいえ、今は、つらくてもありがたいと思う。

M：ヘレンがここにいて会話に参加していたとしましょう。あなたが小さい頃のストーリーや、あなたの忍耐力と意志力についてのストーリー、あるいはあなたが自

分の意見を大事にすることについて，それからあなたにとって信頼が重要だということについて，私がヘレンに話をしてくれるようお願いしたとしたら，あなたは，私たちがどんな話を聞くことになると思う？

**ヴィヴィアン**：ヘレンは，本当に私の味方をしてくれていたから，たぶんいろいろ話してくれると思います。

**M**：今，あなたの気持ちの中でもっとも存在感があるのはどんなことかな？

**ヴィヴィアン**：彼女はおそらく，私が学校で巻き込まれたトラブルのことを話すでしょうね。自分では何もかも手に負えず，まったく対処できなかったことを覚えています。私に一線を越えさせたのは，ある意地悪な先生でした。7年生の時に，本当に意地悪な先生にあたり，ある日，爆発したんです。荒れ狂って，ひたすら何もかもめちゃくちゃに破って教室を台無しにしたこと以外，自分が何をしたかあまり覚えていません。でも，私は校長先生のところへ行かされて，何時間とも思えるほど長い間そこに立たされて，自分が何を言い，何をし，それをどう修正するかを考えなければなりませんでした。でも，間違っているのは私の方だとは，どうしても認めなかったんです。するとそのとき，ヘレンが現れました。どうやってそのことを知ったのか，私にはわかりません。何しろ，高校は1ブロックも離れたところにあったんですから。とにかく，彼女は校長を非難しはじめました。どういう意味かわかりますよね。校長をたしなめ，教員の管理の仕方がなってないとか，なんという不名誉な学校だとか言ったんです。それから彼女は校長を殴り，それから，ああ，すぐに暴動のようになりました。私も加わり，不意にそこら中に人がいて，あらゆることが起き，果てしなく続くかのようでした。私たちは，父親とのあいだだけでなく，このことで本当に面倒な目に遭いました。

**M**：すごく感動的な話ですね。

**エイデル**：そうだね。ここまで全部を詳しく聞いたことはなかった。

**ヴィヴィアン**：忘れてたのよ。あのあといろんなことがますます悪くなったから，考えたくなかったのかもしれない。

**M**：当時のあなたについてヘレンは何を評価したと推測する？

**ヴィヴィアン**：推測の必要はありません。彼女は実際に，私が断固として屈服しなかったことを評価してくれたのです。

**M**：すると，あなたの気持ちについては？

**ヴィヴィアン**：そうね。自分にしっかりした気持ちがあるという事実を評価するに違いありません。

ナラティヴ実践地図

M：この出来事は，あなたにとって重要なことについてヘレンに何を語ったと思う？ あるいは，あなたが人生に求めていたことについて。

ヴィヴィアン：私が人生に求めていたことについて？ それから私にとって重要なことについて？ そうね，信頼について考えます。私たち二人のあいだには，とても強い信頼があったの。それに，私が決して折れないという事実も。ヘレンなら，それは，私が人生にファンタジーを抱いている証拠だって言うんじゃないかしら。

M：ファンタジー？ 他に言い方がある？

ヴィヴィアン：ええ。「希望」の方がいいわね。

M：その希望について，いくつか質問してもいいかな。

ヴィヴィアン：ええ，もちろん。

学校での危機を取り巻く出来事と，その出来事からヘレンのヴィヴィアンに関するアイデンティティ結論をどのように確認できるかという詳細によって，とても感動的なリ・メンバリングする会話が始まった。本書では次章でリ・メンバリングする会話を主題にするので，ここでは詳細は割愛する。

この会話の終わりに私は，ヴィヴィアンが人生を取り戻すためのさらなるステップを踏むとき，ヴィヴィアンのアイデンティティについてヘレンが知っていたことをもっと生かせるとしたら，ヴィヴィアンは何ができると思うだろうかと本人とエイデルに訊ねた。また，自分のアイデンティティについてのこの知識と接触を保ちたいというヴィヴィアンの望みにとって良い状況が用意できるとしたら，それはどんなものかについてもふたりに訊ねた。こうした質問への反応として，ヴィヴィアンは，ヘレンが自分について知っていた

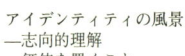

アイデンティティの風景
—志向的理解
—価値を置くことについての理解
—内的理解
—気づき，学び，知識

行為の風景
—出来事
—状況
—順序
—時間
—プロット

8．志向的理解：—人生についてのファンタジーを抱く／—希望をもって関係を維持する
7．価値を置くこと：自分の気持ち
6．内的理解：決心

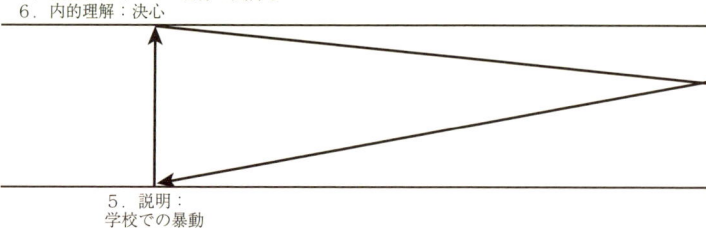

5．説明：学校での暴動

ずっと以前の歴史　　　以前の歴史

図2.15　再著述する会話のチャート（ヴィヴィアン）

ことと一致する三つのステップを名付けた。また，ヴィヴィアンが，自分のアイデンティティについてのこの知識とこの先数週間にわたって接していられるようにするのは何かということについては，ふたりともいくつか考えがあった。次の面接で私は，ヴィヴィアンがこれら三つのステップのうち二つを踏み出したことを知った。

　私たちは，18 カ月にわたり，「私の人生を取り戻す」というテーマに特徴付けられる従属的ストーリーラインの行為とアイデンティティの風景がますます展開するような，さらに数多くの会話をもった。そこには，広場恐怖の制限と拒食症の命令に挑戦する際のヴィヴィアンの数々のイニシアティヴが含まれていた。18 カ月後のフォローアップで私は，ヴィヴィアンが「外の世界」から喜びを得，そこで自分のための人生を確立していることを知った。オープンな場所で不安を感じたり，食べ物や体重のことで「がっかりさせるような考え」に苦しんだりすることもあったが，それらはもはや頭をいっぱいにする心配事ではなかった。

　図 2.15 は，ヴィヴィアンとエイデルとの再著述する会話を私がチャートにしたものである。上方向の矢印がアイデンティティの風景質問で，下方向の矢印は行為の風景質問である。

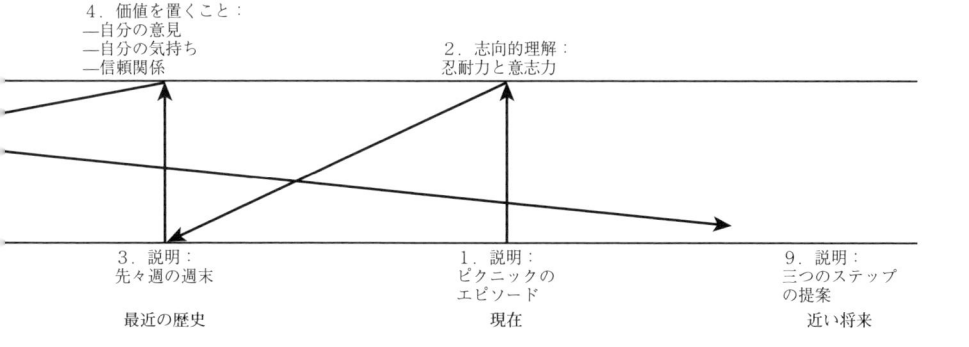

4．価値を置くこと：
—自分の意見
—自分の気持ち
—信頼関係

2．志向的理解：
忍耐力と意志力

3．説明：
先々週の週末

最近の歴史

1．説明：
ピクニックの
エピソード

現在

9．説明：
三つのステップ
の提案

近い将来

### デイヴィッド

11歳のデイヴィッドと，両親のポーリーンとフレッドは，それまで彼らにいろいろ関わってきた社会福祉局から紹介されてきた。デイヴィッドが引き起こした最新の危機を受け，ポーリーンとフレッドは，この状況を解決するためにこれ以上できることは何もないという結論を下そうとしていた。つまり，真剣に「断念すること」（デイヴィッドが家族と別れて暮らすこと）を考えていたのである。初回面接の冒頭，ポーリーンとフレッド，そしてデイヴィッドは，トラブルと，家族メンバーの人生と関係性へのトラブルの影響について外在化する機会を得て，このトラブル経験を十分に話し合った。

外在化する会話が十分定着すると，つまり「トラブル」がデイヴィッドのアイデンティティの上にずっしりと崩れかかった状態ではなくなると，トラブルの計略とは矛盾するデイヴィッドの人生の出来事をいくつか特定するのにふさわしい状況になった。

私の質問に応じてフレッドは，最近，家族でビーチへ出かけた話をした。フレッドはそこで旧友に会い，しばらく二人きりで思い出話に花を咲かせた。その話が終わる頃，フレッドは突然，これを可能にした状況に気づいた。そのときフレッドは，デイヴィッドのトラブルに対処する必要が，なかったのである。

**M**：なぜこの話をしてくださったのか，もう少し話してもらえませんか？

**フレッド**：そうですね，僕はジェフに20年も会ってなかったけど，若かった頃，彼は親友だったんです。あんなふうに昔のことについて話ができたのは，デイヴィッドがあまりトラブルに巻き込まれなかったからとしか言いようがありません。最後まで，そんなことにならなかったんですよ。

**M**：デイヴィッド，君はこのことを覚えている？　ビーチで過ごした日のこと。

**デイヴィッド**：うん。

**M**：それで，君には何が起きていたのかな？

**デイヴィッド**：さあ。

**M**：フレッドはどう思いますか？　デイヴィッドに何が起きていたのか，あなたの推測は？

**フレッド**：そうですねえ，単に，時々そういうことがあるということじゃないでしょうか。なぜかデイヴィッドは，みんなとうまくやっていたんです。青天の霹靂というやつです。でも，すばらしいことに変わりはありません。

**M**：ポーリーン，あなたはこのことをどう思いますか？

ポーリーン：わからないわ。そのとき私は，そこにいなかったの。
M：デイヴィッド，この日，ビーチへはトラブルのためにそこにいたの？　それとも何か他の理由でいたの？

デイヴィッドは肩をすくめる。

M：（フレッドの方を向き）デイヴィッドはトラブルのためにそこにいたのだと思いますか？　それとも何か他の理由？
フレッド：たぶん何か他の理由じゃないかと思います。
M：ポーリーンは？
ポーリーン：ええ，そう思うわ。彼は何か他の理由でそこにいたのよ。
M：（初期の外在化する会話に由来する理解を参照して）トラブルについて，トラブルが何のためにいるかについて，私たちが考えたことに戻りましょう。他の子どもたちとの友情を台無しにする。みんなの目とデイヴィッド自身の目に，デイヴィッドのマイナスのイメージを焼き付ける。デイヴィッドからみんなを遠ざける悪いうわさを立てる。お母さんとお父さんとのデイヴィッドの結びつきに困難をもたらす。お父さんのやる気をくじく。それから……
フレッド：そうだな，あきらかに今回，それは成功しなかった。それはすごいことだ。とはいうものの，それはたった一日のことで，しかも丸一日ですらなかった。たった１，２時間のことだったんだ。
M：それがどれだけ続いたことであろうと，デイヴィッドがトラブルのためにそこにいたのでなければ，彼はそこで何をしていたんでしょう？
フレッド：そうですねえ，おそらく何が起こったかというと，デイヴィッドはしばらく，ただトラブルに抵抗してたんじゃないでしょうか。トラブルに抵抗していたに違いないね。
M：それがあなたの推測ですね。それは抵抗ということですね？
フレッド：この場合，僕はそう思うね。そう，それでしっくりくると言っていいでしょう。でも，これについて，もっと確かめてみたいね。
M：デイヴィッド，これは君にとってもしっくりくると思う？　その日ビーチで，君はトラブルに抵抗していたのかな？

デイヴィッドはうなずく。

M：お父さんが，**抵抗**という言葉を使うことで何を言いたいか，君はわかるかな？

　デイヴィッドは，ノーと首を横に振る。

　　　M：デイヴィッドのためにこれを定義してくれませんか？　彼にわかるように説明してほしいんです。
　　　フレッド：そうですねえ，デイヴィッド，それはね……

　フレッドは，自分の言う抵抗とはどういうことかをデイヴィッドに説明し，そこには，特徴的な具体的行為の例もいくつか含まれていた。デイヴィッドが予想以上にその説明に夢中になったのは，あきらかだった。そこで私が彼に，「トラブルに抵抗する」というのは彼のビーチでの行為をうまく言いあてているかと訊ねたところ，彼はそれを認めるのにやぶさかではなかった。この反応によって，抵抗という表現が，デイヴィッドの人生や，彼の両親や周囲の人たちとの関係性に及ぼす実際的かつ潜在的影響に関する会話へと，私たちは導かれた。

　最近ビーチへ出かけたというこの出来事が新たに重要なこととなったので，私は，デイヴィッドと両親がこうした出来事をストーリーラインに取り入れる助けになればと，質問を始めた。

　　　M：私の興味はね，デイヴィッド，君がどうやってビーチでトラブルに抵抗したのかということなんだ。

　デイヴィッドは肩をすくめる。

　　　M：以前，何かが起こって，君はトラブルに抵抗できるようになったなんてふうには考えられないかな？　トラブルに抵抗する準備として役立ったことを思い出せないかな？

　デイヴィッドは，ノーと首を横に振る。

　　　M：（ポーリーンとフレッドの方を向き）デイヴィッドはビーチでトラブルに抵抗する道を開いたのかもしれないのですが，その下準備となるようなことを，デイヴィッ

ドの人生に見つけられますか？　その基礎を与えたかもしれないこととか，彼がこうする備えになったかもしれないこととか？

ポーリーン：何も考えつかないわ。デイヴィッドのことでは地獄のような試練に耐えてきましたし，この1年ほどは今まで以上にひどかったんです。本当に，順調だったことなんて一つも見当たらないんです，もしもあなたがそういうのをお探しだとしたら。

M：フレッドは？

フレッド：僕も何も思いつきませんね。先ほど言ったように，たまにあることなんですよ。

M：ということは，二人とも，デイヴィッドがビーチでしたことを予見させるようなものに心当たりはないということですね？

ポーリーン：ええ，私には。

フレッド：僕にも。

M：デイヴィッド，誰も見たことがないというのなら，君は，トラブルに抵抗する準備を密かにやって，それでみんなを驚かせたということになるのかな？

デイヴィッドは肩をすくめる。

M：どんな秘密の準備でもいいから教えてくれないかな？　だって，みんながびっくりしているんだからね。そうだろう？

デイヴィッドはこのとき，にっこり笑ってうなずく。

M：そのうなずきは，どういう意味かな，デイヴィッド？

デイヴィッド：秘密だったんだ。

M：そうか，誰が予測できただろう!?

フレッド：僕たちが予測しなけりゃね！（ポーリーンが笑う）

M：オーケー，デイヴィッド。私たちに秘密を教えてよ。どうやって君はこの準備をしたの？　どうやって君はそこにたどり着いたの？

デイヴィッド：えっと……僕……うーん……僕は……実は，前の日曜のことなんだけど。土曜日に最低のトラブルがあって，次の日の朝はいつも通りに起きれなかったんだ。

ポーリーン：そうよ，そうだったわ。警察が来たりで大変だったわね。ひどかった！
M：確かに，それはよくないね。デイヴィッド，続けて。
デイヴィッド：あれは日曜で，僕は遅く起きたんだよ，ね。それから，バスルームの鏡を見て，そしてそこで振り返って，確かに僕はいい顔をしていなかった。だから，シンクを見下ろして，また鏡を見て，そして自分にこう言ったんだ。「おい，お前は，なんとかしなきゃだめだぞ，じゃないと，人生を棒に振るぞ」

ポーリーンとフレッドはいぶかしげに顔を見合わせる。

M：それで，それがはじまりなんだね！
デイヴィッド：そうだよ。
M：これはすごいことだね！　それで，どうやって君はビーチでトラブルに抵抗できることになったの？
デイヴィッド：わからない。でも何か役に立ったんだよね。
M：（ポーリーンとフレッドの方を向き）デイヴィッドが日曜の朝したことと，その1週間後にビーチでトラブルに抵抗するときに彼がしたこととのあいだに，おふたりはどんなつながりがあると思いますか？

この質問に対応して，ポーリーンとフレッドは，これら二つの出来事のあいだにあり得るつながりについて考えはじめた。続いてデイヴィッドが，その思索のいくつかを承認した。ビーチでのトラブルに対する彼の抵抗行為が，1週間にわたる一連の出来事の中に取り入れられたのは，この思索と，デイヴィッドの承認においてであった。ビーチでの行為はもはや単一のものではなく，姿を現したストーリーラインの中に組み込まれたのである。この展開があってこそ，デイヴィッドが関連する主題やプロットに名前をつけるべき時が来たのである。

M：さて，ようやく，デイヴィッドの人生におけるこうした出来事が前より多少はっきりしてきました。デイヴィッド，君にとって，**抵抗**という言葉は君がビーチでしたことを表すのにいい言葉なんだね。でも，君が日曜の朝やったことから，ビーチでのトラブルへの抵抗までのこと全部を表すいい言葉が，別にあるんじゃないかな？　おそらく，自分自身の人生のために君がやってきたことを表す別の言葉が。

デイヴィッドは肩をすくめた。

M：これは，トラブルとうまくやることではなかったし，トラブルの方へ向かうことでもなかった，そうだよね？

デイヴィッド：ええ。

M：じゃあ，それが別の方向だというのなら，この方向につけるいい名前は何だろう？ただの思いつきでもいいんだよ。

デイヴィッド：うーん……うーん……それは，それは，カムバックすることだと思う。そう言っていいんじゃないかな。

M：トラブルからカムバックする。つまりは，そういうことなんだ！

デイヴィッド：そう。

M：（フレッドとポーリーンの方を向き）このことは知ってました？

フレッド：もちろん知らなかったよ。

ポーリーン：私も知らなかったわ。こんなこと聞いたことがないって思うようなことね。

M：つまり，驚きだということですね。すると，次の質問はちょっと答えにくいかもしれないなぁ。

フレッド：オーケー。聞いてみよう。

M：カムバックするというデイヴィッドの決意はあなたたち二人に，彼についての何を語っているでしょう？ それはあなたたちのもつ彼のイメージに，何らかの影響を及ぼすでしょうか？ あるいは，彼が人生で本当に望むことについて，あなたたちに何かを示しているでしょうか？

ポーリーン：そうね，それは，彼の以前からの決意について，私に何かを語っています。彼は本当に，気骨のある子なの。でもすごいのは，彼がそれを自分に役立てるところ。自分の足を引っ張ることはあまりないわけ。そうね。それに，私たちの足を引っ張ることも，あまりありません。

M：これについてあなたの考えはどうですか，フレッド？

フレッド：どうだろう，わからないなあ……でも，賭けてみよう。それは，デイヴィッドが何かをしようとしているということだよ。彼が前進できるようにとか，友達ができるようにとか，人生において何か違ったことをやれるように，自分の人生を生かそうとしているんじゃないかな。

M：デイヴィッド，どうだろう？ お母さんとお父さんは，足を引っ張ることなく，

自分に役立てようとする君の決意について、きちんと理解していると思う？　それから、君の人生を生かすことについてお父さんが言ったことをどう思う？

デイヴィッド：うん、あってると思う。

M：それは君にとってどんなものかな？　つまり、両親が君のことをきちんと理解しているのは、君にとってどんな感じかな？

デイヴィッドはニッコリ笑う。

M：（ポーリーンとフレッドの方を向き）デイヴィッドについてのきちんとした理解を自覚するのは、おふたりにとって、どんな感じでしょう？

ポーリーン：これも驚きだわ。慣れるには、時間がかかりそうね。でも、いいことだわ。本当にいいことよ。ただ、もっとたくさんあればね。

フレッド：そうだね、僕もそう思うよ。

M：私たちが話していた展開というのは、デイヴィッドの人生においてまったく新しいものなのか、あるいは他の出来事にさかのぼることができるのかと考えていました。

フレッド：それで、何を話せばいいんですか？

M：そうですね、私がお聞きしたいのは、デイヴィッドのもっと幼い頃の話で、こういった決意や、人生を生かしたいという願望にしっくりくる話です。あるいは、秘密の準備のこととか、もっと前のカムバックについての話とか。そういった話なら何でも。

フレッド：そう訊ねられると、彼が小さい子どもの頃を思い出すよ。たぶん5歳だったかな。6歳だったかもしれない。君は覚えているよね、ポーリーン。あれは確か、日曜のお昼時だった。ランチを作っていると、デイヴィッドが通りの方から僕たちを呼んでいるのが聞こえたんだ。大声で叫んでいた。僕は、今度は何のトラブルか？　と思った。それで、そこへ走っていったんだ。それで何を見たと思います？　デイヴィッドが大きな自転車にまたがって通りを走っていたんですよ。あちこち向きを変えながら、ものすごく危なっかしくてね。それから何をしたか？　ハンドルから手を離して、「見て！　手離しだよ！」って叫んだんです。ゾーっとしましたよ。

ポーリーン：それに、驚きでした。だって、彼が自転車に乗れるなんて知らなかったから。

M：秘密の特訓でもしていたんですか？

ポーリーン：ええ，そうなんです。またもや秘密の特訓です。それに，何かに対する目一杯の決意。

デイヴィッドは笑顔を見せ，この語りをあきらかに楽しんでいた。

　　フレッド：ここでは省略しますが，これには続きがあるんです。
　　M：それは何ですか？
　　フレッド：（丁重であろうと努力しながら）その自転車がどこから来たかは，お聞きにならないでください。それはデイヴィッドのものではなかったし，彼には，自転車をもっている友達もいませんでした。

デイヴィッドは照れながらも，相変わらず，この語りを喜んでいた。

　　M：デイヴィッド，両親を驚かせるのも君の計画のうちだったのかな？
　　デイヴィッド：だと思う。
　　M：ところで，こういったことは，きみの決意の役立て方とか，人生を生かすことを示しているという両親の意見に，賛成する？

デイヴィッドは，ニッコリ笑ってうなずく。

　　M：それなら質問しよう。こういうことは，君についてとか，君の望む生き方について，何を語っているんだろう？　すぐわからなければ，お母さんやお父さんにも手伝ってもらおう。

　これらの質問によって，デイヴィッドの人生にとてもしつこくつきまとっていたあらゆるトラブルによって形作られた結論とは矛盾するアイデンティティ結論をいくつか生み出す会話が，促進された。そして，これらの結論は，そうした結論を再確認することになるデイヴィッドのストーリーに関する質問に基礎を提供した。デイヴィッドも，この語りのいくつかを自分からするようになった。まもなく私は，こうした展開の近い将来に関する，デイヴィッドと彼の両親の推測的会話に関わっていた。「デイヴィッド，もしも君がこのカムバックを足場にするつもりで，この後それをさらに推し進めるつもりなら，次のステップはどんなものになると思う？　もしも君さえよければ，お母さんとお父さんにもアイデ

ナラティヴ実践地図

アイデンティティの風景
—志向的理解
—価値を置くこと
　についての理解
—内的理解
—気づき，学び，知識

行為の風景
—出来事
—状況
—順序
—時間
—プロット

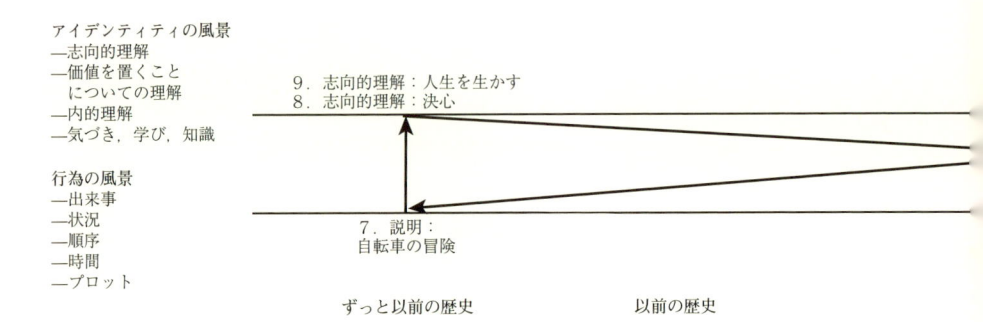

9．志向的理解：人生を生かす
8．志向的理解：決心

7．説明：
　自転車の冒険

ずっと以前の歴史　　　　　　　以前の歴史

図2.16　再著述する会話のチャート（ディヴィッド）

アを出してもらおうよ。でも最後には，本当に君次第だからね」

　両親の助けを受けてデイヴィッドは，トラブルからのカムバックをどう拡大するかについてアイデアをいくつか思いついた。彼は，他にもアイデアはあるが秘密だとも言った。私はポーリーンとフレッドに，デイヴィッドがトラブルからのカムバックを拡大するためのこうしたアイデアに取りかかる上でよい環境を提供するために何ができそうか，彼らの考えを訊ね，それからデイヴィッドと一緒に確認した。私は，デイヴィッドがこうしたアイデアに従って行動するかどうかについては，いかなる期待ももっていないことを明確にした。

　一連の面接で，デイヴィッドはこうしたイニシアティヴを拡大し，トラブルからのカムバックに成功していった。その途中，フレッドとポーリーンは順番に彼を驚かせた。つまり，彼らは，デイヴィッドがこのカムバックを追及するのに好ましい支持的環境にあることを請け合う，とても意外でポジティヴな行為を企てたのだった。6カ月と18カ月のフォローアップでは，いくつかのちょっとした揺り戻しを別にすれば，デイヴィッドと彼の両親にとって物事は順調に進んでいることが，わかった。

　図2.16は，デイヴィッドと彼の両親との再著述する会話を私がチャートにしたものである。上方向の矢印はアイデンティティの風景質問を示し，下方向と水平方向の矢印は行為の風景質問を示している。

```
                    6. 志向的理解：
                      ─人生を生かす
                      ─前進する
                      ─何か違ったことを起こす
                    5. 内的理解：決意
```

```
       3. 説明：           1. 説明：トラブルから自由        10. 説明：
          秘密の準備          だったビーチでの出来事             トラブルからのカムバック
                            2. イニシアティヴの記述：           を拡大するための提案
                              トラブルに抵抗する
          最近の歴史                現在                       近い将来
                    4. 名付けられた対抗プロット：トラブルからカムバックする
```

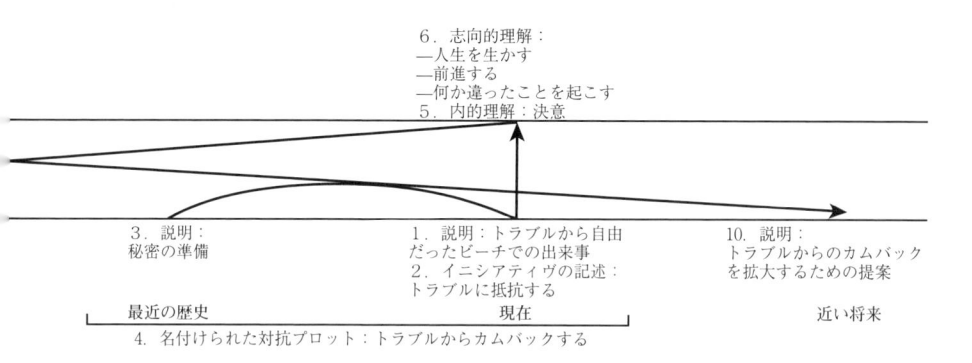

## 結　論

　本章で私は，ナラティヴ・プラクティスにおける再著述する会話地図を提示した。この地図は，ストーリーを「行為の風景」と「意識の風景」から成るものとして表すテクスト・アナロジーに基づいている。この再著述する会話地図は，セラピストに，諸個人の人生の従属的ストーリーラインを再展開する治療的会話の作成指針を提供する。人々が，自分の人生の大切なテーマと調和した方法で自分の窮状や問題に対処する方向へと進むための基礎をもたらすのは，こうした従属的ストーリーラインの再展開である。こうした大切なテーマは，再著述する会話の中で，より豊かに知られるようになる。

　再著述する会話地図は，長きにわたり，私の治療実践の頼みの綱だった。人生における出来事への好奇心や，人生についての豊かな会話への熱意に欠けたことは，未だかつてない。ストーリー作成のナラティヴ分析が，常にこの好奇心に火をつけてきた。私は，これまで以上に人生に興味をそそられ，治療実践に情熱を傾けている。

　本章の執筆にあたり，治療実践における「物語様式の想像力に富む適用」を比較的包括的に説明することが，私の望みだった。この地図の開発において，私はジェローム・ブルーナーの仕事から多くを得てきたので，以下を引用して本章を終えるのがふさわしいだろう。この引用は，私がここで説明してきたナラティヴ・プラクティスに関連した所感をとらえている。

　　物語の様式の想像力に富む適用は，……みごとなストーリー，人の心をひきつけるドラマ，信じるに足る……歴史的説明などをもたらす。それは人間の，ないしは人間風の意図および行為，そしてそれらの成りゆきを示す変転や帰結を問題にする。それは，時

間を超越した奇跡を経験の個別例へと翻訳し，その経験を時間と場所のなかに位置付けようと骨を折る。ジョイスは，ストーリーの細部を日常性の本質的顕現と考えていた。(Bruner, 1986, p. 13／邦訳 p. 19-20)

# 第3章

# リ・メンバリングする会話

　アイデンティティの基礎となるのは，核となる自己よりもむしろ「人生協会」であるという考え方によって，リ・メンバリングする会話は形作られている。この人生協会の会員は，その人の過去，現在，そして予測される未来における重要な人物からなり，当人のアイデンティティの構成に関して影響力のある声を持っている。リ・メンバリングする会話は，人生協会会員の身分を改訂する機会を提供する。たとえば，ある会員の身分を昇格したり降格したり，名誉会員にしたり，会員資格を剥奪したり，さらにその個人のアイデンティティの問題に関して，ある声には権限を与え別の声からは権限を取り上げたりすることができる。

　リ・メンバリングする会話の目的は，受動的な回想ではなく，重要な人物との関係の歴史や，現在および予測される未来の重要人物と目的を持って関わり直すことである。人々の人生においてリ・メンバリングされる可能性のある人物の同定には，数々の選択肢がある。リ・メンバリングする会話において重要だとされるのに，直接の知人である必要はない。たとえば，大切だった本の著者かもしれないし，映画や漫画のキャラクターでもいい。人である必要さえなく，その人の子ども時代のぬいぐるみや，お気に入りのペットが選ばれたこともある。

## ジェシカ

　ジェシカは40代の女性で，子ども時代から青年期にかけて両親から受けた虐待の影響のことで相談に来た。彼女は虐待経験の中でずっと孤立しており，虐待の影響に対処するための悪戦苦闘が，彼女の人生のメインテーマだった。そして，それは，自分は人として無価値であるとか，人生には希望がないといった，自身のアイデンティティについての極端にネガティヴな結論へとつながった。ジェシカは，絶えず絶望につきまとわれていたため，数々の状況で人生を棒に振ろうとしてきた。しかしながら，彼女は生き残った。そして，こうした危機の時を通じて自分を最低限にであれ維持してきたものを理解しようとした結

果，ジェシカは，いつか人生は変わるだろうという微かな希望に何とかしがみついていた。

私はこれを知った上で，希望についてインタヴューを始めた。彼女がこれまでのあらゆる経験にも関わらず，希望との関係をどうやって維持してきたのか理解したくて，私はうずうずした。また，そうした希望をもって生きていいのだとジェシカに実証したであろう経験なら，どんなことでも知りたかった。私の質問に応じて彼女は，この希望を実証し維持することに一役買ったかもしれない，ある隣人について話してくれた。ジェシカが9歳で引っ越すまでの約2年間，この隣人はジェシカが苦しんでいるときにかくまってくれたのだった。彼女は，ジェシカに身体面で安心を与え，空腹であれば食べさせ，自分の趣味の裁縫と編み物を教えた。ジェシカの人生に対する隣人の貢献をより十分に引き出すよう勧めてから，この貢献が隣人の目に映る彼女のイメージについて何を語っているか，つまり，この貢献は隣人による彼女のアイデンティティ評価に関して何を示しているか振り返るよう勧めた。

- 「この隣人がなぜそのように君をかくまってくれたのか，何か思いあたることはない？」
- 「彼女が君の人生にこんな方法で貢献したのはなぜだと思う？」
- 「君の両親は気づいてないことで彼女が君について評価していたことがあるとしたら，それは何だろう？」
- 「両親の目には入らなくても彼女が君について認識していたことは，何だろう？」
- 「他の人は見過ごしていたことで，彼女が君に価値を見出していたことは何か，君は知ってるかい？」

こうした質問に応じてジェシカは，自分自身の価値についてのポジティヴな結論を含む，これまでとは大きく異なる自己理解をいくつか声に出しはじめた。最初，ポジティヴな結論はためらいがちに述べられ，自らのアイデンティティについてこのように話していることに彼女自身が驚いていることは，あきらかだった。私たちの会話が展開するにつれ，彼女自身の価値についてのこうした結論は，確固たるものになっていった。これが，ジェシカのアイデンティティ再構成の第一歩となった。

ジェシカの人生に対する隣人の貢献を振り返った後，私たちの会話はその逆の説明へと向かった。すなわち，隣人の人生に対するジェシカの貢献である。心に深い傷を負った幼い少女だった彼女が，隣人の人生に貢献したかもしれないという考え自体が，ジェシカにとっては衝撃的だった。彼女は，隣人が彼女に与えなければと思ったものを与えられるが

ままに受け取っていただけで，このつながりにおいて自分は乗客でしかないと思い込んでいたからである。隣人と彼女とのつながりに関する説明は一方的で固定化していたため，私は質問を通して，ジェシカが隣人の人生への貢献について知識を得る足場を提供する必要があった。その足場は，以下のような質問によって提供された。

- 「この隣人が，自分にとってあきらかに大切なこと，つまり編み物と裁縫を君に教えることを，君は受け入れたの？ あるいは，その誘いを拒んだの？」
- 「その誘いに応じて，君はこの貴重な趣味に加わったの？ それともシャットアウトしたの？」
- 「そんなふうに彼女に関わったとき，与えられた貴重なことに，君は敬意を払ったの？ それとも君の反応はそれを汚すものだったのかな？」
- 「隣人にとって，編み物と裁縫に君が興味をもってくれたという経験は，どんなものだったと思う？」
- 「そのような敬意が彼女の人生に何をもたらしたか，何か考えられるかい？」
- 「君の反応によって，彼女の人生はどんなふうに違ったものになっただろう？」

こうした質問を受けて，ジェシカは隣人の人生に対する自分の貢献を説明しはじめた。ジェシカにとって，それは喜びでもあったが，他にもさまざまな強い感情がわき起こった。こうした会話の最中，彼女は涙を流し，言葉をなくすことがあった。

　ジェシカが隣人の人生に貢献したという説明の展開により，さらなるリフレクションを促す質問の基礎が，もたらされた。今回は，ジェシカの反応がどんなふうにその隣人のアイデンティティ感覚に触れたかという質問だった。ジェシカの貢献が，自分は何者かという隣人の感覚や目的意識にいかなる影響を与えたか，このことが隣人の大事にしていた目的と価値観をいかに認証し強化したか，そして，このことが隣人の人生理解をいかに豊かにしたかという質問が，このリフレクションを手助けした。

- 「このことは，隣人の人生観にどんな影響を及ぼしたと思いますか？」
- 「このことは，彼女の目的意識に影響を与えたと思いますか？」
- 「このことは，彼女にとって貴重だったかもしれない何かしらの価値を強化した可能性があるかな？」
- 「もしもそうなら，どんな価値観が強化されたと思いますか？」
- 「このことは，隣人が人生について重要だと信じていたことにどう影響しただろ

う？」
- 「彼女なりに君を知ったことによって，彼女自身の人生感覚がいかに違ったものになったか，何か考えがありますか？」

　ジェシカは，これらの質問やこれに類する質問に強く心を動かされ，会話の大部分で涙ぐんでいた。隣人の人生とアイデンティティ感覚に対して自分がそのような貢献をしたかもしれないという考えは，ジェシカにとってあまりに圧倒的なものだったのだ。彼女は，隣人との結びつきを完全に一方通行の現象だと思い込んでいたため，それが結果的に双方向のものだったかもしれないという理解は，とても素晴らしいものだった。「私はみんなにとってただのお荷物でしかないと思っていたの。7歳の女の子だった私が何かをお返しできていたなんて誰が考えるっていうの？　話をしているあいだ何か変な感じがしました。それがどういうものなのかはっきりしないんだけど，私は幼い少女だった自分に初めて尊敬の念を抱いたのかもしれません」

　数カ月後，面接経過を振り返ると，ジェシカは，この最初の治療的会話が彼女の人生における転機だったと述べた。その会話は，彼女がそれ以前はないがしろにしてきた人生の側面に意味を与えた。いまや彼女は，自分が隣人の生き方の証となるような生き方をしてきたことを知った。また，彼女が生活する上で発揮してきたイニシアティヴは，この隣人が彼女の人生に貢献してくれたことに敬意を表するものだと結論付けることもできた。最近，子ども時代に虐待を受けていた女性を探し出して支援しているのも，そのイニシアティヴのひとつである。この会話は，彼女が自分自身のアイデンティティについて抱いていた非常にネガティヴな結論が壊され，よりポジティヴな結論へと置き換えられる転機となった。ここから徐々に，ジェシカは自分自身の人生について抱いていた，自分を圧倒してきた批判的な理解に傷つきにくくなっていった。

## もう一度こんにちはを言う

　治療的会話におけるこのような劇的転機に立ち会う経験をどれだけ重ねても，適時適切な質問によってもたらされる違いには毎回驚かされる。ジェシカとの会話における私の質問を形作ったのは，何だったのか？　質問は，私が「リ・メンバリングする会話地図」と呼ぶ地図によってかなりの程度形作られた。この地図が生まれることになった起源は，喪失と悲嘆を経験している人たちとの相談にあるので，その歴史について少し述べておきたい。

# 第3章 リ・メンバリングする会話

　1988年に、私は「再会―悲嘆の解決における失われた関係の取り込み―」という論文を発表した。この論文では、当時「遅発性悲嘆反応」とか「病的な喪」としばしば呼ばれる経験をしていた人々との相談を基に私が展開した仕事を記述した。こうした人々の多くはすでに、悲嘆についての規範的概念に基づく集中的で長期にわたる治療を受けていた。こうした規範的概念の多くは、「さようならを言う」メタファーを後押しするものであり、愛する人の喪失を受け入れる目標と、その愛する人から切り離された新しい人生を前向きに進みたいという願いを特徴としていた。

　こうした人々との初回面接であきらかだったのは、彼らがすでにあまりに多くを失っているということだった。愛する人だけでなく、彼ら自身の自己感覚、彼ら自身のアイデンティティのかなりの部分までをも失っていることは、あきらかだった。誰に促されることなく、人々は、虚無感や荒廃した感覚、無価値感や絶望感を思うがままに語り、喪失の結果に私を関わらせてくれた。

　もうひとつはっきりしたことは、こうした状況下では、規範的モデルによるグリーフ・カウンセリング――つまり、さようならを言うメタファーにしたがってグリーフ・プロセスの段階を特定していくようなもの――は、状況をさらに複雑にするだけで、人々の虚無感や荒廃した感覚、無価値感や絶望感を増幅させるに過ぎないということだった。失われた関係の取り込みは、こうした人々にこの関係性を失うことをなお一層勧めるよりもずっと適切な目標に思えた。こうした考えがあって、私は、「こんにちはを言う」メタファーを治療的に探究する気になったのだ。

　こんにちはを言うメタファーに導かれて、私は、こうした状況にある人々が愛する故人との関係性を取り戻す可能性を開く質問を形作り、導入した。こうした質問が、虚無感や荒廃した感覚の解決、それに無価値感や絶望感の解決にもたらす効果に驚かされ、私はこのメタファーをさらに探究することにした。そこに関わるプロセスをもっと十分に理解すれば、愛する人の死に関して人々が自身の立場を取り直すのをもっと効果的に援助できるのではないかと期待したのだ。彼らが強く求める安堵感をもたらすような立場の取り直しを。

　「再会」論文で私は、悲嘆の解決における失われた関係の再取り込みに特に貢献すると思われるいくつかの質問カテゴリーをまとめた。私がジェシカに隣人の目を通して自分のアイデンティティを見るよう誘った時――つまり、ジェシカの人生に対する隣人の貢献は、ジェシカに対する彼女の評価や慈しみについて何を語っているかよく考えてみるよう誘った時――に訊ねた質問は、この質問である。

　また、私が開発した、以下のことを促すのに効果的だった質問カテゴリーも、その論文

に盛り込まれている。

- 人々のアイデンティティについての好ましい理解が，彼らの日常生活に及ぼす実際の効果や潜在的効果を探究する。
- そうした理解が人々の社会的ネットワークの文脈でよみがえり，流布する方法を検討する。彼らのアイデンティティについてのそうした理解に聴衆を集める可能性を探究することも，その一つである。
- これらのことが，どうやって彼らの人生を進める基礎をもたらすのか推測する。

加えて論文では，愛する故人の人生に対する当人の貢献に言及し，その貢献が故人のアイデンティティ感覚をどのように形作ったのかについて触れた。この論文を書き終えて，私は治療的質問のこの側面をより十分に改良した。この改良が顕著に表れているのは，ジェシカの隣人とのつながりが，隣人の自己感覚や目的意識にいかに影響したか，この隣人が大事にしていた価値をいかに確認し強化したか，そして隣人の人生理解をいかに豊かにしたかについて思いを巡らすよう促す質問である。

## リ・メンバリングする会話の利点と目的

こんにちはを言うメタファーのさらなる探究を通じて，そして文化人類学者のバーバラ・マイアホフ（Myerhoff, 1982, 1986）の論文を読んで，私は，悲嘆の解決に焦点を当てた治療的会話のことを「リ・メンバリングする会話」と呼ぶようになった。バーバラ・マイアホフは，ロサンジェルスのベニスに住む高齢化したユダヤ人コミュニティのフィールドワークで，リ・メンバリングのメタファーを導入したのだが，これについては，第4章で簡単に説明する。ここでは，マイアホフ（Myerhoff, 1982）が，このコミュニティ・メンバーによるアイデンティティ・プロジェクトにおいて人生のリ・メンバリングに付与した意義に，簡単に触れることにする。

この特殊なタイプの回想を示すには，**リ・メンバリング**という用語を用いるのがよいだろう。なぜなら，その人の人生のストーリーや以前のその人自身に関わっている人，そしてストーリーに登場する重要な他者といった，メンバーたちの再集合に注意を向けやすいからである。つまり，リ・メンバリングは目的をもった重要な統合なのであって，通常の意識の流れの中にある諸々の活動に伴う受動的で継続的なイメージや感覚の断片

的ゆれ動きとは，かなり異なっているのである。(p. 111)

　このリ・メンバリングの定義は，人の人生やアイデンティティはひとつの協会ないしクラブであるというイメージを喚起する。人生協会の会員は，その人の歴史上の重要な人物や現在関わりのある人物から構成されており，その人自身のアイデンティティ構成に関して影響力のある声をもっている。リ・メンバリングする会話は，協会会員の身分改訂に携わる機会を人々に提供するので，彼らのアイデンティティの再構成の始まりとなる。マイアホッフ（Myerhoff, 1982）は，リ・メンバリングされた人生をもたらす社会的メカニズムのいくつかを示している。

　私的で集団的な人生は，適切にリ・メンバリングされて，解釈される。十分な，ないし「厚い記述」が，その際の分析である。たとえば，集団によって共有された貴重な信念やシンボルと，特定の歴史的出来事のあいだのつながりを見つけることである。詳細事項は，最大の関心事を実証するものと見なされ，より大きなテーマに包含され，それと同等に扱われる。(p. 111)

マイアホッフが定義したように，リ・メンバリングは，「多声」アイデンティティ感覚の発展に貢献し，人々が自分の存在を了解する活動や，人生の「秩序化」を通じて一貫性感覚を得る活動を促進する。リ・メンバリングを通じて「人生は，過去にさかのぼり未来へ伸びる形を与えられる」のである（Myerhoff, 1982, p. 111）。
　リ・メンバリング概念によって，「こんにちはを言う」会話にもうひとつの視野がもたらされ，相談における非常にポジティヴな結果に貢献する会話のメカニズムが十分理解された。また，リ・メンバリング概念によって，私は，こうした会話をもっと広げてみる気になり，それ以来，悲嘆や喪失の経験についての相談に限らず，自分の仕事全般にこうした会話が行き渡ることとなった。
　リ・メンバリングする実践が治療的会話において大方適切となるのは，人々を非常に孤立させてきた物事に当人が挑戦する機会を開くからである。つまり，落ち着き，自己充足，自立，自己実現，そして自発性についての規範を重視する，包括化された自己の構成と関連した，西洋文化におけるドミナントなアイデンティティ概念に挑戦する機会を開くからである。現代の西洋社会や西洋文化の勢力は，孤立した単声アイデンティティの普及を促進しており，事実，人々がセラピーを求める数々の問題を生み出す文脈を提供している。リ・メンバリングする会話は，こうした勢力の解毒剤を提供するし，人々が自身のアイデ

ンティティを理解するためのオルタナティヴな方法や，アイデンティティ形成のオルタナティヴな手段をもたらすのである。
　治療的文脈において，リ・メンバリングする会話は，以下の特徴をもつ。

- 包括化された自己を構成するアイデンティティ概念とは対照的に，「メンバーを有する」クラブとしての「人生」や，人生「協会」としての「アイデンティティ」を思い起こさせる。リ・メンバリングする会話は，私たちの人生や自己理解への他者の貢献に重点を置くアイデンティティ概念の発達に貢献する。
- 包括化された自己の特徴である単声アイデンティティという感覚よりも，むしろ多声アイデンティティ感覚の発達に貢献する。この多声アイデンティティ感覚の中で，人々は，自分の人生が，共通の貴重なテーマの周辺で他者とつながっていることに気づく。このアイデンティティ感覚は，個人の人生や自分が何者であるかについての，ポジティヴではあるが等身大の結論を特色とする。
- 「人生協会」の会員身分を改訂する可能性を開き，それはたいてい，会員身分の昇格と名誉の付与によって達成される。昇格では，個人のアイデンティティの問題に関連して，ある特定の声に権限が与えられるが，これには，他の声の権限を奪う効果がある。また，ある会員身分を無効にする効果もあり得る。
- 好みのアイデンティティや，人生における重要な関係性の中で生み出されてきた人生の知識や生活スキルを，豊かに記述する。会員について振り返るとき，こうしたアイデンティティ説明や，知識やスキルは，彼らの詳細事項の中に探ることができる。このことは，人々が自分の人生について知識をもっているという感覚に大いに貢献し，それは，生き方についての具体的提案の基礎となる。
- 人生における重要人物との関係性について双方向の理解を提供する。この双方向理解は，個人のアイデンティティに関して「消極的な受け手」という概念を却下し，私的行為体の感覚を復活させる貢献の相互性を強調する。
- 個人の過去の受動的な回想を促すのではなく，個人の歴史における重要人物や，現在ないし将来重要になり得る人物との意図的な関わり直しを促す。こうした重要な人物は，直接の知人である必要はない。
- しばしば，2部構成の質問によって始められる。第1部は，次の通り。
　――重要人物の当人の人生への貢献を詳しく述べる。
　――その人物の目を通して自らのアイデンティティを目の当たりにした当人は，この結びつきが自己意識や人生観をどのように形作ったのか，あるいはどう形作

る可能性があるのか，豊かな記述を始める。
第2部は，次の通り。
——当人が，その人物の人生への自らの貢献を詳しく述べる。
——当人が，この結びつきがその人物の自己意識や人生観をどのように形作ったのか，あるいはどう形作る可能性があるのか，豊かに記述する。

　図3.1は，こうした質問カテゴリーに基づいて，ジェシカとのリ・メンバリングする会話をチャートにしたものである。
　これから，リ・メンバリングする会話に関するストーリーをもう一つ紹介したい。そうすることで，リ・メンバリングする会話を導入するのに好ましい文脈を作るためのいくつかの配慮を例示できればと思う。ジェシカのストーリーでは，初回面接でリ・メンバリングする会話を導入する機会が訪れた。しかしながら，いつもいつもそう単純に事が進むわけではなく，そのような場合には，こうした会話を始める前に適切な準備を行う慎重な注意が求められる。

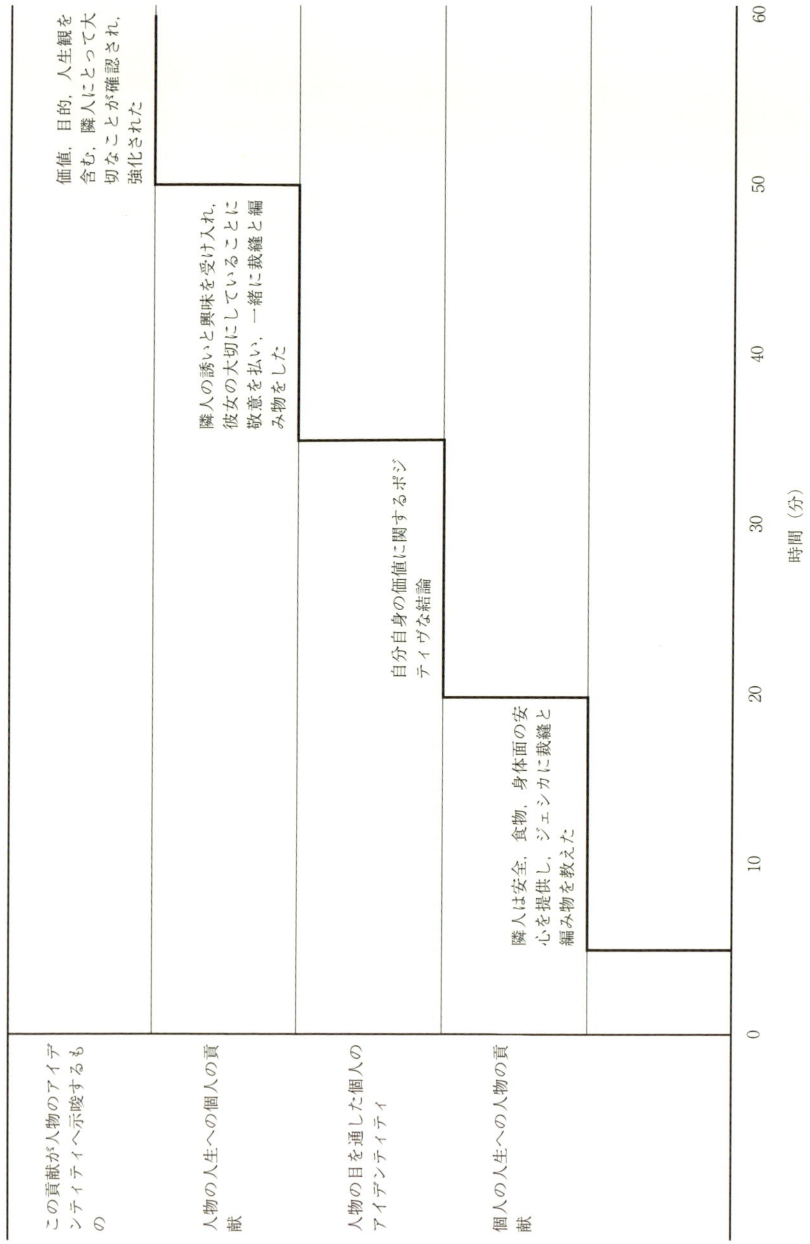

ナラティヴ実践地図

| 個人の人生への個人の貢献 | 人物の目を通した個人のアイデンティティ | 人物の人生への個人の貢献 | この貢献が人物のアイデンティティへの示唆するもの |
|---|---|---|---|
| 隣人は安全、食物、身体面の安心を提供し、ジェシカに裁縫と編み物を教えた | 自分自身の価値に関するポジティヴな結論 | 隣人の誘いと興味を受け入れ、彼女の大切にしていることに敬意を払い、一緒に裁縫と編み物をした | 価値、目的、人生観を含む、隣人にとって大切なことが確認され、強化された |

0　　　10　　　20　　　30　　　40　　　50　　　60

時間（分）

図3.1　リ・メンバリングする会話のチャート（ジェシカ）

122

## トーマス

　トーマスは5カ月にわたってシェリルにカウンセリングを受けていたが，彼は当初，宿泊施設サービスから強制されて，彼女との相談に同意したのだった。なぜなら，宿泊施設サービスは，カウンセリングへの同意を条件に，彼を路上から救い出し，彼の求める宿泊の提供を申し出たからである。トーマスは，カウンセリングにはまったく興味がなかったが，「はぐらかす」ことと，自分の人生に対する人々の（中でもカウンセラーの）興味を失わせることは得意だと自認してもいたので，それにしぶしぶ同意した。こうしたスキルを駆使してセラピーからは早々に放免されると同時に，宿泊施設サービスの要求に応じているように見せられると見込んだのだった。

　トーマスは，35分も遅れて初回面接に到着したのに，シェリルがまったく動じていないので驚いた。彼は，話しても「率直に言って，時間の無駄」で，自分は「見込みのないやつ」で，「孤独」で，「未来もなく」，先行きはさほど長くないと思っているし，シェリルだって自分を物分りが悪いやつだと思うだろうと言った。シェリルとの会話はいつも通りのスタートを切ったものの，その25分間で，トーマスのたくらみはどこか致命的に間違った方向へ進んだ。面接の冒頭，シェリルの興味を損ねる作戦はまったくうまく運ばなかったようで，彼はぼんやりと，彼女が「どことなく自分のことをつかんでいる」ように感じた。この短い初回面接が終わる頃には，トーマスは非常に狼狽していた。バランスの崩れを感じ，当初の計画をどう進めたものかと途方に暮れたのだった。シェリルのオフィスを出た後，彼は気がつくと，どちらへ向かえばいいのかわからず，歩道でしばらく立ち尽くしていた。

　まもなく，彼はこの経験を頭からなんとか追い出し，いつもの自分を取り戻した。しかし，それから1週間後にいきなり，彼はまたもや狼狽した。シェリルとの第2回面接は病欠すると連絡するつもりだったのに，そうしなかったばかりか，予約の時間より早く到着したのである。彼はどうしてこんなことになったのかさっぱり理解できず，自分の精神状態を心配しはじめた。そして状況はさらに悪化した。気がつくと彼は，シェリルとの会話を長引かせようとしていたのだった。第2回面接の終わりにトーマスは，「非常に困惑し」，自分の「立場がぐらついている」と感じ，「めまいがして」，自らの経験をどう理解すればよいか「途方に暮れていた」。

　この時，その経験を頭から追い払うことは前より難しく，彼は，シェリルとの次の面接を期待している自分に気づいた。そして，彼女との予約を取り続けた。その後，突然シェ

リルが家族の事情で引っ越さねばならなくなると、トーマスは大きな打撃を受けた。その大打撃の理由もわからず、彼はこのまま気が変になるのだと思った。彼は、面接の文脈で起こる奇妙な経験の意味をシェリルに理解してもらいたくて、それを彼女に伝えるしかないと考えた。二人はこのことについてしばらく話し、シェリルは計画通り、私への紹介を提案した。そしてトーマスは、これに同意した。

以上が、トーマスとシェリルに会う時点で私が聞いた話だ。シェリルとの相談でトーマスに起こっていたことを彼が理解する助けとなるよう、私は互いの会話経験について、二人ともにインタヴューした。すると、この探究を始めて 20 分ほどで、トーマスは重要な気づきを得た。「承認だ、それだよ！　はっきりとわかったのは初めてだ。承認だよ！　僕をこんなにまごつかせていたのは、シェリルの承認なんだ！　僕は今までそんなものをもらったことがなかったし、どう受け取っていいのかわからないんだ。本当にどうしていいかわからないんだよ」

私は、なぜこの承認に惹かれたと思うのかトーマスに訊ねた。「わかるでしょ！　人間だからこそですよ。承認を望むのは人間だけだって知らないんですか？」と彼は答えた。私は、話全体がまだよくわからないと言い、彼にこの理解を広げてみたいかどうか訊ねた。トーマスはこのようにして、シェリルとの面接で感じ取っていたことの説明として、人間の本質を引き合いに出した。そこで私は、彼の人生のストーリーに対するシェリルの反応についてインタヴューし、まもなく、承認に関する彼女の特別なスキルについて説明を得た。

トーマスはシェリルの承認に対する自分の反応を説明するのに、人間の本質を引き合いに出した。「人間の本質」を引き合いに出すことは、現代ではまったく珍しいことではない（第 2 章を参照のこと）。この思考習慣のために、人々は、人生の展開を理解する努力において、結局のところ、「自然主義的」であることを期待される。こうした自然主義的理解の多くは非常に美しいし、治療的文脈において大いに敬意を払われるものではあるが、諸個人の人生の展開における社会関係的な歴史という重要な点を曖昧にする。自然主義的理解が非常に薄っぺらで、私たちが袋小路に連れ込まれるのは、このためである。

リ・メンバリングする会話に道を通すには、こうした袋小路を迂回し、諸個人の重要な人生展開における社会関係的な歴史のために大通りを作ることが大切である。たとえば、ある人が、自分が歴史的トラウマから生き残ったことの説明として希望を引き合いに出し、これに「自然主義的」地位を与える——つまり、圧倒的なことに直面したときに希望をもつことは人間の本質であると提案する。これは非常に美しい概念ではあるが、豊かなストーリー展開を促しはしない。セラピーの文脈では、そのような理解に敬意を払いつつ、同時

に以下のような質問を導入することで，それらを迂回することが可能である。

- これまでのあらゆる経験にも関わらず，あなたはどのようにして自分なりの仕方で希望をもち続けていられたのでしょう？
- このような困難なときを通じて，どうやって希望との関係を維持することができたのか，何か考えがありますか？
- あなたのことを知っているすべての人たちの中で，あなたがこれまでの仕方で希望をもち続けてきたと知って，もっとも驚かない人は，誰でしょう？
- あなたにはそれができるだろうと彼らに予測させた，どんなことを彼らが目撃していたのだと思いますか？
- 希望の正当性を証明することになった経験を思い出すことができますか？
- あなたが人生に希望をもつことが妥当だということを実証したであろう経験は？

　こうした質問は，自然主義的理解を超え，豊かなストーリー展開の基礎を提供する諸個人の人生展開評価の入り口となる。また，こうした質問は，リ・メンバリングする会話を導入する基礎を提供する。トーマスが，シェリルの承認表現への反応に自然主義的理解を与えたとき，私は以下のようなリフレクションと質問を導入した。

- 「この承認が差し出されたとき，君は，あるレベルでそれと気づいたんだね」
- 「この承認が君に向けられたとき，どうして君はそれと気づけたのか，私にも理解できるよう何らかの人生経験を聞かせてくれないかな？」
- 「この承認がなぜ君にとってなじみがあったのか，実感することはある？　それをそれとして認識するのを可能にしたのは，何だったのかな？」
- 「この承認は，君に当たって跳ね返ったわけじゃなく，むしろ君の方がそれに反応したね。君は，この承認が自分に触れるのを許したし，それを取り入れた。私は，君がこの承認との関わり方をどうやって知ったのか，とても興味があるんだ」
- 「この承認の扱い方を君がどうやって知ったのか，私が理解できるように話してもいいような，人生の側面はある？」
- 「この承認を取り入れ，君にこんなふうに触れさせることができる君の能力を私に理解させる，君の歴史的ストーリーはある？」

　上記および他のリフレクションや質問に応じて，トーマスは初めて母親のことを述べた。

トーマス：やっぱり母のことを知りたいんでしょ。他のカウンセラーはそうだよ。母は僕が7歳のときに自殺したんだ。僕はあまり覚えてない。知っているのは，そのとき自分が家にいたことくらい。家中母を捜して回ったことを覚えてる。風呂場で母を見つけたんだ。母は動かなかった。そこから先のことはぼんやりしていて，次に思い出せるのは，走る度に転んでばかりいたこと。母を見たのは，それが最後だった。それに，それ以来，誰も母のことを口にしなかった。母が自殺したこと以外，ほとんど何も聞かされなかったし，それがどういうことなのか，理解もできなかった。ずいぶん後になって，母が手首を切って自殺したことを知ったんだ。母が僕を連れ出してほしいとおじに頼んだのに，おじは酔っ払っていて庭で倒れたので，そうはならなかったことも，知った。その後しばらく，僕はおばとおじの世話になったんだけど，このおばは母のいとこで，ひどい所だった。結局，耐えられなくなって，14でストリートチルドレンになったんだ。それから何度か里親のところへも行ったけど，うまくいかなかった。とにかく，こんなことは話したくないけど，カウンセラーがいつも知りたがるから話してるだけだけどね。

M：それについては話したくないの？

トーマス：話すことには，もううんざり。こういうこと全部がうんざりだ。

M：オーケー。でも何にうんざりしているの？

トーマス：これが僕の問題の原因です，ってことについてですよ。わかるでしょ。

M：どうかな。

トーマス：わかるでしょう。僕の問題や薬物乱用すべてに僕の怒りがどう絡んでるか，ってことだよ。ね，怒りがなぜ自分自身に向かうかってことですよ。

M：怒り？

トーマス：ほら，母がしたことに対する怒りだよ。こんなふうに僕を拒絶したことへの怒り。母が僕の人生にしたことへの。とにかく，こういう話はもうしてきたし，もうたくさんなんだ。過去のことはもう放っといてほしいんだよ。

M：君の人生に起こったことについてのそういう理解は，お母さんに敬意を払うことかな，それとも名誉を汚すことかな？

トーマス：何て？

M：そういう理解は，お母さんの人生やお母さんの君との関係に敬意を払うことだと言える？　それとも名誉を汚すことだと言える？

トーマス：ええ？　そんなこと僕は……ああ！

M：急がなくていいよ。

トーマス：そうだなあ，このことについては，あまり考えたことがなかった。でも，そういう理解は，母の悪い面を強調すると思う。うん。
M：ということは，名誉を汚す？　それとも，敬意を払うことと言える？
トーマス：うーん，そういう言い方をするなら，名誉を汚すことだって言わざるを得ない。
M：お母さんの名誉を汚す会話や，お母さんと君との結びつきを汚す会話は，したくないんだ。それに，どんな理由であれ，君がお母さんに対して怒るよう仕向けたくもない。
トーマス：そういうつもりはないんだ！　よかった，よかった。
M：でも，お母さんについて，それから君の子ども時代について，もう少し質問させてほしいんだ。なぜかというと，承認に対する君のなじみの歴史について訊ねたときに，お母さんの名前が出てきたので，私は，君とお母さんの結びつきにはもっと何かあると感じたんだ。
トーマス：（驚いた様子で）それで。
M：自殺以前の，お母さんとの結びつきの思い出をもっと知りたいんだ。
トーマス：自殺以前の思い出？　ねえ，僕は，質問に本当に答えたいんだけど，正直言って，その時期の記憶は，どれもはっきりしないんだ。
M：オーケー。それなら，ぼんやりとした記憶ならどう？
トーマス：ない。ないと思うよ。ぼんやりした記憶ですらね。

　しばらく時間をかけたものの，（彼が承認になじんでいた歴史について質問されて母親の話を出したことを説明するような）以前の彼と母親との関係性の記憶を引き出そうとする私の努力は，うまくいかなかった。しかし，そうした記憶を回復するのに役立つ文脈をどのようにして作るか，私にはいくつかアイデアがあった。
　トーマスと出会う8カ月ほど前に，私は，ジュリエットという三人の子どもをもつ母親から相談を受けた。ジュリエットは，自殺未遂で死にかけて入院を余儀なくされた後，紹介されてきたのだった。シングルマザーのジュリエットは，同じくシングルマザーだったトーマスの母親もぶつかったであろう困難な時を経験していた。そして，ジュリエットが，自分が子どもたちの発達を妨げ，子どもたちの人生を台無しにしているという結論に至ったのは，困難な時という文脈においてであり，困難な時が彼女の行為に及ぼした影響の仕方のせいであった。彼女は，この結論に苦しんでいた。子どもたちには自分自身の子ども時代よりもよい人生を送ってほしいと彼女は切に願っていたが，自分がいないほうがきっ

ナラティヴ実践地図

と子どもたちの暮らし向きはよくなるだろうとも考えていた。自分がいなくなれば，子どもたちは彼女の姉に引きとられ，より恵まれた生活ができるはずだと考えたのだ。

ジュリエットとの初回面接では，自らの人生を奪うという彼女の決断が子どもたちへの愛から生まれたこと，自殺未遂が愛の行為だったということが，あきらかになった。これに続いて私は，ジュリエットと三人の子どもたちも交え，深く記憶に刻まれる面接を何度かもった。子どもたちにとっては，母親の捨て身の行為をこのように理解することが，世界を変えるほどの違いをもたらしたわけだ。ジュリエットと子どもたちとの面接の終わりに，彼女はアウトサイダーウィットネス（外部の証人）のリストに登録し，将来適切だと思われるときに，私の仕事に加わろうと志願してくれた。

トーマスとの初回面接の終わりに，私は，会話の進め方の選択肢について，アイデアをいくつか共有した。私は，彼の母親がやり遂げたこと，つまり自らの人生を奪うことに成功しかけた女性を知っていると言った。そして，もしもトーマスが役立つと考えるなら，その女性ジュリエットはきっと面接に何度か加わってくれるだろうと言った。

M：もちろん，ジュリエットは君のお母さんの代役にはなれないよ。そんなこと誰にもできないよね。でも，ジュリエットが聴衆として参加している場で，今日私たちが話したことについて君にインタヴューするというのが，私の考えだ。そのあと君にはゆっくり座っていてもらって，彼女が君のストーリーの中に何を聞いたか彼女にインタヴューする。私の推測では，彼女は私が聞かなかったストーリーを聞くだろう，そしてひょっとしたら君も聞いたことがなかったストーリーまで聞くかもしれない。私の計画では，これに続いて君にインタヴューして，ジュリエットのリフレクションから何を聞いたか訊ねるつもりだ。さてと。私たちが一緒に進んでいくために，これは必須というわけじゃない。でもこの考えを君はどう思う？

トーマス：そうだなあ……わからない……まったく思いもよらないことだし。でも，ほら！　やらない手はないよ。だって，僕には今この時点で，失うものなんて何もないんだから。

私は，その日の午後ジュリエットに電話をかけ，自分の会っている若者が非常に困難な人生を送っていて，幼い頃母親を悲劇的に失くしていることを伝えた。そして，そういう面接に参加してくれるかどうか訊ねると，ジュリエットにはなんのためらいもなかった。彼女にはやる気があり，私たちは彼女を仲間に入れた。ジュリエットは，その3日後に電話をくれた。以下に，私たちの電話での会話を再構成する。

## 第3章 リ・メンバリングする会話

ジュリエット：うちでトーマスの面接に行くって話したら、子どもたちもそこへ行きたいって言うの。クレイグに至っては、自分も一緒に行くべきだなんて言い出すのよ。子どもたちを連れて行ってもいいかしら？

M：私はいいけど、すごく重い話題の会話になるし、お子さんたちにとっていいかどうか……

ジュリエット：子どもたちは、私の危機からいろんなことを学んだわ。それに、私たちは話しにくいことについて話すのはうまくなったし、これは私たち全員にとってずっと大切なことだったの。それだけじゃなくて、あなたが私に言ったことを子どもたちに言ったら、みんなトーマスのことを悲しんで、助けになりたがっているのよ。

M：わかった。トーマスにこのことを伝えて、できるだけ早く折り返し電話するよ。

　子どもたちも同席するという提案について、トーマスに電話をした。彼の反応は次の通りだった。「そうだなあ、僕には思いもよらないことだから。ちょっと面白そうだね。でもほら！　もうここまで来たんだ！　失うものなんかないじゃないか！」

　それからまもなく私は、トーマス、ジュリエット、そして13歳のクレイグ、9歳のロバート、6歳のコリンダという三人の子どもたちと会った。私たちは、面接の構成について提案を出し、話し合った。私の計画では、最初にトーマスに、彼の人生のストーリーについてインタヴューする。このときジュリエット、クレイグ、ロバート、コリンダは、会話の聴衆としてそこにいる。第二に、私はジュリエット、クレイグ、ロバート、コリンダに、彼らがトーマスのストーリーから何を聞いたかインタヴューする。トーマスはこの語り直しのとき、完全に聴衆でいる。第三に、私はトーマスに、ジュリエット、クレイグ、ロバート、コリンダの語り直しから何を聞いたかインタヴューする。このとき、ジュリエット、クレイグ、ロバート、コリンダは再び聴衆の立場に戻り、彼らの語り直しについてのトーマスの説明を聞く。面接に関するこの計画は、全員に受け入れられた。

　この面接の第1パートでトーマスと私は、初回面接の会話をもう一度紹介した。その後、トーマスは後ろに控え、私がジュリエットと三人の子どもたちに何を聞いたかインタヴューした。それは、全員にとって、とても力強い語り直しとなった。

M：（全員へ向けて、しかし子どもたちには負担をかけないようにと配慮してジュリエットの方を向き）みんなの注意を引いたところから始めよう。トーマスが言ったことの中で、君たちにとって特に目立ったことがあるかな？　あるいは彼について

気づいたことで，君たちが話したいことはある？

**クレイグ**：彼女（トーマスの母親）は，彼に発見者になってほしくなくて，おじさんが彼を連れ出すことになってた，と言ってたよね。

**ロバート**：うん。

**コリンダ**：私もそう思う。

**M**：そのことが何か……

**クレイグ**：それからもう一つ，トーマスがこのことで悲しんでいることを僕たちには見せなかったこと。

**ロバート**：そう，その通り。たぶん彼は十分泣いたから，もう一滴も涙が残ってないんだよ。

**コリンダ**：私もそう思う。

**M**：クレイグ，トーマスのお母さんは彼に発見者にはなってほしくなかった，と言ったね。このことは，彼のお母さんについて君に何を語ったかな？　このことは，彼女の，彼との関係について，君に何を語っただろう？

**クレイグ**：そうだなあ……たぶん彼女は，彼のことがすごく大事だったんじゃないかな。うん。たぶん彼女は本当に，彼のことが大事だったんだよ。ロブはどう思う？

**ロバート**：うん，僕も賛成。彼女は彼のことが大事だったんだよ。確かに。

**M**：コリンダはどう思う？

**コリンダ**：私のママは私を愛していて，そして，そして……トーマスのママはトーマスを愛してるの。そう，彼女もそうなの。だから私は悲しくなって，それで……それでトーマスも悲しくなったの。

**クレイグ**：コリンダの言う通りだね。

**M**：ジュリエットは？

**ジュリエット**：（涙を流して）もしよければ，今はただここに座って，子どもたちの意見を聞いていたいわ。

**M**：どうぞ，どうぞ。クレイグ，君は，どうしてああいうふうに物事を理解するのかわかるかい？

**クレイグ**：どういうこと？

**M**：トーマスから聞いた話で，君は，彼のお母さんがトーマスをすごく大事にしていたと考えた。それから，彼女が彼のことを愛していただろうというコリンダの考えに賛成した。君は，自分の経験に触れる何かを聞いたのかな？　このことは，君に起こった何かに訴えるものがあったの？

クレイグ：うん，うん。（目に涙をためて）そうかもしれない。

M：そのことについて，何か言ってくれる？　それとも言いたくない？

クレイグ：ううん，言いたい。僕は，トーマスの経験したことが少しわかると思う。まったく同じっていう意味じゃないんだ。あり得ないよね。でも同じだったかもしれない。僕たちも，もう少しで母親を失うところだった。それで，ママにとって僕たちなんかどうでもいいんだと思ったんだ。でも，そうじゃなかった。本当にそうじゃなかったんだ。だよね，ママ？

ジュリエット：そうよ，クレイグ。そうじゃなかったの，だって……

クレイグ：僕たちにわかったのは，ママが，自分はいろいろめちゃくちゃして，子どもに苦労かけるだけだと思っていたこと。ママが，自分なんていない方が子どもたちはいい暮らしができると思っていたことが，僕たちにはわかったんだ。そうだったよね？（ロブとコリンダの方を向いて）

コリンダ：そうね。

ロバート：そう。最初はすごくつらかった。みんなすごく動揺してたよ。冗談じゃなく，本当に動揺してた。コリンダが泣くのをどうにもできなかったし，彼女は僕とクレイグから離れようとしなかった。結局，ママは大丈夫だとわかって，僕が学校へ戻ったときも，先生たちはコリンダを僕の教室にいさせないといけなかった。それはかまわなかったんだけど。そうだよね，コリンダ？

コリンダ：（涙を浮かべて）うん。ロバートが面倒を見てくれたの。

ジュリエット：ちょっと言っていい？　私にもとてもつらいときがあって，一番大切なことを台無しにしていたの。意気消沈していて，貴重なことすべてをだめにしていると思った。自分は目も当てられない駄目な母親だと思ったわ。本当にそう思ったの。クレイグが言ったように，自分がいなければ子どもたちはみんなもっといい暮らしができると思ったの。今では，それはまともな考えじゃないってわかるけれど，当時は，そんなふうには考えられなかったの。

M：あなたは，自分の自殺未遂がある意味，愛からの行為だったと言ってるの？

ジュリエット：ええ，それはちょっとおかしいかもしれないけど，そうだったの。本当にそうだったのよ。

M：では，あなたたちにはしばらく後ろに控えてもらって，トーマスがあなたたちの話から聞いたことについて私と話すのを聞いてください。でも，そうする前に，こんなふうに私たちを助けることがあなたたちにとってどんなものだったか教えてくれませんか？

ジュリエット：私にとっては、いろんな意味があったわ。トーマスのお母さんのことはまったく知らないけれど、彼女との結びつきを感じていたの。彼女が経験していただろう苦悩について、考えていたわ。きっと彼女は完璧ではなかったと思うの。自分もそうだから。ただ、一人の母親として、彼女が息子のことをどんな思いであきらめたのか、なんとなくわかる気がするの。彼女を気の毒に思うわ。トーマスの喪失に心から同情します。でも私は、彼のお母さんの喪失にも思いを馳せるの。

M：そのことは、今あなたをどんな状態にしていますか？

ジュリエット：（涙ぐんで）悲しい気持ちよ。でも、子どもたちへの母親の愛の力も感じているわ。私は、この三人の子どもたちへの私の愛の力を感じています。それに、今日みたいに子どもたちが話してくれたことを、私は誇りに思います。トーマスがここから何かを得てくれるといいわね。

M：君たち三人は、今日この役割をしてみてどうだった？

ロバート：僕は、来てよかったよ。

コリンダ：私も。クレイグもそうよね？

クレイグ：僕たちはたくさんのことを経験してきたし、僕たちが経験してきたことを話すことが誰かの助けになるなら、すばらしいと思う。ママも僕たちも、たくさんの人がどんなに悲しい思いをしているか話してたんだ。それに、どうしたらそういう人たちがそんなに悲しまなくても済むかもね。だから僕たちは、こういうことができて、いい気持ちだよ。そうだよね？

ロバート：うん。

コリンダ：うん。

M：オーケー。今日の面接で君たちがしてくれたことすべてに感謝するよ。これから、トーマスが私たちの話から何を聞いたか、トーマスと話してみよう。

　ジュリエット、クレイグ、ロバート、そしてコリンダが語り直しているあいだ中、トーマスの頬には涙が伝っていた。私はその涙を言葉にするよう彼を促し、話を聞いているときに彼に何が起こっていたかを言うように頼んだ。トーマスはあまりに胸がいっぱいで、言葉が出なかった。休憩にしようかと言うと、彼はうなずいた。彼はタバコを吸うために中庭へ向かい、ジュリエットと子どもたちは飲み物を取りにキッチンへ向かった。15分後に再び集ったとき、トーマスはまだ強烈な感情に揺さぶられていた。しかし彼は、話すことができた。

トーマス：僕は……僕は不意打ちを食った。

M：君がどんな不意打ちを食ったのか，少し話してくれるかな？

トーマス：僕が言ったことへの，クレイグとロバートとコリンダとジュリエットの関わり方だよ。ある部分では，ほら，これは，とりあえずやっておくべきことの一つなんだろうと思っていた。正直に言うと，最初この考えに乗るときには，あなたにちょっと調子を合わせていたんだ。でも，ふたを開けてみると，まったくの別物だった。そう。まったくの別物だよ。

M：このことをそれほどまったくの別物にした，クレイグとロバートとコリンダとジュリエットの君のストーリーへの関わり方というのは，何だったの？

トーマス：すべてだよ。すべて。いきなりクレイグが，母が僕を大事に思っていたことを取り上げた。それに，ロバートとコリンダが言ったこと。コリンダが，母は僕を愛していると言ったのにはやられたね。今，僕は，コリンダが言ったことについて考えないようにしているんだ，でないと，また話せなくなるからね。それに，ジュリエットが言ったこと，母の喪失にも思いを馳せると言ってくれた部分も含めて。いいかい，僕は，こういうことがどうしてこれほど大きなインパクトがあるのかわからない。でも実際あったんだ。確かに強烈だった。ヒュー！　ほら，まjust。（さらに涙が出る）

M：話を聞いていて，特に頭に浮かんだことがあるかい？　何かイメージは？　気づきは？　何でもいいけど？　ひょっとしたらお母さんのこととか？　お母さんと君との関係とか？　お母さんにとって君がどんな意味をもっていたかとか？

トーマス：うーん，そうだね。たぶんそうだ。でもこのことは，しばらくそのままにしておかないといけない。たくさんの考えが押し寄せてきて，ゴチャゴチャになってるんだ。どれかを特別に引き出すのは，僕には難しいな。その中にフラッシュはいくつかあるけどね。

M：フラッシュ？

トーマス：それが僕に思いつくベストな言葉なんだ。僕の歴史に当てられたキラッと輝く閃光みたいなの。それについては，これ以上言えないし，今，もう一度見ることもできないけど。

M：ジュリエット，クレイグ，ロバート，コリンダのこうした語り直しが，なぜそんなふうに君に触れたのか，何か実感があるかい？　それらが何を呼び起こしたのか，何か思い当たることは？

トーマス：今，特に思いつくことはないよ。ジュリエットと子どもたちが僕の母につ

いて言ったことが正しいかどうかもわからないんだ。でも，そこには何かしら真実があるに違いないとは思う。だからこそ，それは僕にとってインパクトがあったんだ。ああ！　僕は本当にこんな経験，今までにしたことがないよ。大げさに言っているわけじゃないんだ。全然大げさじゃないんだよ。

M：私たちの時間はそろそろ終わりに近づいてるね。この課題は，君たちをどこへ連れて行ったんだろう？　君たちは今，どこにいるのかな？

トーマス：どういう意味で？

M：こうした出来事は旅と似ていて，人生において，人はその出来事が始まったときには目に見えなかった場所に到着することがあるんだ。君は，今どんな場所に立っている感じがする……？

トーマス：オーケー，何が言いたいかわかったよ。このことは，僕の人生のいくつかの部分をひっくり返した。すごく動揺してるよ。それに，はっきりとはわからないけど，このことは重要なのかもしれない。

　ジュリエットと子どもたちは次の面接にも加わってくれた。トーマスが，以前は意識に上らなかった微かな記憶をいくつか思い出したという面接の文脈においてだった。思い出の一つとして，ショッピングセンターから母親と一緒に歩いて帰るものがあったが，それは母親が自殺に至った年だと思われた。また，母親が家にいなかったことも思い出し，自分には理解できない理由で入院していたという曖昧な感覚もあった。散歩の途中，二人は，車に轢かれて死んだ犬（おそらくテリア）に出くわした。彼は，母親が「この辺りの子たちが悪いものを見るのは，もうたくさん」というようなことを言ったのを覚えていた。そして彼女は，その犬を腕に抱きかかえ，廃屋の貸与菜園まで運び，トーマスに穴掘りを手伝わせたのだった。彼女は，浅い墓穴にテリアを下ろし，二人してそれを建物の瓦礫で覆った。母親の言葉を思い出すことはできなかったが，彼は，母親が「テリアに臨終の秘跡を与え」，その魂に別れを告げたのを思い出すことができた。それから彼らは，歩いて通りへ戻った。母親は彼の手を握っていた。しかし彼らは，すぐには帰路につかなかった。二人は排水路の上に座り込み，母親は彼を見て泣いた。長く思われたその間，トーマスは，何度となく母親にどうしたのかと訊ねたが，母親は答えることができなかった。

　この記憶は，本章で述べた二つの質問カテゴリーによって構成される，豊かなリ・メンバリングする会話のために基礎を提供した。この質問を導入する前に，私はリ・メンバリングする会話を始めるための備えとすべく，いくつかの一般的質問をした。

M：トーマス，君は，お母さんが「私たちが何かしないといけない。この辺りの子たちが悪いものを見るのは，もうたくさん」というようなことを言うのを思い出したね。

トーマス：うん。まあ，そんなところだね。

M：君たち二人はテリアを埋葬した。このことは，子どもたちの人生にお母さんが置いていた価値について，君に何かを示しているのかな？

トーマス：うん。母は，つらい状況にいる子どもたちをたくさん知っていたはずなんだ。そして，それを心配していたに違いない。だから，子どもたちは大切だと信じていた。そう，母は子どもたちを大切にしていたに違いないんだ。

M：それから，君は，お母さんがその犬に臨終の秘跡を与え，魂に別れを告げたことも思い出したね。

トーマス：そう。その通りだよ。

M：この振るまいは，お母さんの人生への態度について，何かを語っているかい？

トーマス：そう思うよ。うん，そのはずだね。でも，それがどういう意味だったのかをどう言えばいいかよくわからないんだ。たぶん，たぶんだけど，どんな人生にもユニークなものがあることを尊重するってことかな。価値を置かれるべき何かがあるわけだから。もっとよく考えて，正しい言葉を見つけたいな。

そこで私は，母親がトーマスの人生にどんな貢献をしたのかを彼が詳しく話すのに役立つ質問を使って，リ・メンバリングする会話を進めていった。

M：お母さんは，子どもたちが普通は加えてもらえない儀式の一つ一つに，君を加えたんだね。

トーマス：そう。僕の記憶では。

M：そうして加えてもらったことが幼い少年の人生に何をもたらしたか，何か実感はある？

トーマス：もう一度言ってもらえる？

M：お母さんにそんなふうに仲間に入れてもらったことが，君の人生にどんな貢献をした可能性があるか，何か実感があるかい？

トーマス：そうだなあ，僕の心をちょっと温めてくれたはずだね。それに，たぶん自分が少しは重要だと感じたことかな。それに対処できるほど十分おとななんだというか。それだけ値打ちがあるというか。

**M**：お母さんは，儀式の間，君の手を時々握ったとも言ったね。

**トーマス**：そう。確かに母はそうしたよ。

**M**：それが幼い少年の人生にどんなふうに触れたと思う？

**トーマス**：（涙を浮かべて）今思いつくのは，僕の心の内を元気にしてくれたってことだけ。これしか今は思いつかない。もしかしたら，後でもっと別の言い方が見つかるかもしれないけど。

次の一連の質問は，トーマスに，母親の目を通して自分のアイデンティティを経験するよう促した。

**M**：子どもたちは普通加わらせてもらえないことに君が加えてもらったことを，どう説明する？

**トーマス**：僕にその答えがあるかなあ。

**M**：君が仲間に加えてもらったということは，お母さんは君の何に敬意を表していたのだろう？

**トーマス**：僕が頼りがいのある子どもだったっていうことかな？　たぶんそうだよ。僕は，それに対処できると信頼されたんだよ。僕には，どこかどっしりかまえたところがあったってこと。

**M**：どこかどっしりかまえたところ？

**トーマス**：そう。そうしたことから遠ざける必要のない子だったんだ。でも，ほら，こんな考えは自分にとっては型破りで，まだ収まりが悪いから，もっと考えないとね。

**M**：わかった，では，別の質問をしていいかい？

**トーマス**：もちろん，どうぞ。僕にたくさんの答えがなくてもかまわないならね。

**M**：あのときお母さんが君のからだに触れたことを，どう理解している？　そのことは，お母さんが君に価値を置いていることや，君を評価していることについて，何を語っているだろう？

**トーマス**：そのとき僕と一緒にいてよかったということかな？　うん。僕は一緒にいるのにいい子で，小さくてもいい仲間だった，そして……ひょっとしたら，僕は小さくても，母がやっていたことを理解できたからかな？

**M**：その後，排水路の上に座り込んで，お母さんはただ君を見ながら涙を流した。このときお母さんは，君に何を見ていたと思う？

トーマス：（涙ぐんで）さあ。僕の忠誠心か何かかな？（ここで完全に言葉に詰まる。話ができず，休憩が必要だと示す）
M：（休憩後）お母さんの君についての評価がどういうものか，事情はよくわかったよ。そこから一歩か二歩戻って，お母さんが君の人生にどんな貢献をしたか，もう少し質問してもかまわないかな？　これがもっとはっきりすると，お母さんが君の何に価値を置いていたのか理解するためのさらによい基礎を得られると思うんだ。
トーマス：もちろん，どうぞ。それがいいよ。

　引き続き私は，トーマスが母親の人生に貢献したことを詳しく述べるのを助ける質問をした。

M：お母さんが君を加わらせたことに応じて，君はその犬を埋葬する儀式の一つ一つに参加したね。
トーマス：そう。そうしたって言えるだろうね。うん。
M：お母さんにとって，こんなふうに君が一緒にいたことはどんなものだったと思う？
トーマス：うわあ，大きな質問だなあ！　うーん，たぶん，母に安全感を与えたんじゃないかな。つながっている感覚というか，何というか……今，正しい言葉を見つけようとしてるんだ。いい言葉があるはずだよ。
M：時間なら十分あるよ。
トーマス：ああ，もう！　イライラする。言葉の感じは……連帯！　それだ！　たぶん彼女に連帯感を与えたんだ。
M：連帯？
トーマス：そう。たぶん，多くの人は気にかけないようなことを大事にすることで，母に連帯感を与えたんだ。
M：それから，幼い少年の手がそこにあって握ることができたことは，お母さんにとってどんなものだったか，君はどう解釈する？　このことがお母さんの心にどんなふうに触れたと思う？
トーマス：（涙ぐんで）温かい気持ちかな？
M：温かい気持ち。君はお母さんの人生にぬくもりをもたらしたということ？
トーマス：そう思うよ……たぶん……うん，そうだ。
M：お母さんが経験したこの出来事が，君がいたことによっていかに異なるものに

なったか，他に推測できることはある？
　**トーマス**：うん。でも，かまわないなら，この質問は今のところとっておいていいかな。自分に起きていたことをしばらく味わっていたいんだ。
　**M**：いいとも，いいとも。

　最後の質問は，彼と母親との結びつきが，彼女の自己感覚と人生観をどのように形作ったのかをトーマスが豊かに記述する助けとなるよう意図されていた。

　**M**：ああいうやり方でお母さんが埋葬の儀式に君を参加させたことだけど，それは，人生において何が大事かというお母さんの感覚にいかに影響を及ぼしたと思う？　このことは，お母さんが信じていたことや大事にしていたことの正当性を認めることかな？　あるいは，お母さんの人生感覚とは無関係だと思うかい？
　**トーマス**：いえいえ。それは，母にとって大事なことを支持したとしか考えられない。
　**M**：それは，お母さんにとって大事なことを支持しただろうと？
　**トーマス**：うん。僕は今やっと，母が何を支持していたのか理解しはじめたところですね。それどころか……
　**M**：確かに……
　**トーマス**：ほら，僕が知ることなどなかっただろうけど，もしかしたら母が熱心だったこと，すごく大事だったことがあるんじゃないかな。
　**M**：それから，君の反応もこのことを支持した。君ならなんて言うだろう？　認証した？　確認した？　実証した？　それとも……
　**トーマス**：うん，たぶんそういうの全部に違いないね。
　**M**：その犬の魂に別れを告げた後，お母さんには握るべき幼い息子の手があった。このことは，母親であるという感覚にどんなふうに影響を及ぼしたと思う？
　**トーマス**：はっきりとはわからないよ。僕は「誇らしい」って言葉を使いたいけど，どうかなあ……

　何回かの面接にわたって，私たちはこうした質問やこれに類する質問に話を戻した。この過程でトーマスは，承認になじみがあったことの源が，母親との関係に見出されるものだということをますます確信するようになり，彼は，互いの人生やアイデンティティ感覚に貢献し合う感覚を強めていった。このことは，トーマスの自分自身の価値についての結論に，非常にポジティヴな効果があった。また，6歳の子どもだった自分の，母親の人生

への貢献をいくらか認識したことは，彼に私的行為体の感覚をよみがえらせ，自分は人生の影響を受動的に被る者だという概念を徐々に壊していった。

　リ・メンバリングする会話は，母親の人生と彼とをつないだ価値観や目的に再び彼を結びつける効果もあった。トーマスがこのつながりを，自分の原家族についての記憶をたどってより豊かに理解するようになるにつれ，彼は自分の人生における母親の存在を呼び起こす能力を高め，このことが自分の大きな支えになってくれることを知った。これは，彼の人生の大部分においてあまりに圧倒的な存在であった虚無感や荒廃した感覚，無価値感や絶望感に対する解毒剤となった。トーマスが突然自分の人生の展望の新しい可能性に気づくことができたのは，こうした会話の文脈においてであった。また彼は，若い頃母親のことを好きだったおば（母親のまたいとこ）の存在を知った。トーマスはこのおばとのつながりを築くことに喜びを見出し，このおばの家族は彼を養子に迎えることにした。

　図 3.2 は，トーマスとの最初のリ・メンバリングする会話をチャートにしたものである。

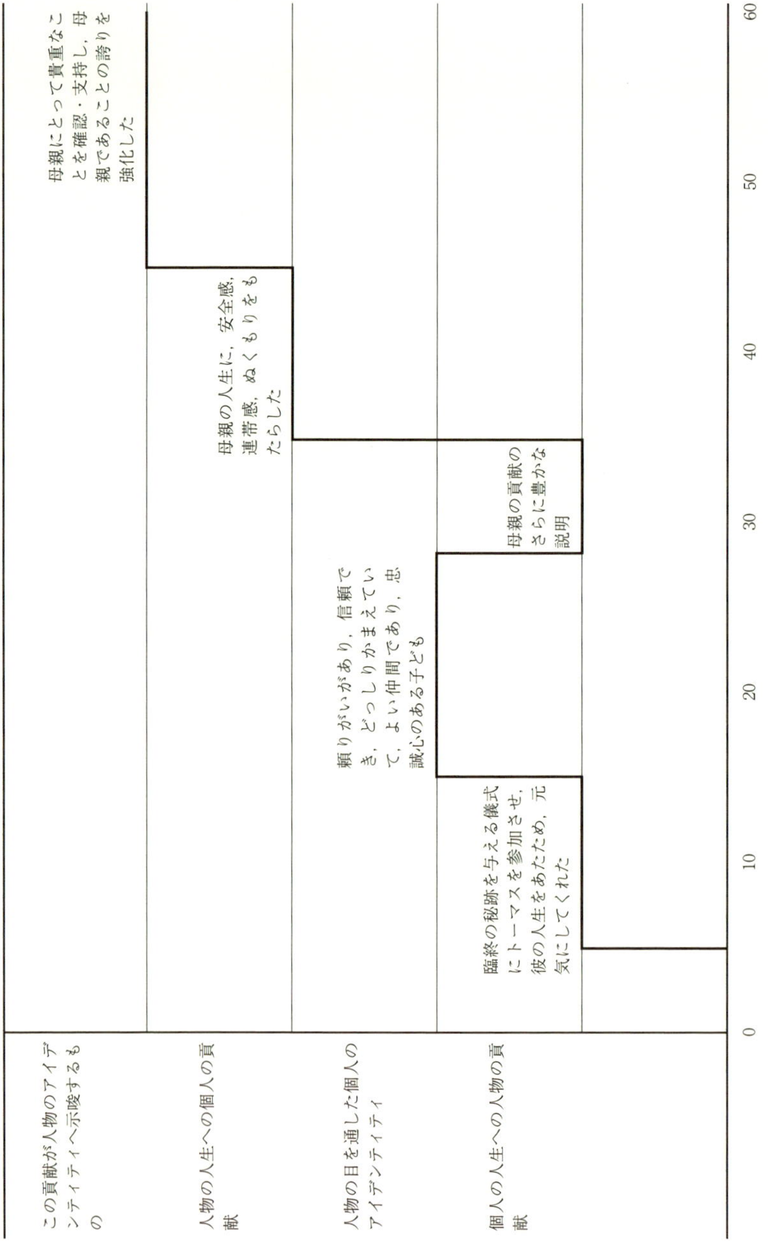

ナラティヴ実践地図

| 時間(分) | 0 | 10 | 20 | 30 | 40 | 50 | 60 |
|---|---|---|---|---|---|---|---|
| この貢献が人物のアイデンティティへ示唆するもの | | | | | | 母親にとって貴重なことを確認・支持し、母親であることの誇りを強化した | |
| 人物の人生への個人の貢献 | | | | 母親の人生に、安全感、連帯感、ぬくもりをもたらした | | | |
| 人物の目を通した個人のアイデンティティ | | 頼りがいがあり、信頼でき、どっしりかまえていて、よい仲間であり、忠誠心のある子ども | | | | | |
| 個人の人生への人物の貢献 | 臨終の秘跡を与える儀式にトーマスを参加させ、彼の人生をあたため、元気にしてくれた | | | 母親の貢献のさらに豊かな説明 | | | |

図 3.2 リ・メンバリングする会話のチャート(トーマス)

## 結　論

　本章は，リ・メンバリングする会話を形作るいくつかの考えを記述した。こうした会話は，現代の西洋文化に蔓延する，アイデンティティを強力に孤立させる理解の解毒剤となり得る。人生を会員制の協会と考え，特に，アイデンティティを個人の過去と現在の重要な人物によって念入りに作られるものだと承認することによって形作られる実践を紹介することによって，治療的会話の文脈におけるアイデンティティ再構成のための多様な可能性を提示したつもりだ。

　ジェシカ，トーマス，そしてジュリエット家族と私との会話のストーリーを語り直す中で，私はリ・メンバリングする会話地図と関連した治療的質問の形を包括的に説明するよう努力した。また，こうしたリ・メンバリングする会話を始める前に，時によっては必要となる土台作りのことも記述した。多くの場合，人々が，過去や現在の重要な人物との関係を組み入れることができるようになるのは，有意義な下準備を経た後である。

　人生の窮状にある人たちと長年出会ってきて，このリ・メンバリングのメタファーはさまざまな意味で私自身の人生をも動かした。たとえば，こうした相談は，私自身の歴史上の重要人物との結びつきや，私の人生と仕事を形作る上での彼らの貢献をより十分に考えてみるよう私を励ましてくれた。このことは，私自身の人生協会の会員身分の改訂への可能性を開く家族や友人との豊かな会話を引き出してくれた。そして，このリ・メンバリングのメタファーと関わり続けることで，私は，相談に来た人々が私の仕事の展開において果たしてくれた役割という部分をより意識したし，私にとって貴重なことという点から見て，自分の仕事とはどういうものなのかについて，より強い感覚をもった。このことが私を支えてきてくれたのは，言うまでもない。

# 第4章

# 定義的祝祭

　治療面接を定義的祝祭として構造化することによって，豊かなストーリー展開の文脈が生まれる。この祝祭は，人々の人生を認証し「再評価する」儀式であり，人々の人生を判定し降格させる現代文化の多くの儀式とは対照的である。そのような大方の降格儀式において，人々の人生は，社会構成された規範によって測定され，人々は，不適格であるとか無能力ないし機能障害的，さらにはしばしばアイデンティティ的に失敗者であると判定される。一方，定義的祝祭は，アウトサイダーウィットネス（外部の証人）として注意深く選ばれた聴衆の前で，自分たちの人生物語を語ったり上演したりする機会を人々に提供する。アウトサイダーウィットネスが行う人々のストーリーの語り直しは，特定の認証伝統に基づいている。

　アウトサイダーウィットネスのやりとりは，現代的賞賛実践（肯定したり，ポジティヴなことを指摘したり，祝福を伝えたりすること）や専門家的評価解釈実践によって形作られるものではない。意見を主張したり，助言をしたり，宣言したり，あるいは教訓的な話や説教をすることは，アウトサイダーウィットネスの役目ではないのである。アウトサイダーウィットネスが参加する会話の主題は，彼らの注意を引いた語り表現とか，その表現が喚起したイメージ，そうした表現に共鳴した個人的経験，そしてその表現によって自らの人生がどのように動かされたのかという感覚である。

　アウトサイダーウィットネスの語り直しにおいては，人々が生きる行為において価値を見出していることが，力強く反響し高度に認証される仕方で再現される。補足するなら，人々が自らの人生を，かけがえのない共有主題を軸に大切な人たちに取り囲まれたものとして（存在のカウンタープロットが十分に分厚くなるような仕方で）経験するのも，その語り直しを通してである。

アリソン，フィオナ，ルイース，そしてジェイク

　金曜の午後，予約面接のあいだの隙間時間のことだった。受付の女性が，若い女性から

の電話で，それほど長くはかからないと言っているが出られるか，と聞いてきた。私は電話に出た。以下に，電話の会話を再現しよう。

アリソン：ハイ，マイケル！　アリソンよ！　私のこと覚えてる？　随分前に両親と行ったんだけど。実を言うと，かなり昔。
M：アリソン。苗字は？
アリソン：ジョンストンよ。アリソン・ジョンストン。そこに行ったのは……
M：10年くらい前のこと？
アリソン：そうよ。正確には12年前。15のときね。今27だから。
M：そして，二つか三つ上の運動好きの兄さんがいたね。
アリソン：そう，その通り。思い出してくれたわね。
M：そう，アリソン。久しぶりに声が聞けてうれしいよ。12年か！
アリソン：そうね，何度か電話しようとは思ったのよ。近況報告したくてね。私の人生は順風満帆。聞いても退屈しないわよ。
M：ヘンリエッタはどうしてる？（私が面接で使っていたぬいぐるみで，この12年間ご無沙汰していた。当時は，面接に来た人々にぬいぐるみを渡していた。ぬいぐるみは，生きられた経験や個人的特徴，日常的気分，そしてようやく見つけた問題解決技術を表していた。ぬいぐるみによって，人々は，問題や窮状への対処努力において連帯感やひらめきを得ることができる［White, 2006］）
アリソン：本当のところ，電話したのはそのことじゃないの。ヘンリエッタと私は山あり谷ありって感じで来てるんだけど，お互いにつらい時期は一緒に乗り越えたわけ。彼女にはべったりね。でも最近は，ヘンリエッタに頼りきりになっているのはちょっと自分勝手かとは思っているの。なぜかと言うと，他にも彼女の助けが必要な子どもが何人もいるわけでしょ。昔の私と同じような子どもには，彼女との結びつきはかなり役に立つはずだから。私にとても大切だったみたいに。だから，そろそろ彼女をあなたのところへ返すべき時期かと思っているの。
M：それは，大きなステップだね。
アリソン：ええ。すこし寂しい気もするんだけど，すべきことだと思うの。
M：わかった。それじゃあ，君たちふたりがお互いの人生に貢献してきたことを祝うための，授与式をしようか。どう？
アリソン：いいわね！　コーヒーでも飲みながら？
M：それはいいね。

アリソンは，近くのカフェでこの授与式をやるのがいいと言った。彼女に再会し，ここ12年分の近況報告を聞くのは，愉しみだった。ヘンリエッタとも再会し，これまでにふたりがお互いの人生に果たした役割について聞くのも愉しみだった。ふたりのチームワークについてメモを取ってもいいと言ってくれたので，話が終わったときには，彼女にそのメモにサインをしてくれるよう頼んだ。私が，この文書はヘンリエッタの新しい証明書になるねと言うと，アリソンはそれを喜んでくれた。彼女はそこに自分の電話番号も書き込んだ。その理由を訊くと，アリソンは，私の治療においてヘンリエッタを必要とする人が現れたら誰でも喜んで電話を受けるつもりだと言った。彼女は，ヘンリエッタとの結びつきについて，そしてそれによって自分の人生において何が可能となったかということについて話すことは，喜び以外の何ものでもないと言った。

このことで私は，アリソンを「アウトサイダーウィットネス」に登録していないことに気づいた。この登録簿には，私の仕事にボランティアで参加してくれる人たちの名前と連絡先が記載されている。そこで，この機会を捉えて，アリソンにアウトサイダーウィットネスの役割を説明し，登録に興味があるか訊ねた。すると彼女はすぐに，12年前の面接時にアウトサイダーウィットネスがふたり参加していたことを思い出した。彼女にとってそれは特別に役立つことだったので，自分が他人のためにそれをしてあげられることをとても喜んだ。

私が，ルイース，ジェイク，そして娘のフィオナに相談を受けたのは，その5週間ほどあとのことだった。フィオナは16歳で，ここ15ヵ月間アノレキシア（拒食症）に苦しんでいて，入院歴も2回あった。いくつかの点で，フィオナはアリソンを思い出させた。初回面接で，私はフィオナをヘンリエッタに紹介するチャンスを得た。ヘンリエッタの証明書を貸す際には，アリソンによる新しい部分を強調した。そして，もしも電話をかければ，アリソンは喜んでヘンリエッタとの結びつきを話してくれるだろうとも伝えた。

この家族との第2回面接において私は，フィオナがアリソンに電話をしたことや，それが役立ったことを知った。とりわけ，フィオナはアリソンが事態をよく理解することに感心した。これに応じて私は，アリソンが面接に参加できることを話し，もしも実現したら彼女がどんな役割を果たすのかを説明した。まずアリソンは，フィオナ家族と私の会話の聴衆になり，次には，私がアリソンにそこで聞いたストーリーについて訊ねるので，そのときは家族の方が後ろに控えること。そして，その後は，アリソンはもう一度聴衆の立場に戻り，今度はフィオナ家族が，アリソンによるストーリーの語り直しにおいて自分たちが聞いたことを語る。私の経験では，このように面接を構造化することによってしばしば前向きの展開が加速される，とも伝えた。さらに，もしもフィオナ家族がこれを試してみ

る気があるなら，アリソンがいるところで自分たちがどんな質問をされたいか，そしてどんな質問はされたくないか教えてもらえるとありがたいと伝えた。フィオナはこのアイデアをとても気に入り，両親もそれを支持した。

　アリソンは第4回面接に参加した。フィオナ家族との面接で，アリソンが聴衆の立場にあるあいだ，会話の焦点の大方は，家族の人生や人間関係に対するアノレキシアの影響力や行使，そしてアノレキシアの支配圏から家族が逃げおおせている人生の側面，さらにその支配に挑戦するイニシアティヴに当てられた。アリソンは，この会話の「アウトサイダーウィットネス」(私はバーバラ・マイアホッフ (Myerhoff, 1982, 1986) からこの用語を借用した) となった。つまり，会話の表立った参加者ではなく，それを外部から証言するのである。

　タイミングを捉えて立場は逆転され，私はアリソンに，いま聞いた話について訊ねた。フィオナ家族はここで聴衆の立場を取る。アリソンの語り直しは，フィオナ家族の人生に対してかなりの影響力をもつ結果となった。第三段階で再度立場は逆転するのだが，そこで私は，フィオナ家族にアリソンの語り直しをどんなふうに聞いたかと訊ねた。

　この面接における第二段階 (つまり，フィオナ家族へのアリソンの反応である) での会話の逐語録を以下に示そう。アリソンの答えは私の質問によってもたらされている。

> M：アリソン，ご家族の話を聞いて，一番心に残ったことを話してくれないか？
>
> アリソン：そうね，フィオナとご両親はすっごく……
>
> M：あのね，アリソン，話してほしいのは，君の注意を一番引いたところね，そのあとで，君の感想に入るから。
>
> アリソン：いいわ。わかった。それは，たくさんあるの。フィオナは，人生において大きな比重を占めている完璧主義について，いかに理解を深めたか話してたわね。それについてどのようにママと話しているか，ということもね。最近では，他の人たちともそれについて話している。相手とのあいだでつらさを感じるときに，完璧主義について話しはじめるわけね。誰かが「アノレキシアばらし」って言ってたけど，それを彼女はしているの。他人とそんなふうに関わるというのは，フィオナにとって，とても大きなステップだと思うわ。アノレキシアの言いなりになることもできるわけだけど，そうしたら完全にひとりぼっちね。そうなれば，アノレキシアが彼女の人生を奪い去るのは，時間の問題。
>
> M：他にはどんなことがある？　「たくさんあるの」って言ったよね。
>
> アリソン：ええ。フィオナが完璧主義を声にしたことだけじゃないわよ。彼女が話し

たのは，状況がこじれてくるとママが彼女に，アノレキシアの言い分について聞くようになっているってこと。フィオナはいつもそれに答えるわけじゃないけど，ママはあきらめないで，フィオナが答えないときには，ママの方でアノレキシアが何をたくらんでいるのか口にしたりさえするってこと。それに，もうひとつ。ママがフィオナに，自分自身に対して感じている完璧主義や，その小さな声がいつでも自分の頭の中でどんなふうに鳴っているかということも話したのね。「お前は良き妻であるか？」とか「お前は子どものためにあると考えられているんだぞ」とか「まだ掃除をしてないじゃないか」さらには「あれやこれやにあまりに似過ぎだよ」ママが大変だってこと，それは，フィオナに起きていることはすべて母親に責任があるということ，つまり，自分がフィオナを失敗させたと感じるということなんだけど，ママは，フィオナと協力するのに，そんな考えに邪魔はさせなかった。

**M**：なるほど。他には……

**アリソン**：もうひとつあるわ。それはフィオナのパパのこと。

**M**：なるほど。

**アリソン**：彼は，フィオナやママがこんなことを話しているのを聞くことで少しずつ勉強しているんだと言ったわね。つまり，興味をもったということ。ふたりの言い分に耳も貸すしね。

**M**：ありがとう，アリソン。これで，何が君の注意を引いたのかがわかったよ。こういう話を聞いていて，どんなことが頭に浮かんだ？

**アリソン**：これを聞いているあいだに，私の頭に何が浮かんだかって？

**M**：いま聞いた話は，あの人たちへの印象をどんなふうに作ったのかな？ 家族についての君のイメージにどんなふうに影響したのかってことだね。

**アリソン**：そうね，実際に私の頭を訪れたのは，嵐ね。フィオナとママが，すごく破壊力のある，まるでサイクロンみたいな大きな嵐に耐えているイメージね。夕べ，ダーウィンをそれた大きなサイクロンのニュースを見たからかもしれない。フィオナとママだけで，ふたりがどうなるべきか，どうなってはいけないかという完璧主義からできあがったサイクロンに抵抗しているの。このサイクロンはふたりの人生を木のようにしならせ，ほとんど地面につきそうなくらい。でも折れないのね。ふたりは互いに協力しあって，ついには元に戻るの。

**M**：それは強烈なイメージだね。

**アリソン**：ええ。パパもそこにいるのよ，でも在り方が違うの。それはどんなことかというと，そうだわ，彼は，それに耐えることでみんなが好機を得るしなり方を探

しているのよ。

M：ジェイクのそんなイメージを引き出したのは，彼のどんな言葉なのかな？

アリソン：それは，彼がフィオナとママの話を聞いて勉強していると言ったときね。つまり，彼女たちがアノレキシアの仮面をはがしているときね。彼は，ふたりの話を聞く耳をもっていて，自分自身の言いたいことで混ぜ返したりしなかったわけ。

M：それは本当に，サイクロンに耐える人々のイメージだね。そのことは，フィオナ家族の大切な物事について，君に何を示唆するかな？

アリソン：彼らにとって大切なものという意味？

M：そう。フィオナ家族にとって価値のあることとか貴重なことって，どんなことだと思う？

アリソン：そうね，フィオナとママはふたりとも女性だからか，お互いの内面で起きていることについて語っているわよね，どんな人間になるべきかという完璧主義とか，ふたりが抵抗していることについても語っているわ。結局，それはふたりの希望に関係しているんだと思うの。夢と言ってもいいわね。以前には語る機会さえなかった夢のことね。

M：どんな種類の夢のこと？

アリソン：違う人生を送る夢，それまでの欲求不満をぜんぶ抱えて生きるんじゃなくて，新鮮な空気を吸い込める場所で人生を送る夢。たぶん，もっと……そうね，権利を付与された生活というか，そういうのよ。

M：君の予想は，希望や夢に関係しているんだね。そういう希望や夢と具体的に関連しているエピソードとしては，どんなことがあった？

アリソン：たとえば，フィオナのママが話したことでは，フィオナはたくさんのことをアノレキシアに邪魔されたわけだけど，そういったことが，いかにフィオナが心から望んでいたものかってことを，ママがどのようにして知ったかというところね。それに，ママ自身も，自分自身が望んでいた物事，つまり，ほとんど永遠に彼女の頭の中から追い出されていた物事について，もう一度考えはじめたばかりだったという話。

M：サイクロンに耐えるジェイクのイメージにも，それを乗り切る好機を生むしなり方を見つけるというのが，出てきたね。それは，ジェイクの大切なことについて，何を示唆していると思う？

アリソン：そうね，あきらめずにがんばるってことね。この新しい方向性は彼にとって容易じゃないというのは，彼自身も変化しなきゃならないってことが理由だと思

うわ。これまでとは違うこと，これまでやったことのないことをしなくちゃならないし，特に，ママがあきらかにしてきた完璧主義や，ママが切望していた物事についても対応しなくちゃならない。それはとても大変な試練だと思うわ。

M：彼はあきらめずにがんばっているって。そのことは，彼の大切なものについて何を示していると思う？

アリソン：そうね，きっと，彼が自分の快適圏外へ出て，仕事を最後までやり通すというか，それほどはっきりした意味で言ってるんじゃないけど……

M：遂行原理みたいな，あるいは邪魔を……

アリソン：そう，やり遂げられなければならないことをやり遂げることについての何か。

M：君の目を引いたことについて話してもらったし，それによってフィオナとママのイメージがどんなふうにできたかも話してもらったけど，そうしたことが，どんな点で君自身の人生の琴線に触れたと思う？

アリソン：それならわかるわ。アノレキシアと自分自身との悪戦苦闘を振り返ることになったのだから。アノレキシアにはひどい目にあったもの。こてんぱんにやられて，死にそうだったわ。ほんと死にかけ。今だからわかるのね。しばらくは誰もがお手上げで，ほとんど完全に孤独だった。孤独になればなるほど，状況は悪化する。それでも生命線を断たれなかったのは，ずっとそれまであったのに気づかなかったものがあったからね。そのひとつがママだった。自分たちふたりがそれほど違うわけではないことに気づいたのがとても大切だったことは，覚えているわ。私たちは違うんだけど，たくさんの同じことに対処しているってこと。そして，その点で，私たちはお互いにたくさんのものを持ち寄れるってこと。

M：どういうふうに？

アリソン：そうね，今なら，前よりうまく言えるでしょうけど。ママと私が自分たちの内面で起こっていることについてよく話すようになってわかったのは，ママはアノレキシアじゃないけど，彼女の内面で起こっていることは，私のとそっくりだってこと。多くの完璧主義に打ちのめされるのね，来る日も来る日も，朝も夜もね。

M：わかったよ。もう一つ聞いていい？

アリソン：もちろん。

M：いま，彼女たちの人生についてのストーリーの聴衆になってもらって，君が聞いた話を語り直してもらったわけだけど。人って，大切な話の聴衆になって，今みたいにコメントする機会を与えられると，たいてい自分自身の人生の旅に出るものな

んだ。そういうストーリーを目の前にして，仕事やショッピングをしていたんじゃ辿り着かない場所に連れて行かれるものなんだね。だから，君の場合も，どんなところへ連れて行かれたかという質問に君がどう答えるか，とても興味が湧くんだ。それはもしかすると，君自身の人生についての新しい考えかもしれないし，なんらかの現実理解かもしれない。何でもいいんだけど。

アリソン：今わかるのは，自分がアノレキシアにいかにして耐え，いかにして人生を取り戻したのかという理解が増したということね。ママのおかげで孤独から救われたのが大切だったってことは，知っていたの。たとえ，私の頭の中で何が起こっているのかというママの予測がたいてい，とても私をいらつかせたとしてもね。それは，**本当**に私をいらつかせたのよ。だけど，今はっきりしたのは，自分とママがいかに協力したかということ，そしてママの頭の中の一切合切を聞いたことが，私にとっていかに大切だったかということね。

M：よりよい理解を得たこと。そのよりよい理解によって君の人生に何がもたらされたのか，心当たりはある？

アリソン：ママとの関係もよりよく評価されたわけね。そのおかげで，私の内面には本当に温かい感じが湧き起こったわ。それに，この点でのパパの役割もよりよく理解できた。そこに必要なたくさんの変化を起こすのが，パパにとっていかに大変だったかということもね。彼があのときを経て，自分はよりよい人間になったっていうのはわかるけど，あのときはかなり大変だったはずよ。これについては，一度パパと話してみたいわね。

M：それでどんな結果が待っていると思う？

アリソン：わからないけど，彼と私にとって，ふたりの関係ということで言えば，お互いによいものだと思うけど。

M：そろそろ，フィオナ家族と交代する頃だね。でも，その前に，2点だけ確認しておきたいことがあるんだ。つまり，君がジェイクから聞いた話によって，君の父親との会話の可能性が開かれたと言っていいんだね？　それから，君がフィオナとママから聞いた話によって，君とママとの関係がより高く評価されて，そのことで君の心の中には温かい気持ちが湧き起こったということだね？

アリソン：そうね……

この語り直しの後で，アリソンは聴衆の立場に戻った。今度は，私がフィオナ家族に質問する番となり，以下のようなことを訊ねた。この語り直しにおいてどんな点が興味を惹

いたか，それによって解放された彼女たち自身の人生理解について，アリソンの語り直しにおけるそのような特別な事柄になぜ注意を引かれたのかという彼女たちの理解，そしてこの語り直しの聴衆になることによって導かれたと思われる地点について。こうした質問への答えによって，私は，アリソンの語り直しが家族三人にとってとても深い経験であったことを確信した。

サイクロンのメタファーは彼女たちにとって深く共鳴するものとなったが，それは，アリソンが，母と娘の人生の価値についてそれが何を示唆するのかを振り返りはじめたときからである。アリソンのリフレクションによって提供されたものは，以下の事柄に役立った。ふたりにとって人生がいかなるものであるのかとさらに脚色するため，そして人生の中核を成す目的や価値観にもう一度ふたりを馴染ませるため，さらにはふたりをもう一度元気にするため。

フィオナが語ったのは，アリソンの語り直しがアノレキシアのたくらみを白日の下に曝すのにいかに役立ったか，そしてアノレキシア抜きの未来がどんなものか垣間見ることをいかに助けたかということだった。彼女の言葉を借りれば，それは彼女の希望に火をつけたのである。アノレキシア好みの思考と，人生の舵を取らんとする彼女好みの思考とのあいだに区別をつけることは彼女にとってまだ困難だったものの，彼女は，アリソンのリフレクションが「霧を晴らすのに役立った」と感じた。

ルイースは，アリソンの語り直しがいかに自分の肩の荷を下ろしたかをきわめて情熱的に語った。それほど彼女は，失敗と罪悪感を重荷に感じていたのである。語り直しにおいて彼女が感じた評価は，それこそ圧倒的なものであり，自分がその受け手になるなど想像だにできないものだった。

フィオナもルイースも，ふたりの関係についてのアリソンのリフレクションによって，いかに心を強く動かされたかを語った。そしてふたりがしばし涙を流したのは，話がふたりの新しい共同作業に関連した欲求不満に差し掛かったところであった。そして，フィオナの人生をアノレキシアの手中から自由にし，ルイースの人生を追い詰めるジェンダー役割処方関連の完璧主義から彼女を解放するというプロジェクトをふたりで達成したブレイクスルーに話が及んだときにも，ふたりは涙したのだった。

ルイースは，完璧主義についての内的経験について声にするフィオナのイニシアティヴから，大いなるインスピレーションを得たと語った。また，それによってルイースに可能になったのは，自分が一度も声にしたことのないものに声を与えはじめることと，完璧主義と混然一体となった人生の力に挑戦しはじめることだった。フィオナは，これを聞きながら言葉を無くしていた。自分が母親のインスピレーションの源であったという知らせは，

彼女に取り込むには大きすぎたのである。この知らせの取り込みは，彼女の感じていた荒廃感や空虚感に対する解毒剤であったのではないだろうか。

ジェイクはというと，乗り切らねばならぬものを「乗り切るための最も好ましい方向にしなる」のに自分自身が貢献したというアリソンのリフレクションに大きな感銘を受けていた。彼は，自分がそれに挑戦していたことを認めていたし，それにはそれまで一度もしたことのないことが自分に要求されていたことも認めていた。たとえば，彼は，（ルイースの敵を支持する，あたり前とされている前提について振り返ることも含めて）ルイースとの古い習慣的関係に挑戦することを要求されていた。彼は防衛機制を自分自身の中に見つけ，それと悪戦苦闘を続けていたと述べたが，「すごくくつろぐ」ための努力についても語った。彼は，自分が「以前ほど神経質でなくなった」という事実に，いくらかの誇りを感じはじめていた。

面接が終わり別れる段になって，私はアリソンにこう訊ねた。彼女の両親は，フィオナ家族との面接に聴衆として将来参加することや，そこで語り直しをすることに興味を示し，実現に向けて動いてくれるだろうか，と。アリソンによると，両親は二つ返事で快諾するだろうということだった。フィオナとルイース，そしてジェイクも，このアイデアにはとても乗り気だった。そして，3回後の面接に，実際にアリソンの両親が参加することになった。

これら2回のアウトサイダーウィットネスを交えた面接（1回目はアリソンを聴衆に，そして2回目は彼女の両親も交えて）が，フィオナのアノレキシアからの回復における重要なターニングポイントになったことは，その後の展開からして，あきらかだった。このターニングポイントへのアリソン家族の貢献は，私がセラピストとして果たした役割をはるかに凌ぐものであった。聴衆がこのような役割を求められて集まった時，これは，よくあることである。しかしそれは，セラピストが聴衆の語り直しを構造化する上で有効な質問を行わない限り，そうそう得られるものではない。私が行った質問は，語り直しに関する私の長年の探究においてもたらされた質問カテゴリーによって形作られている。

次節において，聴衆を関わらせる実践の歴史，この精緻化に貢献したアイデア，そして語り直しを構造化する質問カテゴリーについて，紹介しよう。この実践を行うにあたって首尾よい結果を得るために適切な考察についても，議論しておきたい。

### 聴衆を関わらせる：治療実践において定義的祝祭の利用をもちかける

1980年代に私は，友人であるデイヴィッド・エプストンと共に，家族との面接に聴衆

を積極的に関わらせることを始めた。これは，子どもたちの多くが自分たちの人生における好ましい展開に向けていかに自発的に聴衆を集めるかという観察結果によって，後押しされていた。たとえば，家族面接の文脈において，子どもが，ややこしい問題から人生を取り戻す努力をして，その結果重要な達成を得たことを認証する証明書を授与されたとしよう。すると決まって，子どもたちは，その証明書を誰か（たいてい，きょうだいやいとこ，友だち，ないしクラスメイトなど）に見せる。そんなものを見せられると，「聴衆」はたいてい，質問をしたくなる。そうなれば，子どもたちは，証明書に記された功績について説明するばかりか，時には，その優れた能力を実際に見せることにもなる。「聴衆」からのこうした質問や受け答えは，子どもたちの人生における好ましい展開の認証や，そうした展開の持続への貢献，それにさらなる発展において，あきらかに影響力を持つのである。

次に，この実践は，ナラティヴ・メタファーの探究によって促進された。私たちは，人々の人生が個人の物語によっていかに形作られるか，そして個人的物語が重要な他者との関係という文脈においていかに共著述されるかということを，ますます重要視するようになっていた。豊かな物語展開において最も重要なことは，問題や悩みに関する対処法の可能性を人々に開示することだと気づいたのである。これはそれまで気づかれていなかった可能性である。私たちにとって，聴衆が豊かなストーリー展開においてきわめて重要な役割を果たしていることは，あきらかであった。

聴衆集めにおけるこのような展開を左右した第三の因子は，個人的物語がいかに，社会構成された文化規範や文化施設，さらにはそのような施設での権力連関によって形作られるかに，私たちが気づいたことである。私たちの治療的会話は，それらの社会構成された規範にさからって，権力連関への挑戦行為を形作ろうとする個人的物語の展開に，実にしばしば貢献していた。こうしたことがあって，私たちは，オルタナティヴな個人物語を確証するには，聴衆を関わらせることがとても有用であることを知ったのである。とりわけそれは，そうした個人物語に映し出された人生の価値観や抱負にからんだ連帯感の構築に貢献する。それは，期待に反するがゆえにいかなるストーリー展開をも衰弱させかねない状況を救いあげる上で，とても重要であった。

聴衆の役割に関するこれらの観察によって，聴衆の関わりは治療実践において二義的なものとして留めておくべきだという考えは，一掃された。しかしながら，当時，私たちは，ごく稀にしか，聴衆を直接，治療的会話に引き込むことはしなかった。むしろ，相談に来た人々に，彼らの好ましい人生の展開に重要な支持をしてくれそうな人々を同定するよう励まし，そのような聴衆を見つけるよう援助した。そしてそれを実現するための文書手段として，証明書や「関係当事者殿」宛ての手紙などをしばしば書いたのである。

私たちの仕事において，聴衆との関わりは長年の主題であった。当初，これらの聴衆は，家族や友人ネットワーク，学校や職場環境，隣人やなじみの店主といった知人層，そして相談者の知らない人々のコミュニティから，選ばれていた。しかし，この実践をさらに探求するあいだに，私たちは，以前相談に来た人々を選びはじめた。近い将来一緒に，他の人々の問題や悩みの解決に貢献できるような仕方で面接に加わることに興味はないかと訊ねたのである。このような誘いはたいてい，二つ返事で了解された。喜んで，名前と連絡先を登録簿に載せてくれたのである。何年かで，それ以上の誘いは必要がないほどの登録数に達した。

## 定義的祝祭の起源

文化人類学者であるバーバラ・マイアホッフ（Myerhoff, 1982, 1986）の仕事によって，私たちは，聴衆貢献の重要性を完全に理解することになった。人々のアイデンティティ事業における「定義的祝祭」の役割に関する彼女の理解によって，私たちは，治療的会話に聴衆を集める方法をさらに探求し展開するよう励まされたし，豊かなストーリー展開や人々の人生における好ましい展開の持続，および拡大に貢献する上で最も有効だと思われる聴衆のやりとりを調べてみようという気になった。マイアホッフが定義的祝祭について記述したのは，ロサンジェルスのベニスにあるユダヤ人高齢者コミュニティのアイデンティティ事業を同定した際である。このコミュニティは，70年代中頃から彼女の文化人類学のフィールドだったのである。

このコミュニティのユダヤ人高齢者は，20世紀のはじめに，子どもないし幼児として，東欧のユダヤ人小村を離れ，北アメリカに移民してきた。引退後，人生の終盤を迎えるにあたって，彼らは南カリフォルニアの暖かい気候に惹かれ，ロサンジェルスの海辺の独立した自治体へ来たのである。そこは，彼らの健康にもよかったし，住居もそれほど高くはなかった。このようなユダヤ人高齢者の多くがどちらかというと孤独だったのは，親族をホロコーストで亡くした結果でもあったが，子どもたちよりも長生きした結果でもあった。このような人々の多くにとって，孤独は，彼らの実存そのものについての不確実性を増大させることになった。インヴィジビリティ感覚は，広いコミュニティから見ても，もっと身近なネットワークからしても，さらには自分たち自身の目からしても続いていたわけだが，それによって不確実性は，いや増したのである。

モーリス・ローゼンというきわめて献身的で才能豊かなコミュニティ組織家の助けによって，これらのユダヤ人高齢者はベニスにおいてコミュニティ感覚を構築することに

なった。彼らが実存感覚を回復し再活性化したのは、このコミュニティという文脈においてであった。この回復と再活性化に貢献したすべての仕掛けにおいて、定義的祝祭が最大の役割を果たした。「定義的祝祭」とは、このコミュニティによって取りしきられたフォーラムを記述するのにマイアホッフが使った用語である。そこでは、コミュニティ・メンバーは、自分たちの人生のストーリーを語り、語り直す機会を得、上演し、上演し直す機会を得る。ユダヤ人高齢者が、コミュニティ・メンバーの目の中に、そして参加の誘いを受けたアウトサイダーの目の中に、自分たちの言葉でもって再登場する機会を得るのは、このフォーラムにおいてであった。

　諸文化が断片化していたり深刻な混乱にあると、適切な聴衆というものは見出しにくくなる。もしも自然の状態で見つからないのであれば、人為的に作り出さなければならない。私は、こうした上演を「定義的祝祭」と呼んでいるが、それは、さもなくば得られなかった聴衆を前にして、ひとつの解釈をはっきりと示すよう特別に意図された集合的自己定義だと理解している。そのような聴衆は、必要ないかなる手段をもってしてでも集められ、その集団の歴史の真実をそのメンバーが理解するように目のあたりにすべきである。社会的に周辺化された人々や、軽蔑され、等閑にされた集団、つまりアーヴィン・ゴフマンが「はみ出したアイデンティティ」と呼ぶところの個人は定期的に、内的に与えられた彼ら自身の解釈の光の下、他者の前に登場する機会を求めるのである。(Myerhoff, 1982, p.105)

　定義的祝祭は、このコミュニティの人々が経験した孤独の影響や、その孤独の主たる結果であるインヴィジビリティ感覚に対する解毒剤となった。定義的祝祭の役割に注意を向ける上で、マイアホッフは以下のように主張している（Myerhoff, 1986）。

　定義的祝祭は、インヴィジビリティとマージナリティの問題に対処する。つまり、それは、自らの存在を他の人々の目に触れさせ、自らの価値や活力、そして存在を自らの言葉で証言する機会を生み出す戦略なのだ。(p. 267)

　定義的祝祭の参加者は、アイデンティティに関する「薄い」記述の置き換えと、「厚い」記述の回復に焦点をあてて、生きるエトスを養った。このコミュニティの人々にとって、人生はひとつのアイデンティティ事業だったのである。このアイデンティティ事業は、ある種の特別な自己再帰的意識によって特徴付けられていたが、この意識において、コミュ

ニティ・メンバーは，各自のそしてお互いのアイデンティティの現在進行形の構成に自らが参加していることに気づいたのである。この意識の中で，彼らは，自分たち自身の人生の生産に自ら貢献することがいかに人生を形作る効果があるかを目の当たりにした。この意識において，彼らは「自分自身を発明する責任を引き受け，自らの真正性と統一性を維持する」ことができたのである（Myerhoff, 1982, p. 100）。これによって，コミュニティ・メンバーは，自らにとって貴重なものと調和する仕方で人生を形作ることが可能になった。

マイアホッフは，この現象の例外的特質に注意を向けている（Myerhoff, 1982）。

　時にいくつかの条件が重なって，先鋭的自己意識をもった世代集団が生まれる。彼らは，自分たち自身の歴史の積極的な参加者となり，自分たち自身の鋭く執拗な定義に加え，自分たちの運命，過去，未来についての説明を提供する。彼らは誰かの研究対象などではなく，自らが脚本を書く歴史的ドラマの知ることのできる俳優となる。彼らは自らを「装い」，時には「化粧」さえする。この活動は，避け難いとか自動的なものではなく，特別の状況における特別な人々のために取り置かれていたものなのである。（p. 100）

自己再帰的意識の一部として，コミュニティ・メンバーの行為は，アイデンティティがいかに下記の様相を帯びているかを表した。

- 公的で社会的な達成であって，私的かつ個人的達成ではない。
- 歴史的および文化的力によって形作られるものであって，人間の特質という力によって形作られるものではない。それどころか，人間の特質さえも上記の力によって考え出されたものである。
- 当人のアイデンティティや歴史についての好ましい主張を認証する社会的過程を通して，真正性感覚を引き出した結果である（これは，当人が人生に真正性を見出すのは，内省を介する「自己」の本質の同定や表現によるというアイデアとは，対照的である）。

「集合的自己定義」，「他者の前に登場すること」の必須さ，「人の価値やヴァイタリティや存在の証人を集めること」，そして「さもなくば実現しなかったであろう聴衆にひとつの解釈を宣言すること」などに与えられた卓越性は，定義的祝祭における聴衆の貢献の中核的重要性を強調する。ストーリーを確証するのは，フォーラムにおいて語られ，上演されるストーリーに対する聴衆の反応である。アイデンティティ主張[原注1]を真正化するの

は，ストーリーに表現されたアイデンティティ主張に対する聴衆の認証である。また，コミュニティ・メンバーが自らの人生に関する主張と一体化を達成することに大きく貢献するのは，それらのストーリーに対する聴衆の認識である。このようなフォーラムの文脈において，聴衆は気がつくと「他者のドラマに参加していて」「ほとんど気づくことなくプロットを前に進める証人」になっている。

この年老いたユダヤ人たちは……現実と非現実とのあいだ，想像と現実とのあいだのカーテンによって隔てられている。彼らは，境を越えるためにカーテンを開け閉めして，しばしば驚きながらも，自分たちが曲がりなりにも他の誰かのドラマに参加していることの証言者となる。……境を越えると，彼らは「自由の身」，つまり，ほとんど意識もせずにプロットを進める証言者となる。なぜなら，彼らのストーリーは，彼らの人生のみならず，他の人々の人生にも織り込まれ，生き続けるからである。(Myerhoff, 1986, p. 284)

マイアホフは，定義的祝祭におけるアウトサイダーウィットネスの積極的な参加の重要性を強調している。ストーリーに表現されるアイデンティティ主張を最も力強く真正化するのは，聴衆によるストーリーの語り直しであった。また，そうした主張を増幅し真正化することによって，それらに「より大きな公的さや事実らしさ」特徴を吹き込むのが，聴衆の語り直しであった。そして，コミュニティ・メンバーの人生に関する主張と一体感を育むのも，聴衆の語り直しだった。さらに，人の私的真正性という感覚を刷新する主たる役割を果たすのも，聴衆の語り直しであった。

## 治療実践における定義的祝祭

定義的祝祭におけるウィットネスの役割に関するマイアホフの記述は，私たちの治療実践における発見と実にしっくりくるものだった。その発見とは，豊かなストーリー展開，アイデンティティに関する厚い記述の構築，そして相談に来た人々の人生における好まし

---

（原注1）主張 claims という用語は，ここで軽蔑的な感覚で使っているわけではない。むしろ，次の二つのアイデアを表している。第一に，アイデンティティに関するすべての結論は，社会的に構成されるアイデンティティ主張として始まること。第二に，それらの主張に真実味を与えるのは，そのような主張の社会的確証であるということ。このような社会的確証の文脈において，真実の地位がアイデンティティ主張に割り当てられ，その主張が当人の人生や当人の行為への他者の対応に対する影響力を形作ることになる。

い結果の持続と拡大において，聴衆がいかにかけがえのないものであるかということだった。ベニスのユダヤ人高齢者コミュニティのメンバーにおいて認められたのと同じように，治療に集められた聴衆は，相談に来た人々に以下の機会を提供することが，判明した。

- コミュニティ・メンバーの目の前で，そして参加を要請されたアウトサイダーの目の前で，自分自身の言葉で再登場すること。
- ストーリーに表現されたアイデンティティ主張の認証を経験すること。
- アイデンティティ主張の真正化を経験すること。
- 自分にとって貴重なことと調和する仕方で，自らの人生を形作ることに介入すること。

　面接に関わった聴衆が，「より大きな公的さや事実らしき」特徴を人々のアイデンティティ主張に吹き込み，「ほとんど意識もせずにプロットを前に」進めるウィットネスの役割を果たしたことは，あきらかだった。

　治療実践への聴衆参加の重要性を理解することによって，私たちは，人々の好ましい人生展開説明において聴衆が聞いたことを，聴衆の語り直しからあきらかにすることに焦点を当てるようになった。しかしながら，当時，聴衆はまだ，私たちの仕事において間接的な関わりでしかなかった。

　しかし，トム・アンデルセン（Andersen, 1987）の展開した「リフレクティング・チーム」が，私たちの治療的会話にもっと直接的に聴衆を関わらせるインスピレーションを与えた。第一に，より直接的に関わる聴衆が，相談に来た人々の人生のネットワークばかりか私たち自身の人生のネットワークからも選ばれるようになった。さらに後日，聴衆は，専門家としての訓練を受けた人々からも選ばれるようになった。当時，私は，アウトサイダーウィットネスの語り直しのどんな側面が治療的会話における豊かなストーリー展開に最も有効に貢献するのかという探究に乗り出したばかりだった。次節では，この探究での発見について記述するつもりだが，そこでの焦点は，定義的祝祭によって形作られる面接構造と，聴衆の語り直しに関連した認証の特定の伝統に当てられるだろう。

## 定義的祝祭構造

　治療実践においては，定義的祝祭は，以下の三つの異なる段階に分けられている。

1．定義的祝祭の対象である人による，重要なライフストーリーの語り。
2．アウトサイダーウィットネスとして迎えられた人々によるストーリーの語り直し。
3．定義的祝祭の対象である人による，アウトサイダーウィットネスの語り直しについての語り直し。

## 語り

第一段階では，セラピストが相談に来た人々にインタヴューする一方，アウトサイダーウィットネスは聴衆としてその会話を聞く。このインタヴューの文脈では，セラピストは機会を見つけて，人々の人生の重要なストーリーの語りを奨励する質問をするのだが，その語りは，人々の私的なものであれ人間関係的なものであれアイデンティティ上の問題に関わるものである。アウトサイダーウィットネスは，語られるストーリーに注意深く耳を傾け，自分たちの聞いたことを語り直す準備をする。

たとえば，フィオナ家族との面接では，まず，フィオナとその両親にインタヴューした。そのインタヴューが提供したさらなる探究の文脈は，以下の事柄に関するものである。フィオナ家族の人生や人間関係に対するアノレキシアの操作について，それをどう経験したのか，そしてアノレキシアを支持する多くの力についてはどうか。さらには，アノレキシアにとって好ましからぬ展開，そのような展開の基礎，そしてそのような展開に反映した家族にとっての好ましい価値観，そして家族が価値を見出す歴史についてなど。このとき，アリソンは聴衆の立場にいて，私が「語り」と呼ぶ会話のアウトサイダーウィットネスになっている。アリソンは，この会話の積極的な参加者ではないが，外側からの証人となっていた。

## 語り直し

適当なところで，アウトサイダーウィットネスは，定義的祝祭の中心に人生を置かれた人々と立場を交代する。彼らは，聴衆であることを止めて，語り直しを始める。この語り直しは通常，セラピストの質問によって形作られる。それは，語りすべての語り直しではないし，アウトサイダーウィットネスが聞いたことの要約でもない。それは，元々の語りのうちでアウトサイダーウィットネスが心を惹かれた部分の語り直しである。つまり，語り直しは，語りのそのような側面を包括し具体化するため，重要な仕方で元々の語りの境界を越えるのである。それは，祝祭の中心に人生を置かれた人々の人間関係や個人的アイデンティティの豊かな記述に貢献する。また，語り直しは，人々の人生のストーリーを，共有された主題に沿ってつなぎとめることにも貢献するため，人々が価値を見出すものを

きわめて認証的に生き生きと提示し，それに深く共鳴する。

　フィオナ家族のストーリーが充分にアリソンの答えの基礎を提供したように思われたところで，私は家族にすこし後ろに下がるように言い，アリソンがそれまでに聞いたことについて彼女とインタヴューを始めた。私の質問によって，フィオナ家族が価値を置くことを生き生きと提示する語り直しが容易になった。質問によってアリソンが奨励されたのは，自分の注意を特別に引き，興味をかき立てたフィオナ家族の語りを同定することだった。さらに，語り表現によって喚起されたイメージとか心的画像について，そのような表現によって彼女の経験のうちの何が共振したのか，そしてそのような表現によってどんなふうに彼女は私的に心を動かされたのか話すよう誘われた。このようにして，アリソンの語り直しは，元々の語りの要素を包み込むものの，さまざまな仕方でその境界を越えたのである。この語り直しは，豊かなストーリー展開に大きく貢献し，それによって，フィオナと両親との関係や彼女たちのアイデンティティが再定義された。豊かなストーリー展開への語り直しの貢献は，彼女たちが人生に求めているものや価値を置いていることと関連した特別な主題を軸にすべての参加者の人生がつながることを介してもいた。引き続く面接において，アリソンの両親がアウトサイダーウィットネスとして加わり，彼らの人生物語もその主題とつなぎあわされた。

　アウトサイダーウィットネスの語り直しの鍵となる部分は，認証伝統への支持である。この認証伝統は，四つの主たる質問カテゴリーの中に記されている。「質問」という用語を私が使うのは，語り直しというものが「何でもあり」の雰囲気において行われるのではなく，セラピストの質問によって導かれるという事実を強調するためである。具体的に言うと，語り直しは以下のものとは関係がない。肯定すること，祝福を伝えること，ポジティヴな事柄を指摘すること，力や資源に焦点を当てること，道徳的判断を下すこと，あるいは人々の人生を文化的規範に照らして評価すること（その判断や評価がポジティヴであれネガティヴであれ），他者の人生を解釈し仮説を立てること，人々の問題解決を狙って介入を行うこと，アドバイスをしたり道徳的訓話ないし説教をすること，人々の人生の出来事をリフレイミングすること，人々に人生についてのオルタナティヴ・ストーリーを強制すること，窮状やジレンマにある人々を援助しようとすること，あるいは他者の人生に対する心配を表明すること。さらには，アウトサイダーウィットネスのやりとりは，それほど共感や同情というものを重視するわけではないが，共鳴を大切に考える。アウトサイダーウィットネスの最も有効なやりとりは，人々が価値を見出す事柄をそれが当人たちに強く共鳴する仕方で再提示するものである。

　アウトサイダーウィットネスの語り直しはこういうものではないと定義したからといっ

て、認証の名の下で日常的に行われることすべてが、人々の人生の出来事に対応する上で不適切だと示唆しているわけではない。私は、そのような日常的やりとりの妥当性を疑問視しているわけではないのだ。私とて、祝福や肯定やアドバイスなどが適切で価値のあるものになる多くの機会を思い起こすことはできる。しかしながら、定義的祝祭の会話という文脈において、そのようなやりとりは、豊かなストーリー展開にあまり貢献しないどころか、人生についての薄い記述を促進しかねないのである。

補足するなら、上記のやりとりの多くは、判断行為を含んでいる。たとえば、誰かを祝福することは、相手がなんらかの基準に照らしてよい成績を上げたということを言外に伝える。そして、それを行った聴衆が、そのような評価を行うに値するほどの知識ある立場にいることを言外に伝えている。治療的文脈は、日常生活の文脈ではない。治療的文脈では、人々は祝福によって、恩着せがましい態度を取られたと感じやすいし、実際そういうことにもなりやすい。さらに人々は、聴衆が自分たちの状況や窮状を理解せず軽く扱っていると感じたり、聴衆を不誠実だと感じたり、聴衆は自分たちをからかったりあざけっているのではないか、とさえ感じる。治療的文脈には権力関係があるので、そのようないかなる経験も、人々をセラピストやアウトサイダーウィットネスからの疎外感に導きかねない。

セラピストは、治療的文脈に聴衆を参加させた結果については、倫理的責任を負う。この責任は、セラピストがアウトサイダーウィットネスの語り直しを構造化する際に、もっともあきらかになる。構造化について言えば、それによって聴衆参加の制限を匂わせているわけではない。むしろ、私の経験では、この構造化によって、アウトサイダーウィットネスは気がつくと、自分たちがいつも通りに考えたり声にしていることを越えて、さもなくば声にしたりすることもないことを考えているという状況が、実現する。一般的に、語り直しは、人々の人生物語になじみの、あたり前とされるやりとりによって束縛されはしない。

四つの質問カテゴリーに沿って構造化された語り直しは、定義的祝祭の中心にある人々と強く共鳴する可能性をもっている。豊かなストーリー展開、その人が人生に価値を見出すことへの強い親密性、そして人生やアイデンティティに関するさまざまなネガティヴな結論の浸食や置換に大きく貢献するのが、この共鳴である。この共鳴は、直面しているジレンマや窮状の対処法についての知識獲得を促進しもする。

四つの質問カテゴリーについての議論に進む前に、定義的祝祭について、アウトサイダーウィットネスにどのような準備をしてもらうか、ごく簡単に紹介しておこう。

第4章　定義的祝祭

### アウトサイダーウィットネスの準備

　ほとんどのケースにおいて，私は面接前にアウトサイダーウィットネスに簡単な説明をする。そこでは，語り直しにおいて，以下のことをしてほしいと伝える。

- 豊かなストーリー展開に特に適切だと私が考える認証伝統にのっとって，役割を果たす。
- 注意深く聞いた結果としての語り直し，および自分たちが惹き込まれたストーリーからなる語り直しをする。
- 押し付けがましくならないような仕方で語り直しを表現する。
- ある事柄になぜ自分が心惹かれたのかについて，そしてそれによってどのような影響があったか，個人的な話をすること。
- 意見を述べたり，アドバイスをしたり，判断を下したり，そして理論化するなど，人々の人生物語に対するありふれた仕方からは身を退く。

　このあと私はアウトサイダーウィットネスに，以下の二つの場合には自分が適時質問することを断っておく。まずは，そこで質問を行ったほうが，やりとりが，豊かなストーリー展開に向けてよりよく貢献するだろうと思われた場合。もう一つは，語り直しが，語り直しを再生産していく私たちの伝統と矛盾する認証領域へ突入しつつあると判断された場合。また，このような操作が必要なのは，アウトサイダーウィットネスの語り直しに対する倫理的責任を充分に果たすためであることも，あきらかにしておく。このような調整はアウトサイダーウィットネスによって必ず快諾されるものであるが，それは，彼らの懸念を減らし，課題遂行に関する恐れや心配を解消するからである。これでホッとするのは，アウトサイダーウィットネスが自己モニタリングのようなことをせずとも，私の質問に答えていけばよいという自由を与えられるからである。自己モニタリングが必要だということになれば，彼らはやりとりを制限しかねないであろう。

　ここでようやく私は，アウトサイダーウィットネスへのインタヴューを形作る四つの質問カテゴリーについて述べることにしている。もちろん，彼らにとって馴染みの言葉を使うように注意し，文化的背景や年齢，そしてアウトサイダーウィットネスとしての成熟度について考慮するように心がけている。ここで,以下のメモ（ないし改訂版）を手わたす。

### 四つの質問カテゴリー

1．第一に、人々の表現に焦点を当てること。あなたが聞いたなかで一番あなたの興味を惹いたことを同定し、話してもらいたい。あなたの注意を引き、想像を捉えたことについてである。ここではまず、その人が人生に価値を置いていることについての表現が、特に興味深い。そのような表現は、特定の言葉だったり、台詞、ないし具体的な気持ちや雰囲気かもしれない。最も惹かれた表現について話すことで、人間に関する一般的興味とか全般的興味ではなく、その人の人生に対するあなたの興味が具体的で際立ったものであることを伝えることができる。人の特定の表現に焦点を当てることによって、あなたの語り直しに正確さがもたらされる。

2．第二に、イメージに焦点を当てること。会話を聞いていたときにあなたの頭に浮かんだイメージ、つまりあなたが最も惹かれた表現によって喚起されたイメージを描写してもらいたい。イメージは、その人の人生についてのなんらかのメタファーの形をとるかもしれないし、その人のアイデンティティないし人間関係に関する心的画像となるかもしれない。あるいは、あなたがその人の人生から引き出した「感覚」の形をとるかもしれない。それを描写してもらったあとで、そのようなメタファーや心的画像がその人の目的、価値観、信念、希望、抱負、夢、そして取り組みについて何を表しているか、つまり、その人が自分の人生に込めた気持ちやそこに見出した価値について、推測してもらうことになる。ここでは、このようなイメージがその人の人生やアイデンティティについて語るものに力点を置く質問をする。ただし、そこで確定的結論を公式化してもらう必要はない。

3．第三の焦点は、個人的な共鳴 personal resonance（原注2）である。ここでは、あなたの自分史において先の表現が共振したことについて具体的に焦点を当てた上で、なぜあなたがそのような表現に惹かれたのかを説明してもらう。その人の表現についてのあなたの興味をあなた自身の人生経験という文脈に据えることで、あなたの興味は、私が「具現化された興味」と呼ぶものになる。具現化されていない関心ではなくなるのである。言い方を変えるなら、あなたの興味は個人的興味として鮮明に確立されるので、学術的関心ではなくなるのである。距離を置いた、肘掛け椅子の関心ではなく、関わりのある生きた興味になるわけだ。ここで最も適切なのは、あなたが、そのような経験によって、自分史のなかのどんな経験に灯りが点され、記憶の中に蘇ったのかを語ることであろう。あなたが治

---

（原注2）本章において私は、共鳴 resonance という用語で、二つの異なる現象を記述している。その第一は、定義的祝祭の語り直しに特徴的なものである。語り直しが、人々が人生に価値を置くことと力強く共鳴することを理解されたい。第二に、アウトサイダーウィットネスによって経験される個人的共有に特徴的なものがある。この共鳴は、人々の表現に応じて経験されるものである。

療を生業としているなら，他者との治療的会話における経験もここに含まれるだろう。

　4. 四番目の焦点は，忘我である。人生物語の証人としてその場にいたことであなたが心を動かされたその仕方を同定し，それについて話してもらいたい。なんらかの形で心を動かされることなしに，他の人々の圧倒的な人生ドラマの聴衆になることは，めったにない。私は「心を動かされた」という言葉を広義で使っている。もしもあなたがガーデニングやショッピングをしていたならたどり着かなかったであろうどんな場所へ，その経験があなたを連れて行ったのかを想像してみるとよい。それは，その経験によって，あなたが自分自身の考えという点で，どこへ連れて行かれたかという私の質問に答えるのに，役立つだろう。そのような考えには，自分自身の存在についてのリフレクション，あなた自身の人生についての理解，そして人生全般についてのあなたの見方も含まれる。その他に，その経験によって（あなたの人生における登場人物との会話に関するアイデアという点で）どこへ連れて行かれたかという質問や，あなた自身の人生や人間関係における窮状に関してあなたに選択できる行為についての質問がある。以上の認証は，（あなたがその人の表現の証人となり，それに応える機会を得る以前の自分とは違う人間になることに貢献したであろう仕方で）あなたの人生がどのように触れられたのかを説明するだろう。<sup>(訳注1)</sup>

　アウトサイダーウィットネスにわかりやすい言葉で四つの質問カテゴリーについて説明したあと，私が彼らに依頼するのは，話を聞いているあいだに，どんなところに惹かれた

---

　（訳注1）このあたりの感覚は，以下に引用する村上春樹が論じたブルース・スプリングスティーンとレイモンド・カーヴァーの共通点を参照すると，よくわかるかもしれない（村上春樹『意味がなければスイングしない』，文春文庫，2008）。

　「しかし彼らの共有するものは，そのような徹底したリアリティーだけではない。もうひとつの大きな共通的特徴は，安易な結論付けを拒む「物語の開放性＝wide-openness」を彼らが意識的に，積極的に採用しているところだ。彼らは物語の展開を具象的にありありと提示はするけれど，お仕着せの結論や解決を押しつけることはない。そこにあるリアルな感触と，生々しい光景と，激しい息づかいを読者＝聴衆に与えはするが，物語そのものはある程度開いたままの状態で終えてしまう。彼らは物語を完結させるのではなく，より大きな枠から物語を切り取っているわけだ。そして彼らの物語にとって重要な意味を持つ出来事は，その切り取られた物語の枠外ですでに終わっていたり，あるいはもっと先に，やはり枠外で起ころうとしているということが多い。それが彼らのストーリーテリングのスタイルである。読者＝聴衆はその切り取られた物語とともにあとに残され，その意味について考え込むことになる。しかし読者＝聴衆が考えなくてはならないのは，シンボルや隠喩についてではない。テーマやモチーフについてでもない。そういう学術用語は，ここではあまり意味を持たない。彼らが（我々が）真剣に考えなくてはならないのは，その「切り取られた物語」が，我々自身の相対的な枠の中にどのように収まっていくのか，ということについてである。その物語に込められたbleakness＝荒ぶれた心は，我々の内なる部分のどこにあてはまっていくものなのだろう？　そしてその心は我々をどのような場所に連れて行こうとしているのだろう？　我々はその閉じられていない物語を前にして，そう考え込むことになる。それはほとんど当惑に近い感情である」（p. 147-148）

か注意していてほしいということと，それを喚起したイメージ，リフレクション，ないし考えについて意識してほしいということである。また，第三（共鳴）および第四（忘我）質問への反応の基礎を提供する素材が，語り直しにおける私の質問によって生まれることは，保証しておく。

質問カテゴリーをさらに解説するために，アリソンの語り直しを「定義的祝祭会話地図」（図 4.1）に載せてみた。これは，アウトサイダーウィットネスの四つの質問段階によって，会話の旅の流れを進行的かつ進展的なものとしてあきらかにする，一般的チャートである。しかしながら，アリソンの語り直しは実際には，その進行において直線的なものではなく，時折，私はフィオナ家族の表現を中心化し直すよう励ましたものである。治療的会話の中心にある人々の表現の絶えざる再中心化によって，アウトサイダーウィットネスは自分たちのやりとりを人々の表現に根付かせることができる。これによってやりとりが真正化されるのであるが，これこそ，ナラティヴ実践における定義的祝祭の特徴である。

私は，治療実践における聴衆参加についての探究において，表現，イメージ，共鳴，そして忘我という四つの質問カテゴリーを練り上げてきた。人生のナラティヴな概念もいくつか試行錯誤してみたし，そのなかには効果的なものもたくさんあったが，最終的には，ここに紹介した四つの質問カテゴリーが，豊かなストーリー展開の促進上最も有効であった。この結論は，語り直しの影響に関する私自身の直接観察と，定義的祝祭の中心に人生を置かれた人々からのフィードバックに基づくものである。

もうひとつ気づいたことは，アウトサイダーウィットネスにとって最も自然で最も重要な語り直しは，このような四つの質問カテゴリーによって構造化されるものだということだ。彼らにとって，人々の表現において最も強く惹かれたものに注意を向けることは，通常，彼らの自由連想についての気づきを高め，そのような表現によってトリガーされた人生やアイデンティティのイメージについての気づきを高めることになる。人生やアイデンティティのイメージはしばしば，メタファー，アナロジー，そして直喩に満ちている。そのようなイメージは，人生の歴史における反響に向かう潜在力をもっている。音波の反響が届いたときに鼓膜が共鳴するのと同じで，私たち自身の個人的経験が，そのイメージの反響に応じて共鳴するのである。それまでその多くがないがしろにされてきた経験は，「灯りを点され」，記憶の中に浮かび上がる。それゆえ，私たちは，ある意味，自分たちの人生物語が，定義的祝祭の中心に人生を置かれた人々の人生物語と相乗りする感覚を経験するのである。

第 4 章　定義的祝祭

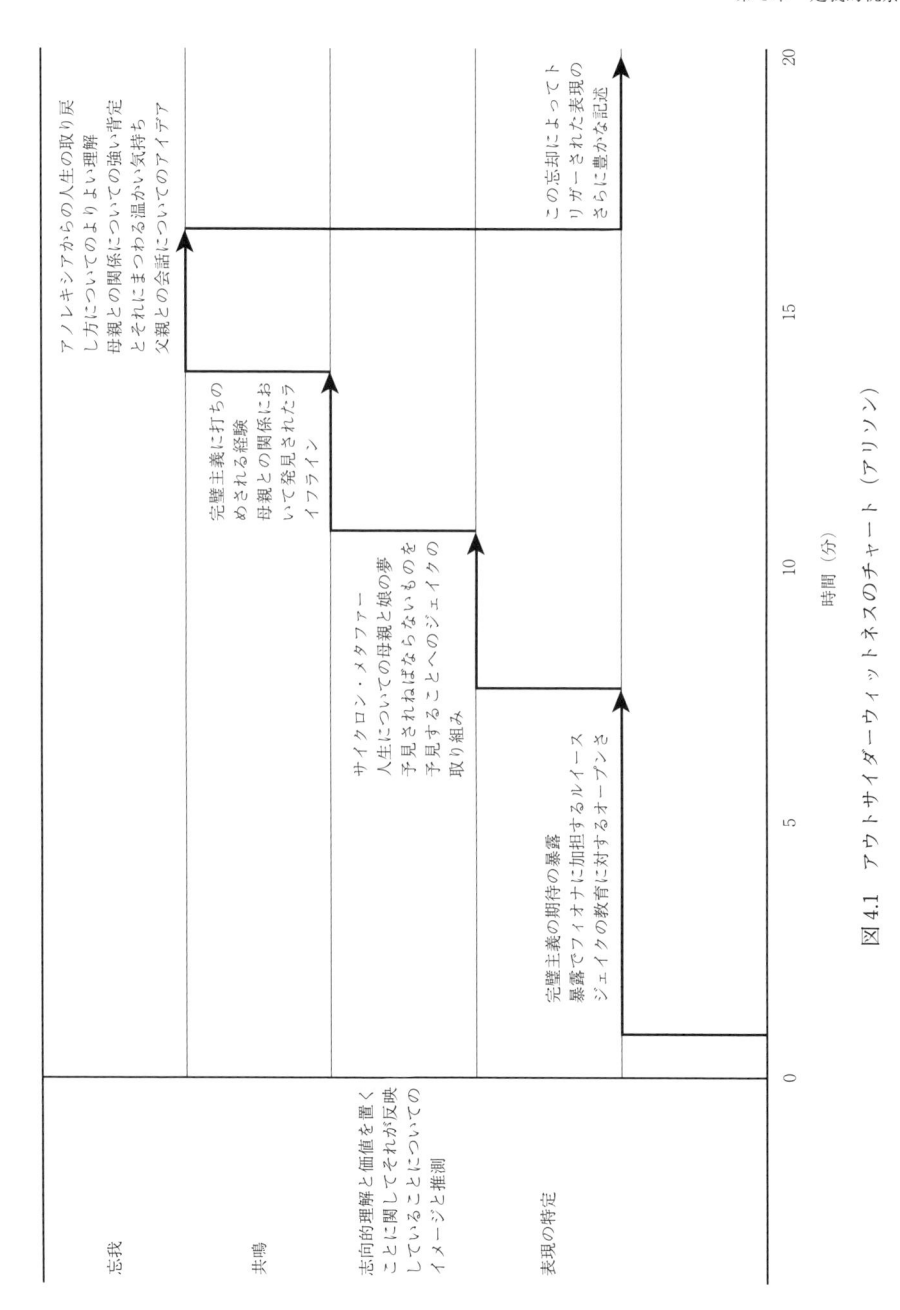

図 4.1　アウトサイダーウィットネスのチャート（アリソン）

縦軸（上から下）：
- 志我
- 共鳴
- 志向的理解と価値を置くことに関してそれが反映していることについてのイメージと推測
- 表現の特定

横軸：時間（分）　0, 5, 10, 15, 20

表現の特定（約1〜5分）：
完璧主義の期待の暴露
暴露でマイナナに加担するルイーズ
ジェイクの教育に対するオープンさ

志向的理解（約5〜10分）：
サイクロン・メタファー
人生についての母親と娘の夢
予見されねばならないものを予見することへのジェイクの取り組み

共鳴（約10〜13分）：
完璧主義に打ちのめされる経験
母親との関係において発見されたラインフライン

志我（約13〜17分）：
アノレキシアからの人生の取り戻し方についてのよりよい理解
母親との関係についての強い肯定とそれにまつわる温かい気持ち
父親との会話についてのアイデア

（17分以降）：
この忘却によってトリガーされた表現のさらに豊かな記述

165

イメージ，反響，共鳴，そしてカタルシス

イメージ，反響，そして共鳴という概念は，ガストン・バシュラール（Bachelard, 1969）の著作から借りてきている。彼は，空想のイメージやイメージの詩学について書いている科学哲学者である。彼のアイデアの多くは，治療実践一般にとっても，アウトサイダーウィットネス質問に限定しても，きわめて示唆に富むものである。私の質問の大部分は，上記の三つの概念を頭の隅に置いてアウトサイダーウィットネスをインタヴューすることによって，形作られた。

これに負けないくらいの影響力をもち，かつアウトサイダーウィットネス質問の第四カテゴリー（忘我）を裏で支えた，もうひとつの概念が，カタルシス概念 katharsis である。この言葉の頭の文字をkとしたのは，備給や解放，そして解除反応などのメタファーと関連した現代版カタルシス概念とは区別するためである。カタルシスという用語によって，私は，この概念の古典的中心理解と私の解するものについて言及しているのだが，それは，人生のドラマにおける圧倒的な表現を目の当たりにしたときに人が経験する現象としてのカタルシス，特にギリシア悲劇の上演への反応に関連した現象のことである。この古典的定義によると，もしも人がそれによって心を動かされたならば，その経験はカタルシス的なのである。しかし，その感動は，単なる情緒的経験であってはならず，以下のような事柄が起こるような場所へ文字どおり運ばれるほどの忘我でなければならない。

- 人の人生やアイデンティティに関して新しい視点に到達する。
- その人自身の歴史におけるないがしろにされてきた側面に関わり直す。
- その人の人生の大切にされてきた価値観や目的に結びつき直す。
- それまでには理解されなかったその人の人生経験に，新しい意味を見出す。
- それまでほとんど気づくことのなかった人生知識や生活技術に馴染みを経験する。
- さもなくば決してあり得なかったような人生の第一歩を踏み出す。
- いつもながらの思考の域を越えて考える。

カタルシス概念の援用は，アウトサイダーウィットネス実践における，定義的祝祭の中心に人生を置かれた人々の具体的表現記述の優先性に，ぴったりと一致している。なぜなら，カタルシス現象は，私たちの琴線を震わせ，私たちを惹き込み，私たちの想像力を大いに捉え，好奇心に火をつけ，そして魅力をかき立てる特定の人生表現と関連しているからである。

カタルシス概念によって，質問は，定義的祝祭の中心に人生を置かれた人々のストー

第4章　定義的祝祭

リーによってどのように人々が忘我に至るか同定できるものとなる。それに，その認証，つまり私たちが予想だにしなかった場所へとストーリーによって連れられていく仕方の認証が，激励される。それによって，このような力強い人生表現が私たち自身の人生を形作ることや，もしも私たちがこの表現を目の当たりにすることがなければなれもしなかったであろう人間になったことを認証する適切な方法を発見しやすくなる。その認証は，影響の具体的部分に基礎を置くことによって，さらに力強いものとなる。それは，大袈裟でも，へつらいでもない。

　ところで，カタルシス概念がアウトサイダーウィットネスの語り直しにのみ援用されるわけではないことは，明記しておきたい。たとえば，治療的会話，教育的文脈，そして地域事業において毎日目の当たりにする日常的ドラマに対する（セラピストとしての）自分たち自身の反応を理解する上でも，適切なのである。

　しかし，アウトサイダーウィットネスがカタルシスを同定するのに困難を感じる場面がある。そのような場合には，セラピストは，アウトサイダーウィットネスの共鳴経験の潜在的派生を探究してみるのがよい。たとえば，共鳴を認証するとき，アウトサイダーウィットネスが，自分がつらい時を耐えてきたのを知っている大好きなおばさんの貢献について説明しようとしても，カタルシス的反応を同定できないとしよう。そんなときセラピストは単に，以下のようなことをアウトサイダーウィットネスにインタヴューすることができる。おばさんは自分の貢献を知っていたのかいないのか，そのことをおばさんが知っていたとしたらそれは彼女にとってどんな意味をもつのか，そしてこのことを直接認証することはアウトサイダーウィットネスの心をどのように動かすのか。もうひとつ例を上げよう。アウトサイダーウィットネスが共鳴の文脈において自分の経験した憧れについて説明しようとしても，カタルシスのかけらも見つけることができない場合だ。これに対してセラピストは，その憧れを公に宣言する経験について質問することができる。ここでその憧れについてオープンにすることは，あなたにとってどんな感じですか？　このステップを踏み出すことでどんな影響があるでしょうか？　こうすることで，あなたが他の誰かにその憧れを話すことは容易になるでしょうか？　もしもそうなら，それによって起こる事柄はどんなことでしょう？

### 語り直しの語り直し

　語り直しのあと，アウトサイダーウィットネスが聴衆の立場に戻ると，祝祭の中心に人生を置かれた人々は，語り直しにおいてどんなことを聞いたのかインタヴューされる。このようにして，人々は，2回目の語り直しに進むのだが，今回は，アウトサイダーウィッ

トネスの語り直しの語り直しということになる。

このインタヴューも，同じ四つの質問カテゴリー（表現，イメージ，共鳴，そして忘我）に沿って行われる。ただし，第二質問カテゴリー（イメージ）の焦点は，アウトサイダーウィットネスの人生やアイデンティティのイメージではなく，人々の人生やアイデンティティのイメージに当てられる。換言すれば，人々は，アウトサイダーウィットネスの語り直しによって喚起された**自分自身**の人生のメタファーないし心的映像についてインタヴューされるのである。

人々は，以下の事柄についてインタヴューされる。

- 自分たちが惹き込まれた，アウトサイダーウィットネスの表現。
- 上記表現によって喚起されたイメージないし心的映像（ここでは，アウトサイダーウィットネスの人生ではなく，彼ら自身の人生に関するものを指す）について，そしてそれに表された，人々の人生の意図や人生に価値を置いていること。
- 上記表現によって触れられた，個人的経験。
- アウトサイダーウィットネスの表現によって，人々が，自分たち自身の人生についての理解や認識に関する考えにおいて，そしてどんな行為を選択するかという考えにおいて，どこへ連れて行かれたのか。

アリソン，フィオナ，ルイース，そしてジェイクとの面接で私は，フィオナ家族の注意を特別に引き，興味を抱かせた，アリソンの語りの内容についてのインタヴューから始めた。そのあと，その表現が彼らに何を喚起したのかが問われた。フィオナにとって，それは，アノレキシアのない未来という新しい希望のビジョンであったし，ルイースにとっては，恐ろしい勢いで自分をくじく力に直面しても耐え抜いた母親のイメージだったり，アノレキシアから人生を取り戻すフィオナのイニシアティヴから自分が引き出したインスピレーションのイメージであった。そしてフィオナとルイースのふたりにとってそれは，人生への不公正な期待に挑戦する女性の肖像であり，自らを元気づけるチームワークの肖像であった。一方，ジェイクにとっては，ルイースとフィオナとの新しい関係の調整に折り合いをつける挑戦から逃げないという彼の意志に表現された，公正さに価値を見出す取り組みについての強い気持ちであった。

フィオナ家族に対しては，アリソンの語り直しと共鳴した個人的経験についてもインタヴューした。また，この語り直しの聴衆になったことや語り直しの語り直しに参加したことで，彼女たちの人生の可能性を振り返ったり理解した結果たどり着くだろう目的地につ

いてもインタヴューした。とりわけ，フィオナが，アノレキシア・ネルボーザの操作について，またルイースとのチームワークについて，より明快な理解に到達したことは，あきらかだった。ルイースは，罪悪感から解放され，フィオナの経験と並行した彼女自身の人生の挑戦や展開についての新しい理解を得た。また，ジェイクは，ルイースとフィオナへのこれまであたり前と考えてきた対処法をいかに修正するかという計画を行った。

### 語りと語り直し，語り直しの語り直しという三つの段階のあいだの移行

　語り，語り直し，そして語り直しの語り直しのあいだの移行は，それなりに公式な目立つ動きである。たとえば，語り直しにおいては，アウトサイダーウィットネスが聴衆を自分たちの輪の中に入れないことが大切である。彼らは，聴衆の立場にある人たちに直接話しかけてはならない。あくまでもお互いに（ないしセラビストと）語りにおいて自分たちが聞いたことについて話し合うのである。祝祭の中心に人生を置かれた人々に直接話しかけることは，人々から聴衆の立場を奪うことになる。そうなると，聴衆がさもなくば聞けたであろう事柄を限定しかねないので，聴衆の聞くという方向性に甚大な影響が及ぼされる。このような区別された立場を崩すと，豊かなストーリー展開の条件が反古にされかねないのである。

　立場の際立った移行を促進するために，ワンウェイ・スクリーンや閉鎖回路型テレビが利用可能であるが，これらは必須ではない。地域事業も含め，私が定義的祝祭を利用する文脈の多くにおいて，そのような設備が整うことは稀であるし，しばしば不適切でもある。そのような環境では，聴衆の立場にある人々は，語り／語り直しをする人々から離れて座り，語り／語り直しをする人々は，セラビストと輪を作る。

　治療的文脈における定義的祝祭の構造化を説明する際に，私は，語りと語り直し，語り直しの語り直しという三段階を強調してきた。しかし，状況が適切であり，時間に余裕もあって，そして参加者の興味とエネルギーのレベルが揃っていれば，これらの立場は，語りと語り直しの多様なレベルとして促進されて，何度も交代可能である。また，すべての参加者が一堂に会して，このエクササイズ体験について語る第四段階さえ可能である。この第四段階についての詳細は別のところで検討した（White, 1995）。

### カタルシスの拡大上演

　相談に来た人が会話のカタルシス的側面をきわめて有益だと感じる際には，定義的祝祭のもうひとつのヴァリエーションが適切になる。これが特に該当するのは，相談に来た人が私的行為体をほとんど持ち合わせていない場合であるが，それは，重大なトラウマを経

験した人々においてはよくあることである。私的行為体がほとんどないとき，人々は往々にして，不適切で，空虚で，荒廃した感覚を抱き，完全な無力感の中にある。あたかも人生が，ある時間に凍り付いたかのようである。アウトサイダーウィットネスのカタルシス認証（つまり，彼らが当人から聞いた話によっていかにして忘我の境地に至ったのかという説明）は，それに対する解毒剤となり得る。

アウトサイダーウィットネスの語り直しが相談に来た人と特別に共鳴したと思われるとき，セラピストは定義的祝祭の後で，アウトサイダーウィットネスと，カタルシスの拡大上演の可能性について話し合うことができる。「拡大上演」とは，アウトサイダーウィットネスに対して，自らの人生に対するカタルシスの継続的影響を認証する機会を提供するものである。そのような認証は，ノート，手紙，録音テープ，ないしビデオテープの形で，定義的祝祭の中心に人生を置かれた人に送られたり，定義的祝祭に続く出来事に関するカタルシスの重要性を伝えるその他の意思表示の形を取ることもある。ここに一例をあげよう。

マリアンには，重大かつ繰り返されたトラウマの歴史があり，人生の長きにわたって，その影響と悪戦苦闘していた。第2回面接において私は，三人のアウトサイダーウィットネスがいるところで，マリアンにインタヴューした。三人のうちのふたりは，自らの人生におけるトラウマの影響について以前相談に来た人々である。残りのひとりであるヘイゼルは，トラウマ被害にあった人々との仕事に特別な関心をもつカウンセラーであった。

この第2回面接の第一段階において，私はマリアンに，トラウマ経験について，それが彼女の人生に及ぼした影響について，トラウマに対する彼女の対応について，そしてその対応の基礎についてインタヴューした。そのあと，アウトサイダーウィットネスのインタヴューに進んだが，そこでマリアンは特に，ヘイゼルのカタルシス認証に惹かれているようだった。その認証においてヘイゼルは，自らの人生に対するトラウマの影響について相談に来ていたふたりの女性との面接において役立つであろう新しい理解がひらめいたと語っていた。ヘイゼルは，つい先程まで，なぜだか自分はふたりの女性との相談に行き詰まりを感じ，満足のいく進め方を見つけられなくて欲求不満になっていたと語った。また，ここ1カ月ほどのあいだ，自分がこのふたりの女性を駄目にしているのではないかと心配するようにもなっていた。アウトサイダーウィットネスの語り直しの文脈において，ヘイゼルは，マリアンの語りから得た新しい理解と，それによってふたりの女性との面接にもたらされ得る可能性について語った。そして，そのカタルシス認証を次のように締めくくった。「マリアンの話を聞いたおかげで，ふたりの女性たちとの相談においてどうやって進めばいいのか，いいアイデアが浮かんだわ」アウトサイダーウィットネスの語り直しはど

うだったかとマリアンに訊ねると，彼女は自分がヘイゼルの仕事にいくらか貢献した点に時間を割いた。彼女はすこしばかり畏怖の念を起こしていた。「私はずっと自分のことを役立たずでただのお荷物だと考えてきました。いったい誰が，私に他人を援助できるなどと考えたでしょう？　これは，理解すべき重要なことね。時間はかかりそうだけど！」

　ヘイゼルは面接が終わる頃には，カタルシス認証の重要性に痛いほど気づいていた。3週間後に私は，マリアン宛の2通の手紙とヘイゼルのメモを受けとった。メモには，以下の説明があった。第一に，2通の手紙は，彼女と件のふたりの女性によって共同で書かれたものであること。第二に，そこには，マリアンのストーリーによって，彼女たちのトラウマへの影響に対処する新しい方法がどのように提供されたかが書かれていること。ヘイゼルは，次の面接で私がマリアンにそれを読んであげたらいいのではないかとも記していた。

　マリアンは2通の手紙に大いに心を動かされ，それぞれ計2回，彼女の言葉を借りれば，「自分自身をもう一度つなぎ合わせる」ために中庭で休憩を取らねばならなかった。彼女は，ふたつの封筒の中に見つけた贈り物にも随分心を動かされた。片方の手紙には，マリアンの貢献を刻んだお手製のカードが入っていて，もうひとつには，カフェのエスプレッソとケーキのクーポンが5枚入れられていた。

　しばらくしてマリアンが教えてくれたことには，彼女はそれまでの人生において，このような認証というものは，それに近いものも含めて，一度たりとも経験したことがなかった。あったとしても，「かなり長い間」記憶を遡る必要があった。彼女は，こうも言った。この認証が，彼女が論破できたり否認できる様式のものではなかったことが重要であったと。それは，ポジティヴなものを指摘する試みとして経験されるのではなく，彼女自身の表現によって生み出されたさざ波についての事実説明として経験されたのである。これによって，彼女が歴史的トラウマから回復するための新しいイニシアティヴの基盤が提供された。また，この経験によって，彼女が長きにわたって秘密にしていた希望が無駄ではなかったことが確認された。

　以前にも述べたように，カタルシスの拡大上演は，トラウマにさらされた人々にとってきわめて重要なものになり得る。そのような人々が以下のようなものにしがみつくことは，珍しくない。たとえば，自らが耐えることによって世界が変わるという秘めた憧れ。自らが耐えてきたすべてが無駄になることはないという密かな希望。似たような経験をもつ他者の人生に貢献したいという隠された欲望。他者の苦悩を軽減する上でなんらかの役割を果たすという幻想。世界の不正を正す行為においてなんらかの役割を果たしたいという抱負など。カタルシスの拡大上演は，こうした憧れ，希望，欲望，幻想，そして抱負と力強

く共鳴するし，個人の空虚さや荒廃感の解毒剤になり得るであろう。

## アウトサイダーウィットネスの選抜

すでに述べたように，私が定義的祝祭を試みはじめた頃，アウトサイダーウィットネスは主に，家族や友人のネットワーク，学校や職場の人々，そして隣人や行きつけの店の主人といった知人から選んでいた。一部には，私の個人的な社会的ネットワークの人々も含め，相談に来た人は知らない人々のコミュニティから選んだり，あるいはセンターへ相談ないし教育のために訪れた職業訓練中の人々から選んだこともあった。

しかしながら，祝祭を継続して展開しているうちに，あるリストから選ぶことが徐々に増えていった。そのリストは，以前，私に相談に来た人々のうち，新しく相談に来た人々が自分たちのしてきたことを参考にできるようにとボランティアで面接に参加してくれる人々を登録したものであった。この登録への誘いは決まって，二つ返事で了解された。この熱意の源の一部は，人々の多くが，私との自分自身の面接という文脈においてアウトサイダーウィットネスの語り直しを直接経験した事実によると思われる。つまり，他者の人生への自らの貢献が，きわめて大きな意味をもち得ることを人々は理解していたのである。人々は，自分たちが援助する人々の問題に対して責任を負うわけではないことも知っていたし，時間を限定された参加であることも理解していた。

## 立場の取り直し

アウトサイダーウィットネスとして，人々の家族，特に，定義的祝祭の中心に人生を置かれた人（々）ともめている家族が選ばれる時には，たいていアウトサイダーウィットネス面接の前に，その家族が自分自身の「立場を取り直す」よう援助することが欠かせない。なぜなら，定義的祝祭では，語り直しの対象となる人（々）との習慣的やりとりから離れるよう要求されるためである。習慣的やりとりは，家族関係の緊張に絡んで，ほとんど分離不能なほどに固く結び付けられていて，そこから離れることは困難であることが多い。

習慣的やりとりからの離脱はしばしば，当人と家族にお互いに，現在の関係の中にいる通常の感覚から，定義的祝祭のあいだだけでも離れてみるよう誘い込むことによって，最も上手く達成され得る。この有効な達成方法のひとつは，アウトサイダーウィットネス的やりとりの伝統再生産が容易に思える代わりの立場を採用してもらうことである。この代わりの立場の確立を援助するには，何らかのストーリーを共有してもらうよう頼まなければならない。そのストーリーとは，その家族が，深く認証してもらったり，理解されたり，

第4章　定義的祝祭

共感されたり，ないし受容された人生経験に関することである。そのような経験を差し伸べた人物を同定してもらい，アウトサイダーウィットネスの語り直しのあいだ中，その人物として自分自身の立場を取り続けてもらうのである。家族によって選択された人物が，定義的祝祭の焦点にある人々にとって受け入れ可能な人であることが，肝心である。選択される人物は，当人が否定的な経験をしたり，いかなる仕方であれ阻害された感じを受けた人であってはならない。もしも定義的祝祭の焦点にある人がその人を知らない場合は，受け入れ可能な選択として認可する前に，その人物像をあきらかにすることが，大切である。

　立場の取り直し質問はたいてい，習慣的やりとりによっては指揮されない仕方でやりとりを続ける上で予測され得る困難について話し合うことで，始められる。また，「多くの物事が家族関係の文脈において独特の方法で達成されるけれども，中には，その他の関係性の文脈においての方がよりよく達成されるものもある」という意見を述べることから始める場合もある。これに続けて，家族は互いに立場を取り直す必要はないし，現在の家族の他のメンバーになる必要もないことを示唆する。

　この立場の取り直しの候補となる人物が同定されたなら，セラピストは，その人物が認証，理解，愛情，共感，ないし受容を表現する方法について訊ねる。この質問においてセラピストは，それらの表現においてその人物が示すスキルをあきらかにするよう家族を励ます。このようにして，それらの表現に関連した関係性のノウハウは，豊かに描き出され，アウトサイダーウィットネスの語り直しの文脈において再生産されやすくなる。必要だと思われれば，セラピストは，家族に以下の事柄についての理解を深めるよう奨励することによって，さらにアウトサイダーウィットネスの準備をすることができる。たとえば，件の表現は，その人物の生活心情について，人生観について，そしてその人の目的，価値観，および信念について，何を示唆しているのか。その人物のスキルや心情をあきらかにすることは，取り急ぎではいけない。もしも必要ならば，1回の面接をまるごとこれに使ってもよい。

　いったんそれが達成されたなら，セラピストは，定義的祝祭に選んだ立場を人々が維持できるよう援助することを伝える。同意を得るべきことは，もしも家族がいつもながらの習慣的やりとりに戻ってしまったことがあきらかになったなら，どのようにしてセラピストはそれを修正するかということである。さらには，家族は，そのような場合，その先どうするかについて選択を問われることも，伝えておかなければならない。選択肢には，選択された立場に戻ってもらうこともあれば，（人物の認証表現に関連したスキルをよりよく理解するために）立場の取り直しインタヴューの第二段階に戻ること，（選択された立

173

場を続けることの障害を明確化したり，この立場をより引き受けやすくするのは何かを探求するために）この取り組みを一時的に中止すること，あるいは他のアプローチを追求すべくこの取り組みを永久に取りやめることが，含まれる。

　家族の立場の取り直しは，すべての状況において要求されるわけではないが，定義的祝祭の焦点に人生が置かれた人々と家族とのあいだにかなりの緊張がある場合には，決まって必要となる。家族の立場の取り直しについての記述を読むことに興味のある読者は，私の小論である「ナラティヴ・プラクティス，カップルセラピー，そして葛藤解消」（White, 2004／邦訳, 2007）を参照されるとよい。

## 定義的祝祭会話における治療的責任

　アウトサイダーウィットネスが誰かに関わらず，語り直しの究極的な責任はセラピストにある。もしもこの責任がアウトサイダーウィットネスの最初の語り直しからセラピストによって引き受けられなければ，人々の人生物語への対応における異なる伝統が出現することは，ほとんど確実である。これは，アウトサイダーウィットネスが，豊かなストーリー展開にとって適切な質問カテゴリーに馴染みのある場合であっても，変わらない。

### 誇張的賞賛への対応

　アウトサイダーウィットネスが語り直しの開始時にすぐさま誇張的賞賛を始めることは，まったく珍しいことではない。「思うに，ジョアンはすごく素晴らしい人だよ」とか「わおっ，ハリーはすっごい奴だね」など。こうなった際，セラピストはすみやかに，アウトサイダーウィットネスの質問を再度，第一カテゴリーに焦点化しなければならない。彼らの琴線を震わせた表現について語り直してもらうことである。たとえば，セラピストはこんなふうに言う。「わかりました。ジョアンを評価するわけですね。でも，私に話してほしいのは，あなたが聞いたり経験したジョアンの話の中で，一番惹き込まれたのは，どの部分かということなんですよ」とか「ところで，あなたが聞いた話の中で，ハリーの印象を決定づけたものは何ですか？　ハリーの言ったことであなたの琴線を震わせたものは何かという話から始めませんか？」

### 「自伝的になること」への対応

　アウトサイダーウィットネスによくあるもうひとつの傾向は，共鳴を認めたときに「自伝的になること」である。誰かの人生に対する関心を具現化するよう誘われたときに，ア

第4章　定義的祝祭

ウトサイダーウィットネスはしばしば，自分史のエピソードについて短い個人的物語を共有するのである。これらの小物語は，単に相手のストーリーに共鳴した経験を物語るだけでなく，アウトサイダーウィットネスがいかにその経験に対応したかという記述でもある。それが彼らに何を意味したのか，それが彼らの人生において何を可能にしたのか，といったことでもある。もしもこれがそのまま見過ごされると，アウトサイダーウィットネスの語り直しはすぐさま，道徳的訓話や説教を介したアドバイス提供の領域，あるいは定義的祝祭の中心にいる人の経験を置き換えるだけの，経験共有のための経験共有という類いの領域へと突入する。

　アウトサイダーウィットネスが自伝的になったとき，セラピストは，共鳴した経験をもっと豊かに描くように奨励する。「自分史上そのような経験にどのように反応したのか，それによってあなたに何が可能になったのかを話してくださいましたが，私としては，実際の経験それ自体についてもっとお聞きしたいのです。そこで，一歩か二歩下がって，そういったことについて質問してもよろしいでしょうか？」もうひとつの選択は，定義的祝祭の焦点にある人々の表現に焦点を当て直すことである。「お聞きになった話があなた御自身の経験の深い部分に触れたのは，あきらかなようですが，それほど力強くあなたに響いたのは，話のどの部分だったのかをもうすこし話してもらえませんか？」

　以下の逐語録は，自伝的になったアウトサイダーウィットネスの語り直しの例を提供すると同時に，そのときいかにして首尾よく，定義的祝祭の焦点にある人々の表現に方向付け直せるかを示している。この語り直しは，シングルマザーのリーンと彼女のふたりの子どもたち，7歳のエイミーと4歳のレベッカとの会話についてのものである。リーンの一番の悩みは，エイミーのいわゆる発達の遅れであった。それに，彼女が失敗と認識しているエイミーとの母子関係，さらには自分が母親として失敗したという感覚であった。この面接に参加しているアウトサイダーウィットネスのひとりは，ジョンというセラピストであった。彼は，個人的共鳴を以下のように語りはじめた。

　　ジョン：その中には，僕にとってたくさん響いてくるものがありました。何年も前のことになるけれど，自分がエイミーのような少年だった頃に戻った気分です。僕も他の子どもたちとはうまくやっていけませんでした。すぐ飽きちゃうんです。時に，やっかいな子どもでした。実際，ほとんどの時間そうでしたね。だから，もしも当時 ADHD という診断があれば，自分もエイミーのようにそれをいただくことになったでしょう。でも，僕の母親は素晴らしい人でした。母親は外に向けてこう言ったんです。これは私の息子です。みんなと違うところがあるのは重々承知して

います。ただし、そのようなことの多くは、もしもあなたがそれにどう近づけばいいのかご存知でありさえすれば、評価できるものなのです。彼のどこが違うのか、彼を評価するために学ぶべき事柄について、お話しさせていただけますか？　素敵でしょ。こんなことを誰にでも言ったのです。教えてあげましょうか、どうすれば……

M：お母さんのイメージを再訪するのはどんな感じでしたか？

ジョン：圧倒的でした。それにとても美しい体験でした。（笑い）こんなふうに母親が生きていたんだって。自らの主義に従って生きる……

M：それほど力強くお母さんのイメージをわきあがらせた、リーンのストーリーにおいてあなたが聞いたり見届けたことについて、もっと理解したいですね。お母さんのやり方を鏡に映した、リーンのストーリーを聞いたときに、あなたは何を見届けたのでしょう？

ジョン：おお、それは簡単ですよ。リーンが……

　ジョンの共鳴経験についての語りは、自伝的になっている。エイミーの窮状に同一化し、それに対する母親の素晴らしい反応を語り、彼女の反応を形作った主義について、そしてそれがどのように彼女の生き方に反映しているかを説明している。この共鳴についてのジョンの説明は素晴らしいとは思うが、そこにある自伝的要素が気になる。リーンにとって、教訓的な話ないし説教として受け取られかねないリスクがあると同時に、敬愛されたこの別の女性との比較によって自分自身を貧しいものと判断する機会を彼女に与えることによって、彼女のネガティヴなアイデンティティ結論をさらに強固なものとしかねないからだ。しかし、母親のイメージをかき立てることになった、リーンの語りの中に彼が見届けたものをさらに語るようジョンを促すことで、その被害は回避された。彼女の行為とジョンの母親の行為のあいだの好ましからざる比較を経験する代わりに、母親としての彼女のアイデンティティと敬愛されている別の母親のアイデンティティとのあいだに見つけられる共通項を経験したのである。リーンの表現を中心化し直すことは、彼女のストーリーの忘我ないしカタルティックな側面についての質問の出だしにもなった。

M：リーンのストーリーを聞くことがあなたにとって圧倒的な経験だったことは、よくわかりました。リーンがお母さんのイメージを喚起し、それは美しいものだったわけです。こんな経験をしたために、今日、心ここにあらずになったことは、どんな感じでしたか？

ジョン：自分がすごいところにいて，もうすこしそこに座っていたい気分です。
M：あなたの仕事について質問してもいいですか？
ジョン：もちろん，どうぞ，どうぞ。
M：あなたは時に，シングルマザーの女性から相談を受けますか？
ジョン：もちろん。質問の意図もわかりますよ。今まで十分に聞けなかった話も，やはり聞くべきだったと思いあたります。
M：あなたが言いたいのは，リーンのストーリーを聞き，それが自分の何に触れたのかを語ることによって，ご自身が十分に聞いてこなかった女性たちのストーリーをもっと聞けるようになる上で貢献する何かがあったということですか？
ジョン：その通り。それが，僕の言っていることです。

　リーンは，私が語り直しの語り直しのためにインタヴューしているあいだ，かなり気分が高揚していた。ジョンの共鳴についての説明，彼女の経験と彼の母親の経験とのあいだの共通項，そして彼のカタルシス認証は，彼女の深い所に触れたのである。これが，失敗者であるという彼女の結論に対する解毒剤になったことは，あきらかであった。リーンが言うには，前ほど重荷を感じなくなったし，エイミーについての心配に対処する努力を重ねる上での可能性にも目が向くようになった。図4.2に，ジョンの語り直しを描いてみた。
　アウトサイダーウィットネスを語り直しに関連する認証伝統に方向付けようとするとき，自伝的になる傾向は対抗されなければならないが，それは，セラピストが以下の示唆をすることによって実現されるであろう。アウトサイダーウィットネスは，自分にとってよく知られた馴染みのある人生の出来事ではなく，記憶の外にあって，定義的祝祭の焦点に人生を置かれた人の話を聞くまではほとんど認識されることのなかった経験を優先して話すよう意図しなければならない。

## 「一段下の立場を取ること」への対応

　カタルシスを認証するように言われると，アウトサイダーウィットネスは「一段下の立場を取ること」によって対応するかもしれない。たとえば，「ジョアンが課せられたことを彼女なりのやり方でいかに乗り越えたかを聞いていて思ったのは，私には，彼女ほどうまく対処できたことはほとんどないということでした。私がやれた以上にずっとうまく彼女は対処したのです」このように「一段下の立場を取ること」は，相手の価値を高めて，自分の人生を衰弱させることであり，それによって，誤解されたという感覚が残ったり，共有された主題にからめたジョイニングがむき出しになるので，決まって役に立たないも

ナラティヴ実践地図

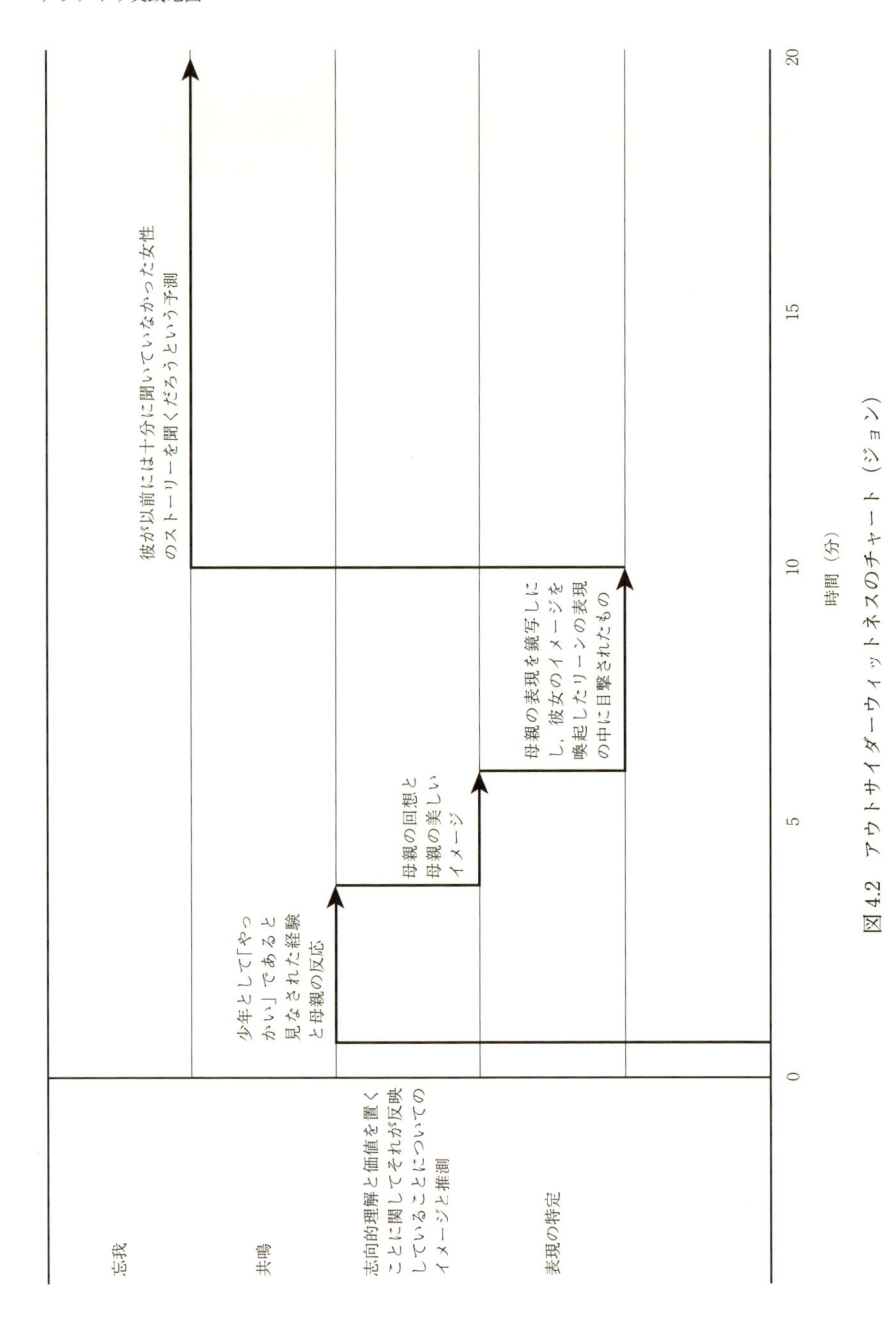

忘我

共鳴　少年としてて「やっかいであると」見なされた経験と母親の反応

志向的理解と価値を置くことに関してそれが反映しているとについてのイメージと推測　母親の回想と母親の美しいイメージ

表現の特定　母親の表現を鏡写しし、彼女のイメージを喚起したリーンの表現の中に目撃されたもの　彼が以前には十分に聞いていなかった女性のストーリーを聞くだろうという予測

0　5　10　15　20
時間（分）

図4.2　アウトサイダーウィットネスのチャート（ジョン）

178

のとして経験される。一段下の立場を取ることのもうひとつの弊害は，定義的祝祭の中心に人生を置かれた人の人生を英雄的アイデンティティとして構成してしまうことである。現代文化において英雄的アイデンティティは人気が高いが，英雄として構成される人々をかなり孤立化させ阻害することにもなる。

苦痛表現への対応

元々の構造化のために，定義的祝祭の第一段階はたいてい，ないがしろにされてきた人生のイニシアティヴに意味を付与したり，ポジティヴな従属的ストーリーラインの痕跡をあきらかにする会話を，生み出す。人々が語り直しの聴衆となる頃には，アウトサイダーウィットネスはたいてい，反応を生み出す材料をたくさん手に入れている。この時点でアウトサイダーウィットネスが，ポジティヴな従属的ストーリーラインと特別に関連した語りの表現に反応することは，よくあることである。しかしながら，時にアウトサイダーウィットネスは，欲求不満や痛みに関連したものも含め，もっと苦痛に満ちた表現に心を惹かれることがある。そのような状況では，セラピストが，苦痛の表現の中に微かに認められる価値観や希望，それに夢などを引き出す質問をすることが，重要である。たとえば，もしもアウトサイダーウィットネスが痛みの表現に心惹かれたならば，そのことは，当人が大切にしていることに照らし合わせてどんなことの証拠になるのかを推測するよう奨励すべきである。もしもアウトサイダーウィットネスが絶望の表現に心惹かれたならば，そのことは，当人の人生についての希望や夢に照らし合わせてどんなことの反映なのかを推測するよう奨励しなければならない。もしもアウトサイダーウィットネスが当人の人生の空虚さに関する嘆きに心惹かれたならば，そのことは，個人的な親密感を獲得することに照らし合わせて，当人の大切なことについて何を示唆しているのか推測するよう奨励しなければならない。

このアプローチは，ジャック・デリダ（Derrida, 1973, 1976, 1978）のアイデアに基づいている。デリダは，テクストの脱構築に焦点を当てたが，私は，彼のアイデアが治療的会話の文脈においてもとても役立つものであることを発見した。デリダの基本的論点は，言葉や文節や文の意味は，それを取り巻くいくつかの言葉や文節や文に依存しているというものであった。つまり，何かに意味付けができるのは，その文脈において何か，ないしすべての他のもののあいだの差異を区別することによってだというのだ。治療的文脈においては，人生経験を表現しようと思うなら，人々は，その経験をそれを取り巻く対照的な経験と区別しなければならないことになる。たとえば，絶望を表現するためには，絶望を，そうではない別の経験（例をあげるなら，希望の表現として定義される人生経験）と区別

しなければならない。痛みを表現しようとするためには，これを生み出す経験を，別の経験（たとえば，人生において価値を与えられたもの，あるいは大切なものを代表しているもののサインとして読まれるもの）と区別しなければならない。このようにして，痛みは，当人が大切にしていたものが侵害された証拠として理解されるであろうし，現在進行形の苦難は，人の成功をくじく力にも関わらず当人が価値を置いていることと関係を維持できた一因と理解されるかもしれない。この基本原理やその含みについては，別のところで詳述している（White, 2000, 2003）。

アウトサイダーウィットネス質問の第三段階（共鳴）において，もしもアウトサイダーウィットネスが人々の人生におけるさらに痛ましい経験について語りだしたならば，セラピストはまた別の含みに訴えることができる。アウトサイダーウィットネスに，祝祭の中心に人生を置かれた人々の表現が触れた，彼らの大切なことについて質問するのである。カタルシスという点で，その質問は，アウトサイダーウィットネスが忘我に至った道筋を同定する努力において，痛み表現を越える援助となるだろう。

以下の逐語録は，ロジャーというアウトサイダーウィットネスが痛みの主題を特徴とする個人的共鳴を語っている例である。父親のパトリックと成人した息子であるケビンによって語られたストーリーに応じて，語り直しが行われた。ケビンは，長年音信不通であったが，面接の文脈において，お互いに関係を回復した。面接は，両者にとって大変重要な契機となったのである。私の質問は，彼の語りに隠れていた事柄をあきらかにするのに役立った。

> ロジャー：本当に僕の興味を惹いたのは，パトリックとケビンの顔に浮かんだ喜びの表情を見たことでした。再び結びつくということがふたりにとって何を意味しているのかが，よくわかりました。ふたりのあいだの愛情はあきらかです。ふたりの愛情を目の当たりにしました。これは，僕にとって実に痛みを伴う何かに触れもしました。（ここで涙ぐむ）
>
> M：それについて，ここですこし話す準備はできていますか？
>
> ロジャー：僕は，父親とあんな結びつきをもったことがありません。とても厳しい人でしたから。愛情のかけらもありませんでした。父親がつらくあたらないときは，自分が彼にとって存在しないかのようでした。だから一度もそんな感じを受けなかったのです。今でもそれを話すには，痛みを覚えます。
>
> M：人生において，そのような父親とは異なったタイプの人たちは他にいませんでしたか？

ロジャー：いいえ。祖父にも一度も会ったことがありません。ふたりの祖父については，何も教えてもらっていないのです。

M：それでも，あなたは自分の与えられたものには甘んじなかったわけですね？

ロジャー：ええ。たぶん。

M：そこのところがわかりにくいですね。それまでとは違う経験を提供してくれる，父親とは違ったタイプの人はひとりもいなかったわけですね。与えられたものに甘んじることをあなたに止めさせたものは何でしょう？　あなたにとって見慣れたものをただ受け入れるんじゃなくて。

ロジャー：どうでしょう。たぶん，それは……父親との結びつきが得られればという憧れでしょうか？

M：その憧れを生き永らえさせたものが何か，おわかりになりますか？　あなたがいかにしてその憧れをもち続けたのかを説明するストーリーが，何かありませんか？　どんなことでもいいんですが，この憧れを奨励し支持してきたものとか，それをなんらかの形で正当化してきたものは，ありませんか？

ロジャー：奨励するですって？　そうですね……そう言えば，これについてはよく考えたものです。母親は私がまだ幼い頃に亡くなったんですが，継母がなにくれとなく世話をしてくれました。憶えているのは，高校時代あまりうまくいってなくて，退学しようと思っていたのに，しばらく家庭教師が勉強をみてくれたら，それが転機になったことですね。驚いた！

M：何に驚いたんですか？

ロジャー：こんなことは一度も考えたことがなかったんです。でも，パトリックの何かが僕に，家庭教師をしてくれた人のことを思い出させたわけです。はじめに言っておきますが，彼もアイルランド人で，僕にとても親切でした。とても。ワオ！

M：私の理解をまとめると，今日あなたがパトリックとケビンのあいだで見たことをきっかけにして，あなたははじめてその憧れについて他人に話しました。そして，これもはじめて，あなたは，その憧れと何年も前のアイルランド人の家庭教師とのあいだに結びつきを見出した。

ロジャー：そう，そう。

M：それはどんな感じですか？

ロジャー：そうですね，あることを話して，これまでずっとそばにあったのに目に入らなかったことを発見したような感じです。

M：それによって何か違いが出てきますか？

ロジャー：もちろん。もちろんですよ。自分が持っているのに気づかなかったものを手にしたわけですから，もっと考えてみるでしょうし，もっと話すことにもなるでしょう。痛みが和らぎます。今もね！

ロジャーの痛みの表現の中に隠れていた憧れが目に見えるようになり名付けられたのは，このインタヴューを介してであった。彼の痛みの表現は，大人の男性から認められることへの憧れや，大人の男性との結びつきに関係していた。この憧れは，彼が少年だった頃の家庭教師の対応によって滋養されていた。この同定は，ロジャーの個人的共鳴とカタルシスの認証に対して深遠な影響を及ぼした（図4.3は，ロジャーの語り直しをチャートにしたものである）。パトリックとケビンにとって，ロジャーの人生が，自分たちの関係性の回復物語によってこのように触れられたのを見届けることは，今度は逆に，きわめて深遠なものとなり，彼ら自身の関係物語の豊かな展開に大いに貢献した。

このように含みを描き出す中で，セラピストは，人々の欲求不満ないし痛みの表現の強さを減らそうとしたり，そうした経験から手を引かせたり，さらには他のまだイライラすることの少ない経験に置き換えようと目論んでいるわけではない。むしろ，セラピストは，人生が複数の物語からできているという前提や，豊かなストーリー展開を促進する認証の伝統を再生産する意図を確認するのである。

### 注意

状況によっては，セラピストは，アウトサイダーウィットネスを形作る責任を引き受けることにかなりの負担を感じるかもしれない。特にこれが起きやすいのは，アウトサイダーウィットネスのメンバーが，定義的祝祭の中心にある人々の経験や窮状について，身内でなければ得られない知識をたくさんもっているときである。そのような状況では，時折気がつくと私でも，語り直しの前半においてあまり乗り気ではなく，驚くことに，豊かなストーリー展開や個人的共鳴に貢献しにくいアウトサイダーウィットネス対応の展開を傍観していることがある。

この腰が引ける状態は，ノウハウについての身内でなければ得られない知識が混乱している結果である。つまり，人生における具体的経験や状況について身内でなければ得られない知識を所有することと，豊かなストーリー展開に貢献し他者の癒しや他者との力強い共鳴となるようにそれを表現することは，違うのである。人々の語り直しを形作る責任を引き受け，と同時に，アウトサイダーウィットネスによって所有された身内でなければ得られない知識の重要性を認証することは，可能である。

第 4 章　定義的祝祭

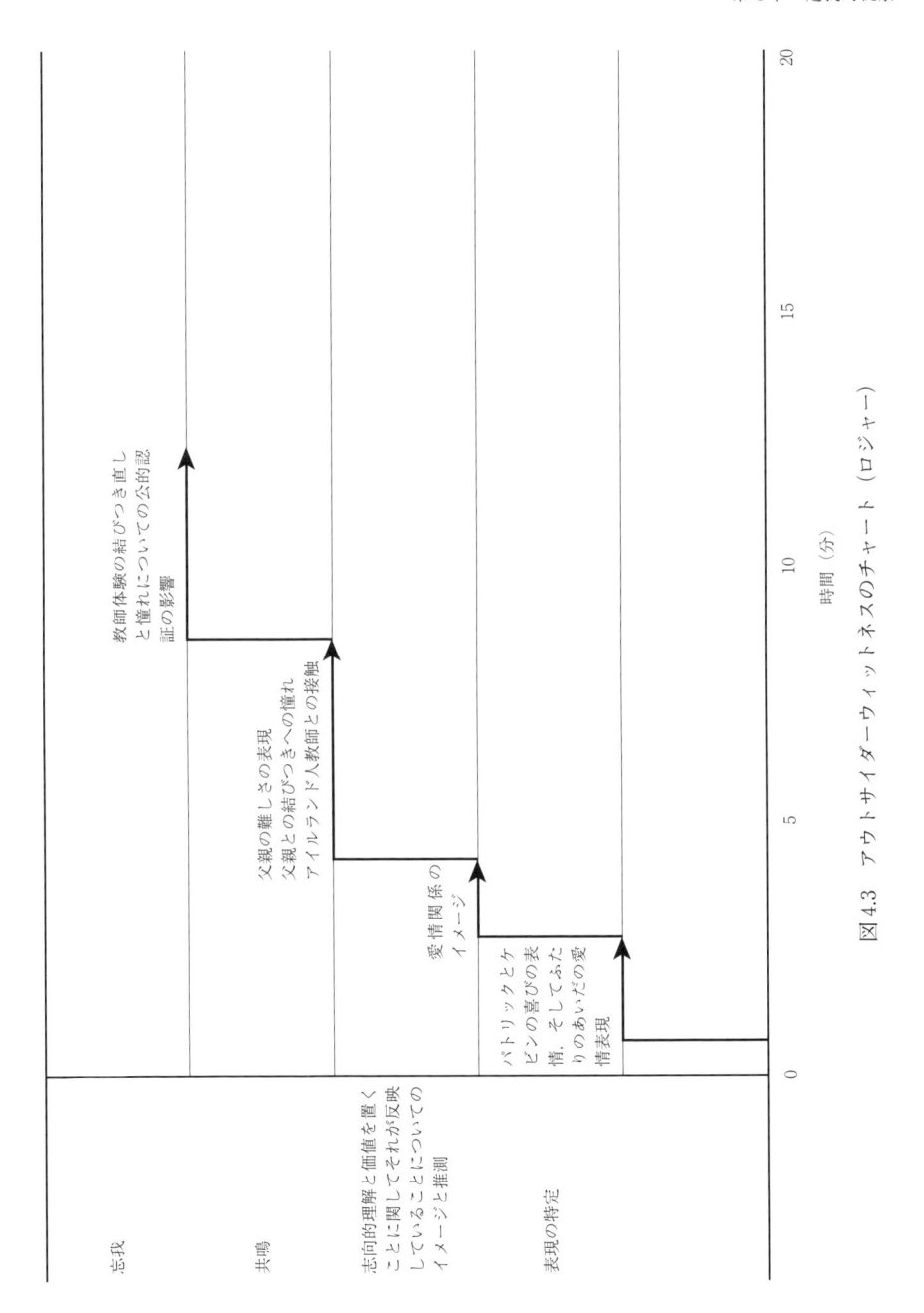

図 4.3　アウトサイダーウィットネスのチャート（ロジャー）

（縦軸 上から）
忘我
共鳴
志向的理解と価値を置くことに関してそれが反映していることについてのイメージと推測
表現の特定

（横軸）時間（分）　0　5　10　15　20

（チャート内 左から）
・パトリックとケビンの喜びの表情、そしてふたりのあいだの愛情表現
・愛情関係のイメージ
・父親の難しさの表現　父親との結びつきへの憧れ　アイルランド人教師との接触
・教師体験の結びつき直しと憧れについての公的証証の影響

専門家のアウトサイダーウィットネス参加は，セラピストがアウトサイダーウィットネスのやりとりを形作る責任を引き受けるのに腰が引けるもうひとつの状況である。これが特に問題になるのは，アウトサイダーウィットネスが，語り直しを形作る質問カテゴリーも含め，定義的祝祭実践の全体的知識を持っているときである。私は，時に，このような状況で責任を引き受けることもあるが，結果的にアウトサイダーウィットネスが，求められるやりとりの伝統とは別のものを再生産するのに出くわす。たとえば，人々の人生や人間関係について理論化したり仮説を立てること，人々の表現を評価すること，専門家集団の専門知識にたよって診断に到達すること，人々の人生の問題に対して介入や治療を行うこと，そして，職業的で人気のある心理学言説のいくつかによってもたらされるその他の実践に従事することである。

以上のような注意をしたからといって，人々の人生物語への反応のいくつかをうっかり再生産するアウトサイダーウィットネスに批判的なわけではない。オーソドックスな反応から自由になることは，驚くほど困難だということなのだ。また，そのような言説の一般的妥当性に対して疑問を投げかけようというつもりもない。むしろ，定義的祝祭実践という文脈において豊かなストーリー展開を生み出す状況を確立する上で必須だと私が信じる配慮を強調しているのである。

しかしながら，アウトサイダーウィットネスの語り直しを形作る上で，セラピストがこのような指導的役割を取る必要がない状況もある。アウトサイダーウィットネスが語り直しの伝統について一通りの知識以上のものをもっているとき，セラピストは，後部座席にいることもできるし，アウトサイダーウィットネスに，この伝統に沿ってお互いにインタヴューさせたり，グループの誰かに代わりにこの責任を引き受けさせてもいいのである。アウトサイダーウィットネスがこの語り直しの伝統に馴染んでいれば，語り直しを積極的に形作る必要はすみやかに消えてなくなるというのが，私のよく経験するところである。

## テクノロジー，無名性，そして倫理

ここまでは，アウトサイダーウィットネスを直接参加させる定義的祝祭実践について述べてきたが，いつも必ずそうしなければならないというわけではない。たとえば，カンファレンスコール（電話会議）のテクノロジーによってアウトサイダーウィットネスの語り直しの選択肢が提供される。アウトサイダーウィットネスがその場にいないときとか，定義的祝祭の焦点にある人々によって無名性が要求されているときである。

人々の人生のストーリーについてのセラピストの引き続く説明に対応したアウトサイ

第4章　定義的祝祭

ダーウィットネスの語り直しの録音にも，テクノロジーが利用できる（もちろん当事者たちがこれに同意していなければならない）。言い換えれば，セラピストは，治療的会話のストーリーを聞くことで「遠隔」アウトサイダーウィットネスになろうという人たちと面接ができるわけだ。アウトサイダーウィットネスがセラピストの話に応じている場面を，録音ないし録画する。そうすれば，語り直しの主人公である人々との次回面接においてその録音ないし録画を供覧できるため，セラピストは，ビデオないしテープの再生後に，語り直しの語り直しをあきらかにしていくことができる。この選択肢は，適切なアウトサイダーウィットネスの参加が得られないときや，無名性が要求されるときに，適している。

　無名性一般に関しては，この文脈に参加する人々にとって問題になることは稀である。しかしながら，定義的祝祭の中心にある人々は，アウトサイダーウィットネスの参加について決定する前に，その過程と構造について十分に知らされなければならない。定義的祝祭実践の中心に置かれた直接的経験のある他者と話してみることができるという選択肢も，提供されるべきである。それに加えて，セラピストは，定義的祝祭の文脈において訊かれたくないテーマがないか確認しておくべきであり，それによって，人々は，セラピストがアウトサイダーウィットネス候補にいかなる個人的情報も漏らさないという安心を得られるわけである。アウトサイダーウィットネスが人々の人生について知る事柄は，語りにおいて人々から直接聞いたことに限られる。さらに，人々は，グループ療法の文脈における守秘義務に関する一般的条項をあきらかにされ，それが遵守されることを伝えられなければならない。

　私の経験では，面接にアウトサイダーウィットネスが参加するという選択肢が却下されることは，ごく稀である。さらに，定義的祝祭の焦点となる機会をもった人々は，再度その機会を提供されると，ほとんどの場合，定義的祝祭の文脈をもう一度選ぶものである。守秘義務や無名性の問題に関しては，実のところ，人々は自分たちの人生物語が他の人々と共有される可能性について乗り気になるものである。

　時に，職業的専門家の声として聞かれる心配は，定義的祝祭実践に関与することが専門家倫理に抵触しないかというものである。職業的規律に関する倫理コードを調べてみたが，本章で私が紹介している実践に矛盾は見出せなかった。むしろ，倫理コードに表現された基本方針にこの実践は適合していると考えられた。しかしながら，もしも読者がこの実践と職業団体の倫理コードとのあいだの矛盾について気掛かりならば，適切な倫理コードをひも解きながら，予想される心配を引き受ける形で実践を洗練することによって，それを解決していただきたい。

## 結　論

　本章では，定義的祝祭と関連する治療実践を記述した。このような実践は，（定義的）祝祭の中心にある人々と力強く共鳴する認証伝統の再生産に貢献する。その結果，豊かなストーリー展開と私的行為体の感覚的補填が得られ，人々は自らの窮状と心配に対処する一歩を踏み出すことができるようになる。

　定義的祝祭実践を探究しはじめたときに，セラピストが，いくらか腰が引けたり個人的に違和感を抱くものだと忠告するのは，適切であろう。腰が引ける感じはたぶん，人々の人生物語への通常の治療的やりとりとは異なる認証伝統を再生産していくからであろう。また，違和感は，現代の治療的会話のほとんどを形作る直接的な人と人との対話とは矛盾する文脈の構造化に関連しているのではないだろうか。腰が引ける感じと違和感が消えていくのは，これらの認証実践の効果が目に見えるようになり，直接的な人と人との対話をいったん中断することの重要性があきらかになるときである。

　私の職業人としての全歴史において，定義的祝祭に関連する治療実践が，潜在的に最も大きな力をもつものであった。時を置いて，私は，アウトサイダーウィットネスの語り直しが，セラピストとしての私の役割において達成される潜在力を大きく越えたものに到達するのを目の当たりにした。他のセラピストが定義的祝祭に乗り出すときにも何度か私は，同じことを経験した。しかしながら，これはセラピストの貢献の重要性を減ずるものではない。定義的祝祭の語り直しが，相談に来た人々の共鳴を得るのは，祝祭が適切なアウトサイダーウィットネス質問によって形作られ，その実践の成功への重要な配慮が細部にわたって論じられるときだからである。

# 第 5 章

# ユニークな結果を際立たせる会話

　人生は，生きられた経験に溢れているが，私たちがこの経験に意味を与えるのは，ごく稀なことである。意味を与えられる経験は，私たちが既知の身近な人生のストーリーラインにもち込んだものであって，かなり選択された結果なのである。日常生活における数多の経験はほとんど，ブリップのように私たちの意識というスクリーンを横切り，歴史的真空地帯へとなだれ込む。こうした経験の多くは，人生のドミナント・ストーリーのプロットや主題と「同調しない」ため，意味が与えられたり登録されることもない。しかしながら，同調しない経験は潜在的に重要なものであり，好ましい環境さえあれば，「ユニークな結果」ないし「例外」として構築され得るのである。同調しない生きられた経験の同定は，人々の人生のオルタナティヴ・ストーリーの展開開始点となり得る。

　このようなオルタナティヴ・ストーリーを展開させていくにあたって，生きられた経験のないがしろにされてきた側面を重要視するよう人々を援助することが，セラピストの課題である。その際，セラピストが意味の付与において指導的役割を取ることは，珍しいことではない。そこでセラピストは，生きられた経験のこのような側面の価値を人々に確信してもらう努力や，人々に主たる著作権があることを認めてもらう努力をする。ただし，これが相談に来た人々に被害を与えかねないのは，無理強いしたり，孤立化させる危険性があるからだ。治療的会話の中心にセラピストが置かれることにでもなれば，共同作業的探究の可能性は，その扉を閉じられる。

　ユニークな結果を際立たせる会話は，（相談に来た人々の著作権を特権化する）脱中心化されたセラピストの参加を支持する。このような会話によって，人々は，自らの経験の同調しない側面を重要視するよう援助される。人々は，そうした経験を特徴付けたり，反芻するよう援助される。セラピストに相談に来た人々にとって，これがしばしばとても斬新に感じられるのは，人々が往々にして，単に意味を与えられる対象であったり，他者によって人生を展開される立場に置かれているからである。とりわけ，ユニークな結果を際立たせる会話が提供する機会によって，人々は彼ら自身の人生の意図に声を与えられ，人生で価値を置くことを身近に感じることができるようになる。これによって，自らの問題

や窮状，そしてジレンマに対処する上での行為に向けた跳躍台を与えられるのである。

## ピーターとトゥルーディー

　私が14歳のピーターとシングルマザーのトゥルーディーに会ったのは，メラニーというセラピストの紹介によるコンサルテーション面接であった。メラニーは，中等少年院で働いており，コンサルテーションのとき，ピーターはそこに入っていた。そこは，彼が少年期を過ごした少年院のひとつであった。措置のほとんどは，物品破損によるものであり，中には恐喝と窃盗の場合もあった。ピーターは欲求不満になると暴れ回る習慣が続いていて，当時はかなりの損害をもたらしていた。

　ピーターが自らの行為に責任を取るよう，それらの重大性を認識するよう奨励する努力が多くなされたものの，成果は上がらなかった。こうした努力に対してピーターがまったく反応しないため，援助者の側も，彼には人生を振り返る能力がなく，自分の行為の影響を予測することもできず，そして人と比べ責任を取ることに向いていないのだと結論するに至った。彼は，抽象的な言葉で考える能力のない，具体主義者と評価されていた。

　しかしながら，メラニーは最近，ピーターの人生の興味深い展開に気づいた。彼は，少年院で起こった欲求不満を募らせるある事件において，人々に襲いかかり物をぶち壊すのではなく，退室してジムに行くことで対処したのである。このような場合，暴れ狂うのが常であったので，メラニーは，欲求不満に関するこのような対処法の重要性を強調していたのである。それでも彼女には，ピーターのこの自発性が容易に失われるであろうこともわかっていたので，私とのコンサルテーションにおいて，それが意味のあるものとされ，ピーターの人生に関するオルタナティヴ・ストーリーの展開へ道が開かれることを願ったのである。

　コンサルテーション面接におけるメラニーからの最後の課題は，ピーターの母子関係の改善であった。ピーターとトゥルーディーの関係は，ふたりの人生環境によってきわめて阻害されていた。トゥルーディーは最近，地方当局より住宅を提供され，ピーターが少年院から出たあかつきには，家を用意できることになっていた。よって，このときが，母子同盟の展開可能性を探究する上で最高のタイミングだったのである。

　ピーターが欲求不満になったときに「関わり合いを避け」た自発性に関するメラニーの評価と，この自発性が彼の人生のオルタナティヴ・ストーリーの展開に入り口を提供するだろうという彼女の理解に，私は強く共鳴した。この面接についての彼女の議題は，あきらかに，ピーターとトゥルーディーの認識と合致していた。そこで，私はピーターとトゥ

第5章 ユニークな結果を際立たせる会話

ルーディーに,欲求不満場面からの退場に見られるピーターの最近の自発性について,もうすこし質問をしてもいいかと訊ねたのである。トゥルーディーは,この申し出に以下のように応えた。

トゥルーディー：メラニーがそのことを教えてくれたとき,これはいけるかもしれないって思いました。それで,私たちで話し合いもしたので,これ以上話すことがあるかどうかわからないけど,ついこのあいだも,ピーターはまたひどいトラブルを起こしたから,元の木阿弥ですよ。

M：最近の混乱についてはメラニーからも聞いていますし,あなたが心配するのももっともだと思います。ただ,私の理解では,こういう混乱はとてもありふれたものである一方,欲求不満の場面を離れることは,ピーターの歴史上あまりないものですよね。

トゥルーディー：ああ！　そうね。その通りよ。あれは違っていたの。本当にそうね。

M：ね,これまでとは違うわけですから,私は興味をもって,もっと知りたいと思うわけですよ。このことについては,あなたとピーターにいくつか質問して,それについて新しい発見があればと思います。

トゥルーディー：ええ,それは面白そうですね。

M：ピーターはどう？　今までとは違うと思う？　欲求不満場面を離れることは,これまでとは違うことかな？

ピーター：うん。

M：これについてすこし話してもいい？

ピーター：いいよ。

M：他に何か話したいことはある？

ピーター：別に。

M：オーケー,ピーター,君のママも,これはいけるかもしれないって言ってくれたからね。ママがそう言ったんだよ。君も同じように言える？　それとも欲求不満場面から離れることについては,違う言い方をする？　違う言葉を使うとか？

ピーター：別に。

M：何が別に？

ピーター：ママの言ったのでいいよ。

M：だから,君も同じ意見だね？　いけるかもしれないって？

ピーター：うん,まあね。

M：いけるって言えるのはどうして？

ピーター：わからん。今度はあまり大したトラブルにならなかったからとか。

M：かなり混乱していたとは思うんだけど，そこで何かをしたわけだよね。今回，大事に至らなかったのは，どんなふうにしてだったのかな？

ピーター：それに関わらなかっただけだよ。それだけ。

M：君のしたことに名前をつけるとしたら？「トラブルに関わらない」でいいのかな。

ピーター：うん。たとえば，「要らねえ」とか。

M：今回違ったのは，君が要らねえって考えたから。それで可能になったのは……

ピーター：距離を取る，かな。

M：距離を取る？

ピーター：うん。今回は少し距離を取ったんだ。

M：となると，全部で三つだね。距離を取ること，要らねえって考えること，それにトラブルに関わらないこと。

ピーター：そう，そうだね。

M：「要らねえって考えること」について，もうすこし話してくれないかな。

ピーター：ただ，そう思ったんだ。

M：そのとき，どんな気分だった？

ピーター：カーカーだったよ。

M：カーカーだったのに，距離を取って，そんなことも考えたの。

ピーター：そう。負けなかったんだ。

M：何に負けなかったの？

ピーター：正気でいたんだ。負けなかった。

M：オーケー，結局，こんなことになるかな。距離を取り，ただそう思って，要らねえって考えて，正気でいて，負けずに，トラブルに関わらないこと。

ピーター：そう，そうだね。

M：それでどんなことができた？

ピーター：どういうこと？

M：君が負けずに，今まで起こらなかったことが起こった後で，何が起こったの？

ピーター：特権の確保かな。

M：どんな特権？

ピーター：週末の外泊。金属細工の授業。それに，カウンセリングもパスできたし。

M：オーケー。その他には？

ピーター：テレビの時間やジムの時間も取り上げられなかったし。

M：だんだんわかってきたよ。距離を取り，ただそう思って，要らねえって考えて，正気でいて，負けずに，トラブルに関わらないことが，なぜ可能になったかがね。

ピーター：うん。そのときは何も壊さなかった。乱暴にならずに，すべてをぶち壊すこともなかった。

M：なんだって？

ピーター：乱暴になってすべてをぶち壊すんじゃなくて。

M：それがどうやってできたのか理解する上で助けになることが，何かあるかな？物を壊す代わりに，特権を確保したわけだ。

ピーター：たぶん。たぶん，それは……わからん。

M：「たぶん」って言ったよね。「たぶん」って言ったとき，何を考えていたの？

ピーター：えっと……たぶん自分が進みたい道をすこし見ていたんだと思う。

M：その一部だったとか？

ピーター：そうかも。

M：こんなことが突然現れるはずがないよね。距離を置いて，ただそう思って，要らねえって考えて，正気でいて，負けずに，トラブルに関わらずに，道を見るなんてことがさ。こんなことになったのに何か心当たりはないの？

ピーター：どんな？

M：最近起こったことのうちで，こんな展開の基礎とか土台を提供してくれそうなものとか，君にこのステップを用意してくれたようなこととか，トラブルに関わらないための道を作ってくれたようなものは，ないだろうか？

ピーター：ああ……たぶん何かあるよ。でも，今すぐには思いつけない。

M：トゥルーディー，ピーターのことを話してきて，何がそれを可能にしたのかを今話しているわけだけど，こうなるのに関係していることって，何かある？ ピーターの生活の中で，こんな道を提供してくれる展開について，何か気づきませんでしたか？

トゥルーディー：わかっているのは，いったん線路からはずれると，ピーターはいつもひどいことになるということね。法に触れれば，拘留されるわけですから。拘留されたことがあってまた法に触れれば，悪循環ね。ピーターはもう何度も拘留されています。本当ですよ。人生を進められないって感じ。責任を取れないだけにも見えるけど。

M：ピーターの人生に起こっていることや，彼が線路をはずれたときに起こることについては，十分心配されていますね。

トゥルーディー：確かに。

M：そういう心配はどんなふうにあなたに影響するのですか？　こういう心配はどんなふうにあなたの人生に影響するのでしょう？

トゥルーディー：そうですね，彼のすることを考えると眠れなくなります，それは言えますね。

M：眠れなくなるわけですね？　それは，悩みですか，それとも……？

トゥルーディー：確実に，悩みです。絶えざるものです。

M：悩みによる影響は……？

トゥルーディー：すごいストレスがかかります。

M：それに，あなたとピーターの困難ということになると……？

トゥルーディー：うまくやっていけなくなります。それは確実。

M：うまくやっていくことが大切なのは……？

トゥルーディー：うまくやっていくことは，私がずっと望んでいることです。私の希望です。

M：ありがとう。トゥルーディー。あなたにとって大切なことを理解するのは必須ですから。もしよろしければ，先の話題に戻りましょうか。

トゥルーディー：もちろん。

M：ピーター，トラブルに関わらないという展開が何を意味しているのか理解させてくれてありがとう。それによって何が可能になったかも教えてもらったし。後で，そこに導いたものについての理解へ戻りたいんだけど，さしあたり，この展開が君にとってどんな感じなのか興味があるんだけどね。

ピーター：ああ！　そうだね，僕は……うーん……

M：さっきのことなら，ここにリストがあるよ。トラブルに抗議して退場すること，距離を取ること，ただそう思うこと，要らねえって考えること，正気でいること，負けないこと，トラブルに関わらないこと，それに道を見ることだったね。それによって君に可能になったことのリストというのもあるよ。特権の確保とか乱暴になってすべてを壊したりしないこと。それは君にとってどんな感じなのかな？　こういうことが自分の人生において起こるのを見るのは，どんな気持ちだい？

ピーター：気分のいいもんだね。

M：いいもんだろ，いいもんだろ，いいもんだろう。いろんないいものがあるわけだ。

これはどんないいものなのかな？　誰にとっていいものなのかな？　君にとってか，ママにとってか，それともセンターにとっていいものなのか，どう思う？
**ピーター**：ポジティヴだね。
**M**：誰にとってポジティヴなの？
**ピーター**：僕にとってさ。
**M**：君にとってポジティヴ。君にとってどんな具合にポジティヴなのか教えてくれる？
**ピーター**：うん。いい気分にさせてくれるんだよ。
**M**：なぜこの展開が君の気分をよくさせるのか知ってるかい？
**ピーター**：どこかへ行くのが気分がいいみたいなものじゃないかな。
**M**：どこかへ行くような気分なんだね。なぜどこかへ行くことが君にとって大切なんだろうね？
**ピーター**：なぜかというと，人生において何かができるようになるからじゃないかな。言いたいことを言えて，それができるようになる。
**M**：ずいぶんはっきりしてるね。
**ピーター**：うん。何かができるようになることがわかるんだ。もしも物事がうまくいかなくても，それについて知るだけで，何かできるようになるってことなんだよね。
**M**：人生においてどこかへ行くこととか，自分自身の人生の方向性についてものが言えるようになることは，ずいぶん長い間，君にとって大切なことだったのかな？
**ピーター**：そう思うよ。うん，そうだったんだ。少なくとも1年間は，いやもっとだね，そう思う。
**M**：ピーター，このことについてママの意見を訊いてもいいかい？
**ピーター**：もちろん，訊いてみてよ。
**M**：トゥルーディー，これは私のここまでの理解なんだけど，最近の展開というのは，ピーターが距離を取り，ただそう思って，要らねえって考えて，正気でいて，負けずに，トラブルに関わらず，行きたいところまで続く道を見ることに関係していますね。そして，こういったことによって，彼が乱暴になったりすべてを壊すことを避けることができるようになって，その代わりに，特権を確保できたわけです。週末の外泊とか金属細工の授業。それにテレビやジムの時間などです。それがどんな気分かとピーターに訊くと，彼は，人生においてどこかへ行けるからいい気分になるというわけです。彼自身の人生の方向性についてものが言えるということも，現時点で彼には大切なわけです。ただ距離を置いて，こうしたことを全部視野に入れ

て，この展開全体に名前をつけるとしたら，どんな名前がいいと思いますか？
**トゥルーディー**：人生の自己管理に関することですよね。しかも，このところずっとなかったことでもあります。
**M**：人生の自己管理。どう思う，ピーター？
**ピーター**：ええ。僕のしていることですね。
**M**：トゥルーディー，こういった自己管理がピーターにできるようになったのは，どんな感じですか？
**トゥルーディー**：人生をもっとましなものにできるでしょう。そして，少年院に入らなくてもよくなるでしょうね。
**M**：どんなふうに人生をましなものにできるのでしょう？
**トゥルーディー**：今言ったみたいに，少年院に入らなくてもよくなるんじゃないかしら。
**M**：他には？
**トゥルーディー**：いろんな点で人生が今よりましになると思うわ。
**M**：どんな？
**トゥルーディー**：そうね，ピーターにとって状況がうまくいかないときでも，私には，この子に才能があることはいつでもわかっていました。息子は，物事がどんなふうに動いているのか，そしてそれを分解することに興味があるんです。そういえば，息子は物事を理解するためには，なんでも分解してみて，それを元に戻してみるんです。もしも人生管理ができたなら，とても役に立つことだと思います。一歩進んで，退屈しないよい仕事に就けるようになるかもしれませんね。それこそが，人生を営む空間が与えられたということになるでしょう。進んでいくための空間を得られるでしょう。
**M**：ピーター，君にとってはどんな感じ？ 人生管理によってそれが可能になったとしたら？
**ピーター**：本当にポジティヴです。
**M**：この質問にはもう答えてもらったけれど，「本当にポジティヴ」というのが君にとってどんなことなのか，もう少し知りたいね。もう一度訊くのは，人生管理の展開においてもっとポジティヴなものが増えるのではないかと考えているからなんだ。
**ピーター**：わからん。必要なことを自分で起こすことができるとわかれば，すごく幸せだし，したいことを自分で起こすことができるとわかれば，それもすごく幸せで

す。
M：必要なこととしたいことを自分で起こすことができるとわかれば幸せだってことだね。

トゥルーディー：一つ確かなことがあります。人生が楽になるでしょうね。

M：ピーターはどう思う？

ピーター：ええ。いろいろ楽になるでしょうね。

M：オーケー。人生管理の展開が君にとってどんな感じなのかだいぶわかってきたよ。いろいろ楽になるし，必要なことやしたいことを自分で起こすことができるとわかれば幸せだってことだね。一つ質問があるんだけど，なぜそれがわかると君は幸せなの？

ピーター：うーん……なんでだろう。

M：この質問をママにしてもいい？

ピーター：ええ，ご自由に。

M：トゥルーディー，彼自身の未来における人生管理の展開が本当にポジティヴだとピーターが判断するのは，なぜだと思いますか？

トゥルーディー：自分自身のために物事が理解できるようになるからじゃないかしら。それに，そうする権利がありますよね。

M：彼には何の権利があるって？

トゥルーディー：自分自身の人生を管理する権利です。自分自身の居場所を得る権利です。この権利は誰にでもあるのですが，多くは取り上げられているのです。ピーターもそうです。息子にはそうするチャンスもなかったんです。

M：ピーターはどう思う？　ママが言うには，これが本当にポジティヴな展開なのは，自分自身の人生を管理する権利や居場所を得る権利を君がもっているからだというわけだけど。しっくりくる？

ピーター：うん。

M：なぜしっくりくるって言えるんだろう？

ピーター：子どものときにそういうチャンスがなかったからじゃないかな。

M：何かあったの？

ピーター：義理の父親にはずいぶんいじめられたから。

M：彼がその権利を奪ったということ？

ピーター：うん。完全に。

トゥルーディー：それについては，私はずいぶん悪いことをしたと思っています。ピー

195

ターの人生にあいつを連れてきたのは私なんですから。あの男を自分たちの人生に連れてきたから、それが始まったわけです。共犯なんですよ。恐ろしいことでしたし、私は永遠に罪の意識から逃れられません。このことで私は、罪悪感によって完全に無力になったのです。

　治療的会話におけるこの時点で私は、比較的短時間のあいだに私たちがかなりの距離を旅したと理解した。この会話への入り口は、欲求不満場面からの退場というピーターの行為であった。はじめにこの行為についてトゥルーディーとピーターに話しかけたとき、トゥルーディーの意見は、それについてはすでに十分話したので他に話すことはないというものだった。しかしながら、トゥルーディーとピーターの双方は、この自発性についての私の質問に喜んで答えてくれた。
　私が始めた治療的質問の文脈において、欲求不満場面でのピーターの退場については話すべきことが大いにあると判明した。この自発性がきわめて重要なものとなったのである。それは、ピーターにとって大切なものの意味と象徴を充填させたのである。彼の未来の人生と人生における貴重なものを左右する彼の抱負を象徴していた。彼はそれまで、抱負の声を与えられなかったし、自分自身の人生に価値を見出しているものをこのように強調されたこともなかった。

### ユニークな結果

　ナラティヴな会話においては、ピーターがトラブルに抗議して退場するときに企てたような行為を、「ユニークな結果」ないし「例外」と読む。私はこの用語「ユニークな結果」をゴフマン（Goffman, 1961）から借用した。彼は、それを定義する際にこう述べている。経験が「人が一生の間に辿る社会的経路」へと構造化される際に「……特定の社会的カテゴリーの構成員に基本的で共通な長い年月にわたるさまざまの変化――もっともこれらの変化は個々の構成員によって独立に経験されるのではあるが――が重視され、個々人にユニークな結果は無視される」（p. 127／邦訳, p. 133）。ピーターのトラブルに抗議した退場は、「自発性」と分類されるユニークな結果の特定のカテゴリーのひとつである。そのような自発性は、他のユニークな結果と同様、人々の人生にずっとあったものであるのに、ないがしろにされて失われていたものである。私見では、生活上の自発性が阻止されてもそれが高々97％であれば、人はよい生活を送ることができる。つまり、3％の自発性さえ生き残れば、それなりのQOLを経験できるはずである。しかし、生活上の自発性が

98％失われると，つまり2％しか生き残れないのであれば，相対的に低い QOL を味わわねばならない。このことは私に，問題や窮状について人々から相談を受けたとき私たちがとるべき役割は，1％の生活上の自発性阻止を解除したり，もちこたえられるように支持することであると教える。

　コンサルテーションにおいて，ユニークな結果の候補となる展開があきらかになったとき，私は通例，それに重みをつけるための選択肢を探究する。そのために，人々の人生への意図や人生に価値を置くことを同定し，さらにその説明を展開していく機会が人々に与えられるような会話の基礎を提供する。ユニークな結果を名付けることと，（ユニークな結果に表された）人々の人生への意図や人生に価値を置くことを理解する過程とのあいだには，大きなギャップがある。セラピストの役目は，人々がこのギャップを橋渡しできるよう援助することである。トゥルーディーとピーターとのあいだの会話において，これらの2点のあいだのギャップの航海は，私が第1章で述べた立場表明地図の第2ヴァージョンによって形作られた。

## 立場表明地図 ver.2

　立場表明地図のこのヴァージョンは，本地図の第1ヴァージョンに含まれているのと同じ基本的質問カテゴリーから成る。しかしながら，この地図は，人々の人生の問題や窮状に焦点を当てて外在化する会話を生み出すのではなく，ドミナント（支配的）でしばしば問題のしみ込んだストーリーに対するユニークな結果や例外に焦点を当てることによって，人々の人生のオルタナティヴ・ストーリーを生み出すのである。立場表明地図 ver.2 によって形作られる治療的質問は決まって，第2章で議論した再著述する会話の導入のために基礎を提供する。たとえば，人々が人生に何を意図し，何に価値を置くのかに関する理解に応じて，セラピストは，行為の風景質問を行い，彼らの歴史に関わり直したり，そのような理解を振り返る説明展開に声を与えるよう奨励することができる。

　トレーニング参加者からの絶えざるフィードバックによると，立場表明地図 ver.2 は，人々の人生におけるポジティヴだがないがしろにされてきた展開を意味のあるものとしようとする努力において，セラピストが主たる著作権から距離を置く上でも，役に立つ。セラピストが主たる著作権を引き受けてしまうと，「確信モード」に入りがちである。そこでは，セラピストのやりとりは，賞賛を与えること，ポジティヴなことを指摘すること，そしてリフレイミングを試みることに限定されやすい。しかし，立場表明地図 ver.2 があれば，セラピストが治療的会話において脱中心化されながらも影響力のある参加を維持す

ることが，容易になる。これが脱中心化された参加であるのは，セラピストが，相談に来た人々の著作権を特権化しようとするからである。また，影響力をもちながら参加できるのは，セラピストが，ユニークな結果になりそうな人生展開についての質問を構造化できるからである。

**質問カテゴリー1：ユニークな結果の，経験に近く特別な定義の協議**

この第一段階においてセラピストは，ユニークな結果として意味をもちそうな展開について質問を始める。この質問の文脈において，人々は，このような展開の拡大記述を提供するよう誘われ，それを経験に近く特別な言葉で豊かに特徴付けるよう導かれる。経験に近く特別な言葉を強調するのは，どんな人生展開も他の人には同じように理解されたり受け入れられたりしないし，当人の人生であれ時代が異なれば同じように理解されたり受け入れられたりしない上，どんな展開も人生や歴史におけるその他の展開の直接の模造ではないからである。

ピーターとトゥルーディーとの会話のはじまりにおいて，欲求不満場面から退場する自発性は，「トラブルに関わらないこと」として定義され，「距離を取る」とか「要らねえって考えること」のような関連した展開も，いくつか名付けられている。私はインタヴューのこの部分を急いだりせず，むしろ彼の自発性の意味をあきらかにしようとピーターに質問を続けた。それでこそ，自発性は豊かに特徴付けられたのである。たとえば，要らねえって考えることについてもっと教えてほしいと頼んだとき，彼はいろいろ答えてくれたが，それは，「ただ，そう思った」とか，彼がいかに「正気でいた」のかだったり「負けずにいた」とか，そして「道を見ること」についてであった。その後，この自発性は，トゥルーディーによって「彼自身の人生管理」と定義された。

ピーターとトゥルーディーにとってユニークな結果として意味付けされた展開は，近い過去に関するものであった。しかしながら，セラピストが，そのような展開を過去の出来事に限定して同定する必要がないのは，それが決まって現在においてもあきらかになるからである。

私がディロンの家族に会ったのは，私のトレーニングコース参加者である「ゲスト」がいるコンサルテーション面接でのことだった。家族は，この面接の文脈について十分に概要を伝えられていて，他の選択肢も与えられていた。ディロンは15歳の少年で，人生のすべての局面においてトラブルを抱えていた。もう一度危機を迎えれば，家族からは永遠に決別しなければならなかった。面接の参加には同意したものの，彼は端から，面接にまったく興味を示さなかった。面接環境について十分に説明を受けたか再度確認すると，彼は

第5章　ユニークな結果を際立たせる会話

それを認めた。しかし，憤りを込めて，こう言った。「あいつらは何なんだよ？」これはもちろん，ひとつの表明として表現されたのだが，そこには質問の要素もあった。

私はそれを，ディロンに質問すべき機会と捉え，ゲストについて何を知りたいのかと訊ねた。すると彼はぶっきらぼうに「趣味」と答えた。そこで私は，ゲストに趣味について訊ねることにした。それが終わると，私はディロンに感想を訊ねた。彼は，乗馬とユーモアについて聞いた話に惹き込まれていた。私は，ゲストに自己紹介させるなんてなかなかだと言い，何がそれを可能にしたのかと訊ねた。ディロンはしばらく考えてみたものの，この自発性を名付けるのに困難を感じた。そこで，家族の人たちに助けを求めると，母親は，彼の自発性を「橋わたし」と述べた。それに，ここ5年間というものディロンがそのスキルを使うところを見たことがなかったので，とても驚いたと補足した。ディロンは自分の自発性の定義を喜んだが，それは，あきらかに人生経験に近い特別なものだったからである。そして，それによって，彼の人生の従属的ストーリーの同定と豊かな展開の入り口が提供された。

質問カテゴリー2：ユニークな結果の影響のマッピング

第二段階は，人々の人生のさまざまな領域においてたどり得るユニークな結果の影響に関する質問を特徴としている。そのような領域には，家庭や仲のよい人々とのあいだの関係や，職場，学校や研修先，仲間や友人，そして自己との関係などが含まれる。また，ユニークな結果の「潜在的」影響に関する質問が，上記の領域に加え未来の可能性であるとか人生の地平一般についても行われる。さらにこの段階においては，ユニークな結果へ導いたかもしれない展開に焦点を当てる機会がしばしば認められる。

ピーターとトゥルーディーとの会話において，「立場表明地図」の第一，第二段階は，他の多くの会話ほど明瞭には定義されなかった。しかしながら，特徴付けられたユニークな結果の影響として，ピーターには以下の事柄が可能になっていた。週末の外泊，金属細工の授業，テレビ，ジムの時間などを含む特権を確保することと，暴力的になってすべてをぶち壊しにすることを回避することである。しばらく後で，これによってピーターにはさらにどんなことが可能になるかと推測してみると，彼の人生の改善，少年院に二度と入らないこと，人生を営む空間を得ること，そして進んでいくための空間を獲得することが，あげられた。

この質問によって，ユニークな結果が時間軸上の展開に持ち込まれることになる。つまり，ストーリーラインに組み込まれるのである。それによって，ユニークな結果の重要性が強調され，確固たるものになる。つまり，幸運の産物であるとか逸脱，ないし他者のお

かげだなどという結論によって、傷つきにくくなるわけである。

### 質問カテゴリー3：ユニークな結果とその影響の評価

この段階では、セラピストは人々がユニークな結果やその影響ないし潜在的効果を評価するのを支持する。立場表明地図のはじまりと同様、この評価は、以下のような質問によって開始される。このような展開は君にとっていいもの？　この展開をどんなふうに感じていますか？　このような展開は君にとってどんなもの？　ユニークな結果のどのあたりに君は立っているの？　ここであきらかになってきているものに関して、君の立場はどんなもの？　この展開はポジティヴですかネガティヴですか、それともその両方、ないしどちらでもないのでしょうか？　あるいは、そのあいだのどこかということでしょうか？

こうした質問によって、人々は、立ち止まって人生の特定の展開について振り返ることや、その経験を同定してそれについて話したり、評価することを求められる。多くの人々にとって、これがきわめて斬新な経験であるのは、そのような展開が自らの人生に関する既知の身近なものとは矛盾するからである。これが目新しい経験となるのは、そのような展開がしばしば他者の批判の対象とされてきたという事実にもある。以下の抜粋は、ピーターとトゥルーディーとの会話からのものだが、こうした経験の利用と評価質問を提示している。

### 抜粋1

M：さっきのことなら、ここにリストがあるよ。トラブルに抗議して退場すること、距離を取ること、ただそう思うこと、要らねえって考えること、正気でいること、負けないこと、トラブルに関わらないこと、それに道を見ることだったね。それによって君に可能になったことのリストというのもあるよ。特権の確保とか乱暴になってすべてを壊したりしないこと。それは君にとってどんな感じなのかな？　こういうことが自分の人生において起こるのを見るのは、どんな気持ちだい？

ピーター：気分のいいもんだね。

M：いいもんだろ、いいもんだろ、いいもんだろう。いろんないいものがあるわけだ。これはどんないいものなのかな？　誰にとっていいものなのかな？　君にとってか、ママにとってか、それともセンターにとっていいものなのか、どう思う？

ピーター：ポジティヴだね。

M：誰にとってポジティヴなの？

ピーター：僕にとってさ。

M：君にとってポジティヴ。君にとってどんな具合にポジティヴなのか教えてくれる？

ピーター：うん。いい気分にさせてくれるんだよ。

M：なぜこの展開が君の気分をよくさせるのか知ってるかい？

ピーター：どこかへ行くのが気分がいいみたいなものじゃないかな。

## 抜粋2

M：ピーター，君にとってはどんな感じ？ 人生管理によってそれが可能になったとしたら？

ピーター：本当にポジティヴです。

M：この質問にはもう答えてもらったけれど，「本当にポジティヴ」というのが君にとってどんなことなのか，もう少し知りたいね。もう一度訊くのは，人生管理の展開においてもっとポジティヴなものが増えるのではないかと考えているからなんだ。

ピーター：わからん。必要なことを自分で起こすことができるとわかれば，すごく幸せだし，したいことを自分で起こすことができるとわかれば，それもすごく幸せです。

M：必要なこととしたいことを自分で起こすことができるとわかれば幸せだってことだね。

トゥルーディー：一つ確かなことがあります。人生が楽になるでしょうね。

M：ピーターはどう思う？

ピーター：ええ。いろいろ楽になるでしょうね。

　上記主題について訊ねられるのは目新しい経験ともなり得るため，ほとんどの場合はセラピストが，会話の第二段階においてすでに引き出されたユニークな結果の代表的影響をいくつか簡単に要約して，評価質問の出だしで紹介することが大切である。私はこの要約を「編集記」と呼んでいるが，それによって，人々は，評価質問に答えるときに振り返るべき出だしを提供される。たとえば，ピーターとトゥルーディーとの会話では，評価質問に入る前に，ユニークな結果に付された意味や，それによる主たる結果と理解されるものについての短い要約を最初に提示している。次の部分である。「さっきのことなら，ここにリストがあるよ。トラブルに抗議して退場すること，距離を取ること，ただそう思うこと，要らねえって考えること，正気でいること，負けないこと，トラブルに関わらないこ

と，それに道を見ることだったね。それによって君に可能になったことのリストというのもあるよ。特権の確保とか乱暴になってすべてを壊したりしないこと。それは君にとってどんな感じなのかな？　こういうことが自分の人生において起こるのを見るのは，どんな気持ちだい？」

この時点で配慮しなければならないことのひとつとして，質問主題の展開に関する彼らの立場の複雑さについて声にする機会を人々に確実に提供することが，あげられる。これが大切なのは，セラピストは往々にして，人々がこれらの結果を（そうでないときであれ）完全にポジティヴなものと評価するだろうと考えたり，時期尚早に質問を切り上げたり，なんらかの仮定に飛びついたりするからである。

**質問カテゴリー4：評価の正当化**

第四段階は，人々が会話において行った評価について「なぜ」と問うものである。立場表明地図のはじまりと同様，以下のような質問によって開始される。なぜこれはオーケーなんですか？　この展開についてこのように感じるのはなぜでしょう？　なぜあなたは，その展開においてこの立場を取っているのですか？　質問は，その「なぜ」を説明できるストーリーを共有してくれるよう人々に頼むことによって始めることもできる。この展開においてなぜあなたがこの立場を取るのか理解させてくれるような，あなたの人生物語を聞かせてくれませんか？　この展開においてなぜあなたがそんなに幸福を感じるのかという疑問に光を投げかけるようなあなたの歴史的ストーリーについて，あなたのお父さん／お母さん／きょうだいに話してくれるように言ったら，その人は何と言うでしょう？　以下の抜粋は，治療的質問の本段階について説明を提供してくれるであろう。

**抜粋1**

　**M**：なぜこの展開が君の気分をよくさせるのか知ってるかい？

　**ピーター**：どこかへ行くのが気分がいいみたいなものじゃないかな。

　**M**：どこかへ行くような気分なんだね。なぜどこかへ行くことが君にとって大切なんだろうね？

　**ピーター**：なぜかというと，人生において何かができるようになるからじゃないかな。言いたいことを言えて，それができるようになる。

　**M**：ずいぶんはっきりしてるね。

　**ピーター**：うん。何かができるようになることがわかるんだ。もしも物事がうまくいかなくても，それについて知るだけで，何かできるようになるってことなんだよね。

M：人生においてどこかへ行くこととか，自分自身の人生の方向性についてものが言えるようになることは，ずいぶん長い間，君にとって大切なことだったのかな？

ピーター：そう思うよ。うん，そうだったんだ。少なくとも1年間は，いやもっとだね，そう思う。

## 抜粋2

M：オーケー。人生管理の展開が君にとってどんな感じなのかだいぶわかってきたよ。いろいろ楽になるし，必要なことやしたいことを自分で起こすことができるとわかれば幸せだってことだね。一つ質問があるんだけど，なぜそれがわかると君は幸せなの？

ピーター：うーん……なんでだろう。

M：この質問をママにしてもいい？

ピーター：ええ，ご自由に。

M：トゥルーディー，彼自身の未来における人生管理の展開が本当にポジティヴだとピーターが判断するのは，なぜだと思いますか？

トゥルーディー：自分自身のために物事が理解できるようになるからじゃないかしら。それに，そうする権利がありますよね。

M：彼には何の権利があるって？

トゥルーディー：自分自身の人生を管理する権利です。自分自身の居場所を得る権利です。この権利は誰にでもあるのですが，多くは取り上げられているのです。ピーターもそうです。息子にはそうするチャンスもなかったんです。

M：ピーターはどう思う？ ママが言うには，これが本当にポジティヴな展開なのは，自分自身の人生を管理する権利や居場所を得る権利を君がもっているからだというわけだけど。しっくりくる？

ピーター：ええ。

M：なぜしっくりくるって言えるんだろう？

ピーター：子どものときにそういうチャンスがなかったからじゃないかな。

M：何かあったの？

ピーター：義理の父親にはずいぶんいじめられたから。

M：彼がその権利を奪ったということ？

ピーター：ええ。完全に。

評価質問と同様、正当化質問にもたいてい編集記を付ける。編集記は振り返るための出だしになるので、人々がこのような質問のやりとりを展開するのに役立つ。第1章で述べたように、私は、治療的会話における「なぜ」質問の掘り起こしを強く主張する者である。たとえば、ピーターが自らの未来を導こうという抱負を表現したのは、「なぜ」質問に答えたときである。このような「なぜ」質問によって、人々は、人生や人生に価値を置くことに関する内的理解に声を与えたり、それを展開するための空間を拡げられる。さらに、(治療的会話の進行に伴いピーターがさらに展開することになった) 人生管理「権利」という概念にトゥルーディーが価値を置いたのも、「なぜ」質問へのやりとりにおいてであった。人々は、人生の目的によって定義される。そして、抱負の定義や価値を置くことについての説明が、ピーターのアイデンティティ結論を構成した。そのような結論は、彼の人生のドミナント・ストーリーと関連する既知の身近でネガティヴな結論とは矛盾するものである。

人生や人生に価値を置くことについての志向的理解は、豊かなストーリー展開に貢献する再著述する会話への入り口を提供する。たとえば、第四段階における理解の表現に対して、人々は、そうした理解の適切さや適正さを確認する人生の出来事について振り返ったり、あきらかにするよう導かれるであろう。第2章では、それを「行為の風景」質問と呼んでいる。

この正当化質問に対して決して即答を期待してはならないことは、注意しておきたい。事実、人々はしばしば「わからない」と答える。これは、ある種の文化的雰囲気において表現される言葉である。つまり、人生やアイデンティティについての内的理解が志向的理解と置き換わり、人々が人生の特定の展開を好む理由を問われることがほとんどなくなってきている状況を反映しているのである。このために、人々はなぜと意見を求められることをきわめてラディカルで重大な挑戦だと経験することが、多いのである。

「わからない」という答えが返ってきたとき、セラピストは人々の答える努力を支持することが大切である。この支持は、多くの方法で提供可能である。たとえば、質問の前置きとなる編集記を提供することに加え、ユニークな結果の主たる影響の振り返りとその影響の評価を人々が行えるよう誘導することができる。これらは、人々に、「なぜ」質問を受けたときに反芻するためのより強固な地盤の展開を与える。

この質問に答える人々の努力を支持する今一つの手は、セラピストが、同じ質問に他の人々がいかに答えたかを説明することである。「6週間前に、夫婦関係を支配していた葛藤から自由になろうとしていたご夫婦に会ったんですよ。そのご夫婦は、その自発性の結果について、おふたりと同じくらい熱心でしたが、あとで知ったことには、なぜそうだっ

たかというと，『　』という理由があったからなんです。これは，おふたりの展開について あなたがたがなぜ熱心なのかという理由としておっしゃることと似ているのではないでしょうか？　それとも，まったく違う話なのでしょうか？」他者のやりとりをこのように説明することは，人々が人生展開において自らの立場を「なぜ」取るのかということについて知ることができるようになる基礎に，貢献する。つまり，他者の人生における展開に関してなぜかという説明をもつことで，人々は，人生展開における自らの立場を同様の仕方で際立たせることができるのである。

　第1章で述べたように，「なぜ」質問に「わからない」と答える子どもたちと面接する際，探究は，なぞなぞゲームの導入によって促進され得る。その展開がなぜその子に好まれるのかというなぞなぞを親やきょうだいに向けるのである。セラピストは，選択肢を提供することもできる。子どもは，各自の推測が答えに近いか否かをインタヴューされ，もしも近いなら，「なぜ」を展開するためにその子ならさらにどんな言葉を使うのかと問われる。もしも子どもが推測に近いものはないと答えたならば，なぜそれがわかるのかと問うことにより，子どもはたいてい「なぜ」に言葉を与えることになる。

　立場表明地図ver.2によって特徴付けられる四つの質問カテゴリーは，ユニークな結果の候補となる人生展開に向けて，人々の方向性を形作る。もちろん，それは，そのような展開に向かうセラピストの方向性をも形作る。この探究の文脈において，そのような展開の意味が協議され，重要性を帯びてくる。そういった展開に重みが加わると，人々はより好奇心を増し，探究が進むにつれて，魅惑は増大する。さもなくばないがしろにされるかつまらないものと見なされていたものに対するこの魅惑は，人々がこの探究に参加し，活発にやりとりするのに貢献する。

　立場表明地図ver.2についての議論において私は，会話の進行を直線的に説明したが，実践においては，厳密な直線的進行というものはめったにない。また，ある質問レベルでの人々のやりとりの明瞭さは，他の質問レベルでのやりとりについて改訂を導いたり，脚色につながることにもなる。

　図5.1と5.2には，ピーターとトゥルーディーとの会話を，私が本章で述べた立場表明地図の上にチャートとして記した。

ナラティヴ実践地図

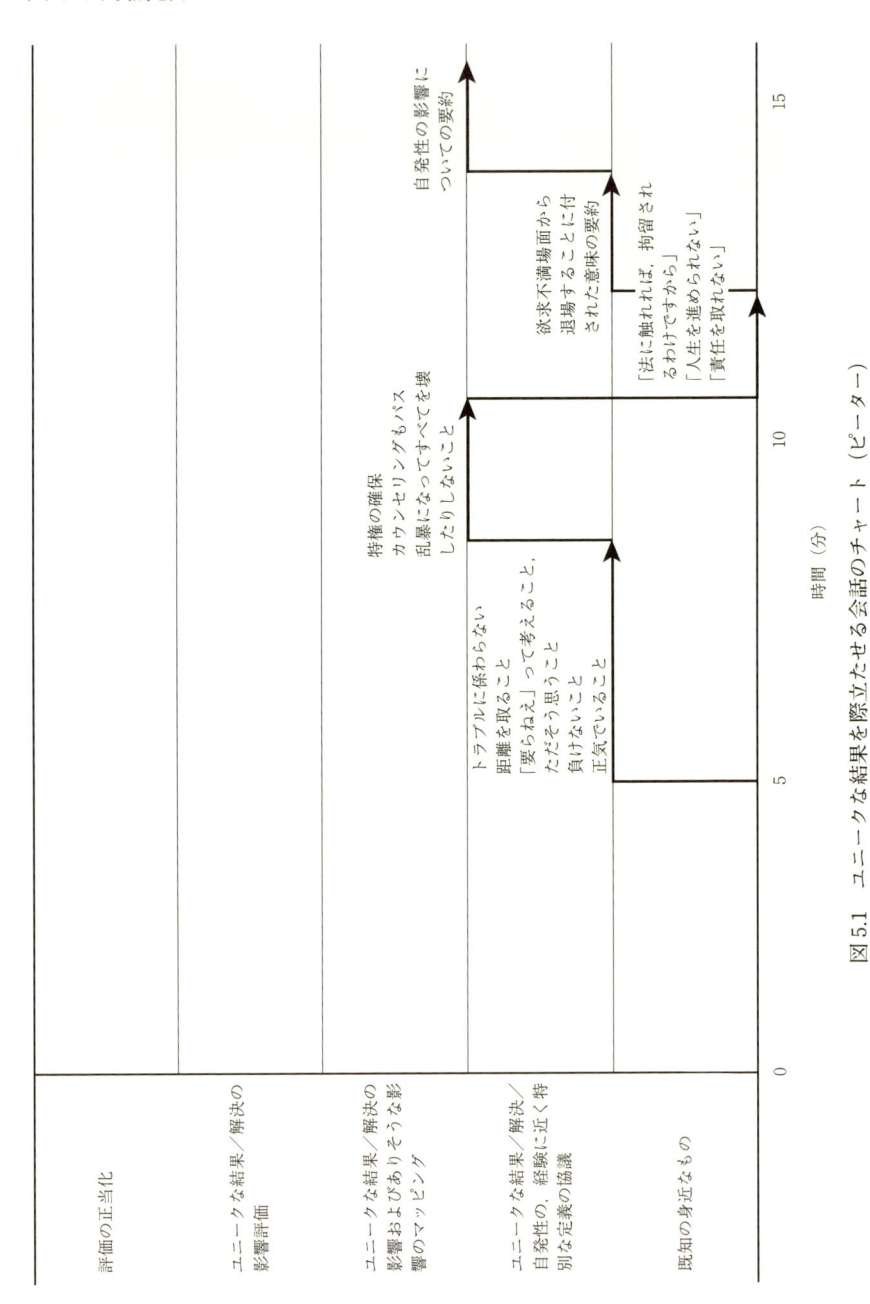

図5.1 ユニークな結果を際立たせる会話のチャート（ピーター）

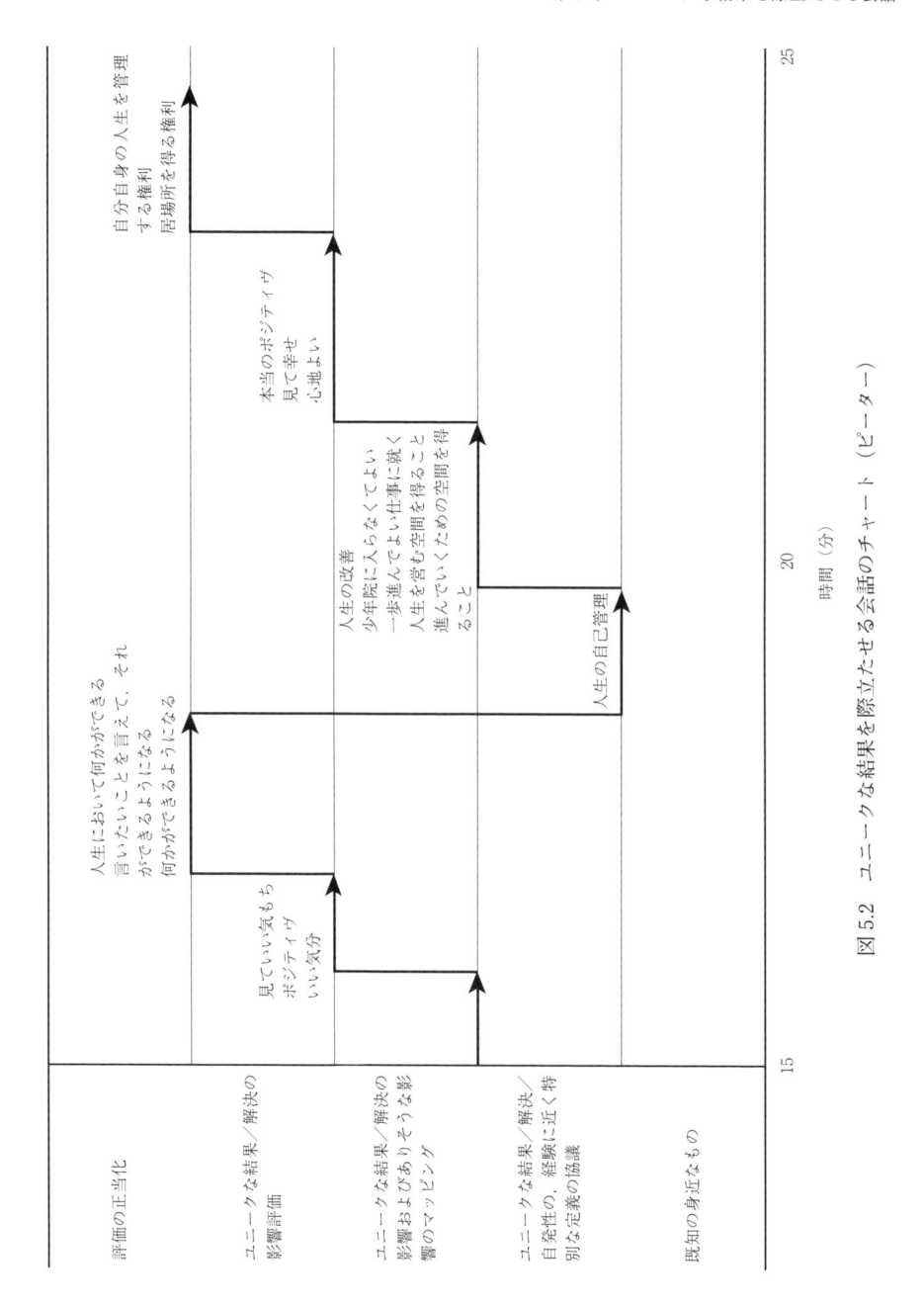

第5章 ユニークな結果を際立たせる会話

図5.2 ユニークな結果を際立たせる会話のチャート（ピーター）

縦軸項目（下から上）:
- 既知の身近なもの
- ユニークな結果/自発性の、経験に近く特別な定義の協議
- ユニークな結果/解決の影響およびありそうな影響のマッピング
- ユニークな結果/解決の影響評価
- 評価の正当化

横軸: 時間（分） 15 〜 25

チャート上の記述（時間順）:
- 見ていい気もちポジティヴいい気分
- 人生において何かができる、言いたいことを言えて、それができるようになる／何かができるようになる
- 人生の改善　少年院に入らなくてよい／一歩進んでよい仕事に就く／人生を営む空間を得ること／進んでいくための空間を得ること
- 人生の自己管理
- 本当のポジティヴ／見て幸せ／心地よい
- 自分自身の人生を管理する権利／居場所を得る権利

207

## 立場表明地図の中途採用

治療的会話において人々が自発性を示したとき，セラピストは治療的会話の途中であっても立場表明地図 ver.2 を採用することによって，その自発性をユニークな結果として強固なものにできる。

私がそれを試みたのは，ピーターが（義父によってはく奪された）人生をもつ権利に価値を置いていると宣言したときと，トゥルーディーが断固とした口調でその専制君主下生活の「共犯」であったことと，その罪悪感による無力化について語ったときである。私はこれらのコメントの中に，ユニークな結果の候補となった二つの展開を探り当てた。第一に，トゥルーディーはピーターに対して，義父のしたことにおいて自分が演じた役割を認証した。第二に，彼女は，以前のようには罪悪感によって無力化されていなかった。

私はこれらの自発性についてピーターと話すことにした。まず，トゥルーディーが罪悪感によって無力化されることを拒否した結果について，そして彼女の拒否に関する彼の評価についてインタヴューした（彼はそれを自分の人生に対する有益な貢献と判定した）。第二に，自らが「共犯」であったと認識するトゥルーディーの自発性についてインタヴューした。私の質問は，四つの質問カテゴリーによって形作られていた。ピーターは，彼女の自発性を特徴付け（「認めること」と「誠実であること」），その結果について説明し，その結果を評価し，さらにトゥルーディーの援助で，その評価を正当化した（彼が心から待ち望んでいた安心感の確立に貢献したのである）。これによる重大な結果は，トゥルーディーが，息子の受けた被害の責任を認証する行為において，彼の人生にとても重要な貢献をしたと経験したことである。

ピーターとトゥルーディーとの会話の一部である以下の逐語録は，治療的会話における立場表明地図 ver.2 の使い方を示している。図 5.3 は，その逐語録を受けて，会話チャートを表している。

> **トゥルーディー：**それについては，私はずいぶん悪いことをしたと思っています。ピーターの人生にあいつを連れてきたのは私なんですから。あの男を自分たちの人生に連れてきたから，それが始まったわけです。共犯なんですよ。恐ろしいことでしたし，私は永遠に罪の意識から逃れられません。このことで私は，罪悪感によって完全に無力になったのです。
>
> **M：**ピーター，ママが君の人生にあの男を連れてきたことについていかに悪いことを

したかを話すのを聞いて，どんな気持ち？　君が耐えてきたことについてママがいかに責任を感じているか，そしてママがそれをとても申し訳なく思っているという話を聞くのは，どんな感じだい？

ピーター：悪くないですよ。

M：なぜ悪くないのかな？

ピーター：本当のことだから。

M：そのことの何が大切なんだろう？

ピーター：認めること。

M：認めることで，大切なのはどこかな？

ピーター：誠実になることかな。

M：「認めること」と「誠実であること」は，ママがここで踏み出したステップにとって，いい名前だと思う？

ピーター：うん。

M：トゥルーディー，「認めること」と「誠実」という言葉は，あなたにしっくりきますか？

トゥルーディー：もちろん。過去に起きたことですから，過去において精算しておくべきことだったのです。しかし私たちは，ずっと重荷を背負ってきました。私が背負ったのは，罪悪感です。

M：ママの誠実さを聞くことで，君にはどんな影響がありますか？

ピーター：うーん……

M：君の感じ方に触れる？　ママとの結びつきに影響する？　たとえば，ママを近く感じるか，遠くに感じるのか，それともどちらでもないのだろうか？

ピーター：近くに感じる。

M：ママの誠実さがどんなものか，他に何か言えるかな？

ピーター：過ぎたことについて，すこしいい気持ちにさせてくれます。

M：過ぎたことについてのすこしいい気持ち。他には？

ピーター：そうだ。リラックスできる。

M：この誠実さはママを近くに感じさせ，起きたことについてすこしいい気持ちにさせ，君はリラックスできる。このことは，今，起きている。たった今起きているということについては，どんな感じがする？

ピーター：すこし幸せな気分になります。

M：他には？

ピーター：今すぐには，これ以上は浮かばない。
M：すこし幸せな気分になるのはなぜかわかりますか？
ピーター：物事が今では違っていることを僕に伝えるからじゃないかな。
M：それは……
ピーター：もう二度と起こらないってこと。
M：それでは，ママにも，なぜ君がすこし幸せに感じるのかを訊ねてみようか？
ピーター：いいよ。
M：トゥルーディーは？
トゥルーディー：たぶん，ピーターが前より安全だと感じることができるからじゃないかしら。彼に感じさせてくれる，ああ……なんて言えばいいのかしら。私たちの結びつきにおいて前より安定しているだろうし。こんな結びつきがずっと欲しかった。ようやく持つことができた。ずっとこんな結びつきを望んできたのに，いろんなことが邪魔したのね。男を家に連れて来たのもそうだし。
M：ピーター，ママが話していることはしっくりくるかい？ 君が安全に感じて，ママとの結びつきにおいて前より安定感があるから，君はすこし幸せに感じるんじゃないかって意見は，どう思う？ それに，君たちふたりがずっとこういう結びつきを望んでいたということは？
ピーター：もちろん，しっくりきます。

## ナラティヴな会話の特質：ユニークな結果から豊かなストーリー展開へ

　ユニークな結果という出発点から，人生とアイデンティティの新しい領域の到着点を目指して1回の治療的会話で旅する距離は，しばしば，実に驚くべき長さである。そのうえ，はじまりにおいて到着点を予測することは，完全に不可能なのである。私の経験において，唯一自信をもって予測できることは，結果は予測とはまるで異なるということである。これが，ナラティヴ実践が人々を魅了する側面のひとつである。治療的会話の文脈において私たちは，会話が終わる頃には，はじまりにおいては想像だにできなかった人生とアイデンティティの領域に立つであろうことを知っているばかりで，結果に関しては「一時停止」のままである。本節に紹介した逐語録は，こうした現象，つまり会話の中で人々が旅する距離と，到着点の予測不可能性の両方を描いている。
　逐語録は，ナラティヴ実践地図に関するもうひとつの重要な点を示している。つまり，地図の境界はしばしば不明瞭であるということだ。本書の全体を通して，私は地図をより

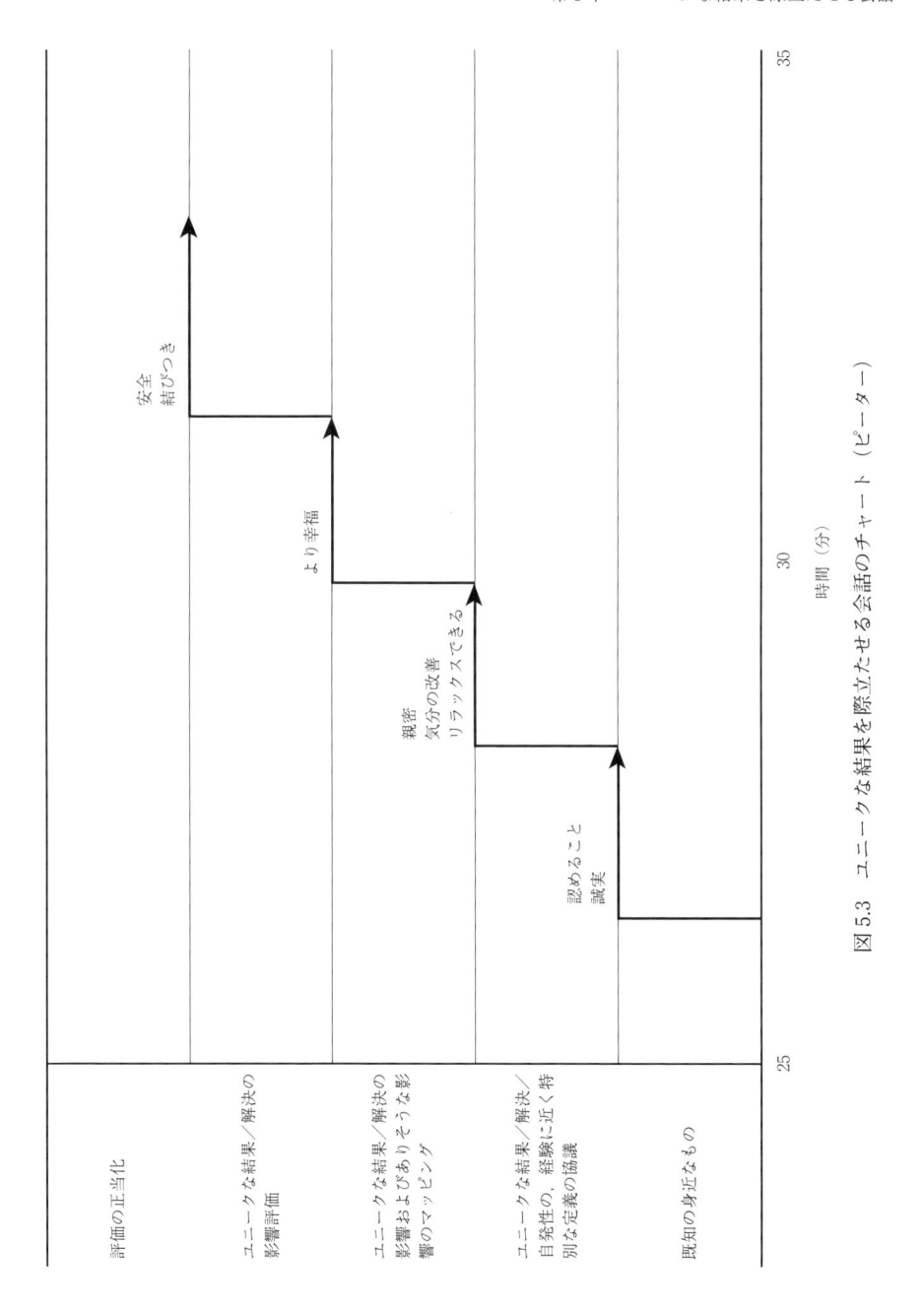

第5章　ユニークな結果を際立たせる会話

図5.3　ユニークな結果を際立たせる会話のチャート（ピーター）

横軸：時間（分）　25 ～ 35

縦軸項目（下から上へ）：
- 評価の正当化
- ユニークな結果／解決の影響評価
- ユニークな結果／解決の影響およびありそうな影響のマッピング
- ユニークな結果／解決の自発性の、経験に近く特別な定義の協議
- 既知の身近なもの

ステップ上の記述（下から上へ）：
- 認めること／誠実
- 親密／気分の改善／リラックスできる
- より幸福
- 安全／結びつき

明瞭に描くために，各々の地図をまったく異なるものとして提示している。しかしながら，実践においては，地図の境界はたいてい見えにくい。ナラティヴな会話は，「規律・訓練された」ものではない。それは，順序立った料理本形式には進まない，もっと収まりにくいものなのである。会話におけるセラピストの参加は，人々の対応によって大きく左右されるので，相手の答えを聞く前に質問を公式化しておいても，めったにうまくいかない。セラピストの参加を決定するのは，人々の対応から現れでてくる機会なのである。以下の抜粋において，読者は，再著述，リ・メンバリング，そして定義的祝祭といったナラティヴ実践地図の他の要素を見つけることだろう。

インタヴューでの焦点は再び，自らが罪悪感によって無力化されることを許さないというトゥルーディーの宣言に当たった。私は自然に，何がそれを彼女に可能にしたのか，そして何が罪悪感への囚われに彼女が抵抗する基礎を提供したのかに，興味をもった。これに対応して，トゥルーディーは，1年半前に自分の人生に起きた危機について話した。この危機は，突然，いくつもの現実理解を導き，その結果，彼女は自分自身が「分岐点に立っている」ことに気づいた。それでも彼女は，罪悪感が自分の人生を無力化するのを許したし，「別の道に進むこともできなかった」。たとえそれが，彼女の歴史的窮状を左右する力に対して「より現実的」な視点を本人に獲得させる道であったとしても。なぜなら，その力こそ，彼女にはまったく制御できないものだったからである。しかし，この時点で，彼女は「正しい呼び声」を聞き，「何者も私を邪魔することはできない」ことを悟った。

**M**：つまり，そこが分岐点だったわけですね。進むべき道の選択肢があって，正しい決定をしたわけです。

**トゥルーディー**：ええ，その通りです。

**M**：「私の邪魔はなし」という態度は，新しい展開だったのですね？

**トゥルーディー**：それまでは負け犬の態度でいたと言わないといけないわね。すごい負けっぷり。恐ろしいほど。いたるところに影が射していたみたい。

**M**：1年半かかって違う態度を手にしたわけですね，大変だったでしょうに。

**トゥルーディー**：その通りです。未だにときどきは身震いすることもありますが，いいようにはさせません。

**M**：お子さんとの近しい結びつきをずっと望まれていたとお話しになりましたが，他に，ずっと望んでいたものは，ありませんか？ あなたにとって大切なことなのになんらかの状況に邪魔されてかなわなかった憧れとか希望のようなものは，ありませんか？

**トゥルーディー**：ええ。確かに，ありますね。

**M**：それについてすこし話してくれませんか？

**トゥルーディー**：そうですね，まず，私もピーターと同じで，何かよいことが将来やってこないかとずっと思っていました。もっと理解の得られる，すくなくとも思いやりのある人生というのがほしかった。もっと平和な人生というか，いくらか敬意をもたれるような人生ですね。

**M**：よりよい将来とか，もっと理解や思いやりのある人生に対する憧れや希望ですね。そして，いくらか敬意をもたれるような平和な人生。

**トゥルーディー**：ええ。ピーターのように，人生を管理するチャンスみたいなものをもつこと。自分自身の人生を営む空間をすこしもつことも。これがずっと私の意図していたものですけど，とても起こりそうになかった。だから，欲求不満だったのです。

**M**：人生に対するその意図は，ずいぶんさかのぼるのですか？

**トゥルーディー**：ええ，もちろん。もちろん。

**M**：どのくらいさかのぼるの？

**トゥルーディー**：そうね，まずは，私がまだ小さかった頃。ええ，そこに戻るわ。何か違うものをずっと求めていたの。今日，話したみたいには，とても言葉にできなかった。当時は，それを何と呼んだらいいのかさえわからなかった。だけど，これが私の求めていたものなんだわ。希望をもっていたのです。ただ，自分のやりたいようにやれるチャンスがなかった。そうする自由がなかったわけ。それに，とても欲求不満だった。始終，壁に頭をぶつけているような気分でした。

**M**：実家で誰か，その意図を共有してくれる人はいましたか？

**トゥルーディー**：いいえ。全然。理解は得られませんでした。忍耐もありませんでしたし。敬意もありません。みんな自己主張だけ強くて，他人の思っていることなんかお構いなしって感じ。誰もがいつも他人に反対したがっていたの。そこにいるだけでも大変なところだった。それに関わりたくはなかった。続けるのはうんざり。

**M**：それでは，どうやってその人生意図をもち続けたのですか？　家族は誰も支持してくれないし，そこにいるだけでも大変なところだったというのに。

**トゥルーディー**：そうね，わからないわ。リジリアンス（立ち直る力）かもしれないわ。たぶん，私にはいくらかリジリアンスがあったのよ。

**M**：リジリアンス。何がそのリジリアンスを養ったのでしょう？　そのような意図と希望の大切さを評価し認識してくれる人は，いましたか？　あなたの人生について

希望を共有してくれるような人が，誰かいませんでしたか？

トゥルーディー：実際には，ひとりいました。近しい祖母がいたのです。小さい頃，よく一緒にいました。リリアンばあさん，母の母親です。

M：彼女が，あなたの違う人生についての意図や希望を支持してくれるのは，どうしてわかったのですか？

トゥルーディー：これといった理由はないんですよ。ただ私のことを大切にしてくれていた。リリアンばあさんは，いろいろやさしくしてくれました。私がなにかと考えるところが好きだったようです。祖母は私の言うことに一度も反対しませんでした。祖母と一緒にいるときは，感じたことは何でも口にしてよかったんです。祖母には理解があって，自分の意見を押し付けたりしなかったのです。

M：おばあさんとはどのくらいの期間，そういう関係にあったのですか？

トゥルーディー：ええ，それは悲しい話です。10歳の時，父親が北部の炭鉱の町に事務の仕事を見つけたので，私たちはそこに引っ越しました。私は休みになるとおばあさんのところに行きたかったのですが，父親がそれを許してくれませんでした。父親はおばあさんを口汚く罵りました。おばあさんが怖かったのかもしれません。父親が，おばあさんは「俺の家族」を邪魔すると言っていたのを憶えています。父親はいつでも，自分が私たち全員を所有しているかのように，「俺の家族」と呼んでいました。

M：それで，一度も会わなかった……

トゥルーディー：祖母から切り離されるのはとても悲しかったのを憶えています。祖母がカードや手紙を送ってくれていたのに，父親は私に渡してくれませんでした。祖母を拒絶していたのです。父親は郵便のことなど誰にも言わずに，封さえ切らずに，手紙を祖母にまとめて送り返していたことが，後でわかりました。祖母はそれをずっと取っておいてくれたので，最終的には，いとこがそれを私に渡してくれました。祖母が決してあきらめなかったことがよくわかりました。こういう手紙やカードがあってとても幸せですが，心が傷むことでもあります。祖母がいなくて本当に寂しかったからです。

M：おばあさんから，理解と支持を経験したのですね。

トゥルーディー：それにたくさんの愛情をね。

M：あなたはなぜ自分がそんなにもたくさんの理解や愛情，それに支持を得られたのだと思いますか？ おばあさんがあなたを評価していたのは，どんな点からか知っていますか？

トゥルーディー：祖母が私の小さい頃からずっと愛してくれていたことを，私が忘れないからだと思います。私の人生に対して大それた計画を抱いていたわけじゃないんです。祖母は私がでしゃばりじゃないところも好いていてくれたし，ふたりでいつでもリラックスしてのんびり過ごすのを気に入っていました。

M：もしもリリアンばあさんがここにいたとして，あなたのどんなところを評価していたのかと訊ねたとしたら，彼女は何と言うと思いますか？

トゥルーディー：そうね……感受性が豊かなところって言うかもしれません。思慮深い子だとか。物事を無視してわが道を行くだけの自信満々の人たちとは違うことがわかっていたんです。私のもっとソフトなところを気に入ってくれていました。一緒にくつろぐことができたのです。

M：あなたのように接してくれる孫をもつことが彼女にとってどんな感じだったかわかりますか？

トゥルーディー：彼女にとってどんなだったかって？　どういう意味？

M：ふたりが一緒にいるときに何か特別なものがあったと思うんです。それがすごく大きな意味をもっているんじゃないかな。あなたへの彼女の評価についても教えてもらったわけですが，推測するに，彼女にとってもあなたと一緒にいることは，なんらかの形で人生に触れるものだったのではないでしょうか。それについては，どう思いますか？

トゥルーディー：そうですね，私がおばあさんを理解していることを彼女も感じていたのではないかと思います。彼女が感じているように私も感じていることをね。

M：それはどのように彼女の人生に影響したと思いますか？

トゥルーディー：私の訪問を楽しみにしていたと思います。おばあさんの家に行くとき，私が表の玄関にたどり着くと，彼女がキッチンの窓からこっちを見ているのがわかったんです。私をずっと待っていたんです。私は彼女をある意味，幸せにしていたんです。

M：私たちの話を聞いていてどんな感じか，ピーターに訊きたいんだけど，いいかい？

ピーター：もちろん。

M：ママとおばあさんのあいだの結びつきについて話を聞くのは，どんな感じだい？

ピーター：素敵だね。

M：素敵であって，素敵であって，素敵である。それはどんな種類の素敵なのかな？

ピーター：物事がよく見えてくることの素敵さかな。

M：何がよく見えるのかな？

ピーター：ママとおばあさんに起こったこと。

M：何が起こったの？

ピーター：ふたりには必要な空間がなかったから，なんとかしたかったんだよ。

M：それは，君が人生を管理して自分自身の空間を確保する権利だとかトラブルに抗議して退場することについて話していることとは，なんらかの点で，一致するんだろうか？　それとも，違うことだろうか？

ピーター：うん，共通点があると思うよ。僕たちはすこし結びついているんだから。

M：すこし結びついているって，どういう意味？

ピーター：それは，僕たち三人ともトラブルを抱えているのに，進み続けたってことだよ。

M：この結びつきをもつことは，どんな感じだい？

ピーター：こんなこと，知らなかったんだ。リリアンばあさんのことも知らなかったし。

M：素晴らしいおばあさんについて何も知らなかったの？

ピーター：うん。リリアンばあさんという人がいることさえ知らなかった。

M：トゥルーディー，もしもおばあさんが今ここにいて，トラブルに抗議して退場することについてのピーターと私の会話を聞いたり，あなたがたがふたりにとって貴重なものをいかにしっかり抱き続けているのかという私とあなたとの会話を聞いていたとしたら，どの部分を一番気に入ると思いますか？　どこに一番心惹かれると思います？

トゥルーディー：そうね，彼女も実家ではつらい思いをしたから。何にであれ声にする場所なんてなかったのに，あきらめたりしなかった。一切合切を克服する方法を見つけようと努力し続けたのね，彼女にとって大切なことは，必ず落胆につながったでしょうに。

M：ピーターも同じことをしていることに，彼女は一番心惹かれるだろうと。ピーター，リリアンばあさんの話は，君が自分自身の人生についての権利とか自分自身の空間を確保する権利をもっていることと，一致するだろうか？

ピーター：まあね。僕たちはすこし似ていると思うよ。うん，それは正しいね。

M：トゥルーディー，もしもリリアンばあさんがここにいたら，ピーターがトラブルに関わり合わなかった話に心惹かれるだろうと言いましたね。それは，彼女のピーター観をどう左右するでしょう？　ピーターの人物像にどう影響するのだと思う？

トゥルーディー：彼女は，ピーターが自分にとってよい方向へ物事を進めて行ける人だと思うでしょうね。自分自身の道を見つけはじめていて，自分にとって大切な方

向へ進みつつある人というイメージですね。道はまだまだ困難で，すべきことはたくさんあるとしてもです。それによって，元いた所へ戻ろうとはしない人です。

M：彼女はなぜトラブルに関わり合わないというピーターの行為にそれほど心惹かれるのでしょう？

トゥルーディー：自分自身の人生を自由なものにしようとした悪戦苦闘があるからだと思います。人生を管理するチャンスは彼女にはあまりなくて，力ももっていなかったけれど，努力を続けたわけです。自分自身の人生の場所を確保しようとし続けたのです。最終的に重要なのは，彼女の思い出と，彼女がしたことなのです。

M：今日，リリアンが聴衆としてここにいたとしましょう。ピーターとあなたの人生における展開についての会話の聴衆です。彼女は考えとか，気持ち，ないし理解とか実現という点で，今，どんな感覚でいると思いますか？

トゥルーディー：そうですね，これが，彼女が戦って勝ち得たものであり，彼女の人生をコントロールしようとする大口の努力をすべて克服したものなのだとなれば，そしてそれが孫に伝えられたことを知れば，それはとても大きな意味をもつと思いますよ。

M：つまり，彼女に忍耐を迫ったものとの悪戦苦闘はすべて……

トゥルーディー：価値があったと。そう，そうなんです。彼女が希望をつなぎ，自分自身の人生を賭けてしてきたささやかなことすべてが，完全に価値のあるものだったということになります。おばあさんは，とても大きな安らぎのなかにいると思います。

M：すべての……

トゥルーディー：すべての厚かましさやお仕着せ，そしてどなりつけて黙らせられたことのすべてにも関わらず，あらゆる力をもっている人たちよりもたくさんのことを成し遂げたのです。たぶん，何よりもピーターを誇りに思うでしょう。

M：ピーターを誇りに思う？

トゥルーディー：ええ。もうひとつ思いついたのは，彼女もまた罪悪感と悪戦苦闘していたことです。だから，これで，彼女も罪悪感という肩の荷を下ろすことになるでしょう。そういうことにもなるのです。

M：ピーター，こんな話を聞くのはどんな感じだい？　興味ある？　それとも，興味のないことかな？

ピーター：興味があります。

M：どんなところが？

ピーター：おばあさんが苦労したこととか，それで駄目にならなかったところ，それに，僕を誇りに思うところ。
　M：素敵なおばあさんが君のことを誇りに思うのは，どんな意味がある？
　ピーター：たくさんあります。
　M：すこし話してくれないか？
　ピーター：おばあさんが僕といて幸せだから。僕たちは似ているから。僕もすこしつらい時間を過ごしたから。僕も必要な空間がなくて，それでも進み続け，前進しているから。進むべき道を見つけ，そして行きたい所へ進んでいるのがわかるからね。

　この逐語録が示すように，この会話において旅した距離はかなりのものである。会話の終わりに私たちは，ピーターが突然の欲求不満場面から退場するという出発点から遠く離れていた。その行為はインタヴューの終わりまでに，悪戦苦闘と人生管理の権利という主題を高度に象徴化した。それらの主題にからめて，ピーターは母親と祖母の人生につながったのである。共有された貴重な主題にからんだ人々の人生の物語のつながりは，豊かなストーリー展開に貢献した。この豊かなストーリー展開においては，志向的理解として人々が価値を置いている理解が，展開され，展開され直した後，人生とアイデンティティについての一般主題となった。主題に一致する行為の選択肢があきらかになって手に入るようになると，人々には人生を進めていく基礎も提供されたのである。
　抜粋は，この会話の予測不可能な特徴も提示している。会話のはじまりにおいて私には，ピーターがその主題にからめて母親や祖母の人生に自らの人生がつながる経験をするという結果など予測できなかった。彼が深遠な正当化を経験するだろうとか，彼の人生展開の証人となることによって祖母が「自分の悪戦苦闘は価値があった」という感覚を強化するだろうとか，彼の行為が彼女に「大きな安らぎ」をもたらすだろうとか，さらに「何よりもピーターを誇りに思うでしょう」などと予測したなどと，言えるはずがない。そのような大変価値のある遺産へのピーターの貢献を認識することによって，最大の力強い認証が構築されたのである。
　最後に，この会話は，ナラティヴ実践地図の境界の不明瞭さを示してもいる。すでに述べたように，この抜粋の中には，再著述，リ・メンバリング，そして定義的祝祭実践のいずれの要素もある。たとえば，リ・メンバリングする会話に関して言うと，リリアンのトゥルーディーの人生への貢献は，彼女がトゥルーディーのアイデンティティについて評価したことと同様，豊かに記述された。会話が進展するにつれ，トゥルーディーとピーターの人生展開がリリアンの人生に貢献したであろうことについて，そしてそれがいかに彼女の

存在感覚に触れたかという結論が，導かれた。とりわけ，リリアンはトゥルーディーとピーターの貢献によって，人生を解放するための悪戦苦闘や自分自身の人生の空間を確保するという決心を強く正当化したであろうことが確かなものになった。このリ・メンバリングする会話が展開したのは，（リリアンがアウトサイダーウィットネスとなった）定義的祝祭実践として構造化された治療的質問の文脈においてであった。

　ピーターは二度と暴れまわることはなく，予定より早く少年院から出ることができた。ピーターとトゥルーディーの関係を特徴付けていた葛藤の多くは，解消した。トゥルーディーは，トラウマにさらされた女性のグループに参加することにした。ピーターは，若者の関連グループに加わり，数カ月にわたり，そのグループでリーダー的役割を果たした。このフォローアップ情報を提供することで，ピーターとトゥルーディーとの私のたった一度のナラティヴな会話の成果を誇張したいわけではない。ピーターは，ベテランセラピストであるメラニーと面接をしており，その後も続けていたし，また彼には支持や激励を提供し続けた多くの関係者がいたからである。しかし，私がピーターとトゥルーディーと交わしたようなナラティヴな会話は，そのような結果において大きな役割を果たせるのだと，私は信じている。たとえ，それがたった一度のコンサルテーションであったとしても。

## 結　　論

　本章を書くにあたって，ユニークな結果について，あるいはユニークな結果を重要なものとする可能性のある治療実践について語るべき事柄をすべて網羅しようなどとは，思わなかった。この主題を拡張するには，他にもたくさんの源泉がある。むしろ，立場表明地図 ver.2 によって形作られるナラティヴな会話の展開を概観することこそが，私の意図であった。この地図は，人々の人生展開をユニークな結果とか豊かなストーリー展開の入り口として確立する可能性のある治療的質問を形作るものである。

　時に，ユニークな結果に焦点を当てることは，（人々を孤立化させ，人生の社会関係的綾をあいまいにさせる）高度に自律的で独立したアイデンティティ概念を再生産する，英雄的人生説明を生み出すことであるかのように仮定されている。しかしながら，この仮定は，私がこの質問の結果について知っていることとは一致しない。対照的に，私の経験では，このような会話によって，人々は，自分たち自身のアイデンティティ感覚の展開において互いの声を認証する形で，お互いに人間関係を再定義することができるようになる。この再定義は，アイデンティティの関係的感覚を支持する。これは，ピーターとトゥルーディーとの会話において，あきらかだと思う。

ナラティヴ実践地図

　本章で提示した地図は，他の章の地図と同様，私の実践とアイデアの探究において発見された構成物に過ぎない。人々の人生の新しい可能性の基礎に貢献する治療的会話の必須条件などではない。しかしながら，読者がもしも自らの実践の文脈でこの地図を使ってみようと思うならば，それによって，私の実践におけると同様，あなたの仕事においても喜びが増すことになればと願っている。

# 第6章

# 足場作り会話

　人々は生きていくのに困難を感じると，セラピストのところへ相談に行く。そのような状況において，彼らはたいてい，その窮状や心配に対処する上で自分たちにとって既知の身近な努力を続けている。つまり，人生や人間関係において馴染みのある結論や習慣的知識を活かす行為にひたすら勤しんでいるのである。人生について既知で身近なものと未知ではあるが今後知る可能性のあるものとのあいだにあるギャップは，「発達の最近接領域」と見なすことができる。

　この領域は，会話の相手を得ることで越えることのできるものであるが，それを達成するために必要な足場作りは，相手によって提供されなければならない。つまり，人々が実現可能なステップでその領域を越えるための機会を提供する足場作りが必要なのである。治療的会話の文脈においては，セラピストがこの発達の最近接領域の足場作りに大きく貢献し，そこへの参加者も集めることになる。この足場作りによって，人々は，既知の身近なものから漸増的に距離を置き，未知ではあるが知ったりやったりできそうな物事へ向かうことができるようになる。

　人々が私的行為体，つまり自分自身の人生を調整し，自らの意図に沿って人生を進められるよう介入し，さらに自分の人生知識や生活技術によってそれを形作ることができるのだという感覚を新しく経験するのは，その既知で身近なものと，可能になるものとのあいだのギャップを越えるときなのである。

### ペトラ

　ペトラという若い女性が，自分の人生は「台無し」だと相談に来た。彼女が「悪戦苦闘」していたさまざまなジレンマ，窮状，そして問題についての説明を聞いた後，私は彼女の経験について訊ねはじめた。

　M：そんなこんなで，結局，あなたがたどり着いたのは……

ペトラ：惨めな所ね。あなたに会いに来たのは，自分がとても惨めだからなのだから。おわかりのように，私の人生は台無しです，本当に。ずっとこんな感じだったと思います。

M：どのくらい？

ペトラ：ずっと永遠に。少なくともそんなふうに感じます。

M：ずっと続いているわけね？

ペトラ：ええ。ことあるごとに何とかしようと心に決めるんだけど，ただの幻想に終わるわけ。

M：いろんなことを試したわけですね？

ペトラ：ええ。そうね，時々，何か試すことにするんです。新しいアイデアが閃いたって。でもすぐに，消えてなくなるんです。

M：どういうこと？

ペトラ：時々，自分は今なんとかしようと新しいアプローチをしているなって思っても，うまくいかないわけです。それで，それがそれまで試してきたこととそれほど変わりがないことに気づくわけ。まるで悪循環。

M：悪循環ですか？

ペトラ：ええ。こじらせているだけなのね。学習したと思います？　賢くなったと思いますか？　それでも，何度も何度も同じ罠にかかるんです。すごく欲求不満。

M：それで，あなたは……

ペトラ：完全に打ちのめされているってこと。

M：それがどんな感じなのか，誰かに聞いてもらったことはありますか？

ペトラ：ええ少しだけ。だけど，たいがいの人は，そういうことはあまり聞きたくないんです。いずれにしろ，私が台無しになっているわけだし，私に責任があるんです。

M：つまり，自分のことを誰かに話したことは何度かあるわけですね？

ペトラ：すこしね，だけどどうにもならなくて。本当に私の問題なんだし，自分の人生が台無しになったことで，私が当惑しているんです。

M：ひとりで片を付けないといけないわけですね？

ペトラ：まあ，そうです。私の問題ですから，自分に何とかできないのに，誰が代わりにできるでしょう？　私をここから引き出してくれるのは，他人ではないんです。責任があるのは自分なんです。それができないなら，なんて無責任な人間でしょう，私は。シンプルなことですよ。

M：無責任ということになるのは，何があまりにシンプルなことだからですって

……？

ペトラ：ええ，いつも自分に言い聞かせているんです。そうすれば，自分を動機付けできると思い続けているんです。

M：だけど，うまくいかない。

ペトラ：ええ，全然先に進まないでしょ？　未来に希望はありません。人生をどこへももっていけなくて，いつも同じこと。未来永劫ずっとね。

M：未来については，違いがあればと思っていらっしゃるわけですね？

ペトラ：ええ。それだけは言えるわね。困難であっては困ります。

## 私的行為体と責任ある行為

　人々が長く続いている窮状や心配についてセラピストに相談に来るとき，自らの窮状や心配への対処努力が一向に実を結ばないという事実に彼らがかなりの欲求不満を表すことは，珍しいことではない。欲求不満がひどくなるのは，実際に問題解決努力自体が状況をさらにこじらせていることを当人たちが承知しているからである。そのような状況では，問題解決構想の不適切さを把握してはいるのに，さらにこじれていくことを予測することができない自らの予見や智恵のなさを思って，人々が自分自身を叱咤するのも，よくあることである。

　そのような状況において人々はたいてい，自分はあまりに無能力だとか不適格だと考えて自己批難を行う。そして，セラピストに援助を求めることも往々にして，この無能力さと不適格さの証しとされる。なぜなら，誰でもそれなりにできることだと期待されている事柄が自分たちにはできないのだという事実を，それが追認するからである。つまり，彼らには，人生を深く左右する事柄を立て直す責任もひとりでは果たしきれず，自分が大切だと考えていることに沿って人生を形作る影響力ももち得ないことが，あきらかなのだという考えである。

　ペトラにとって，この種の結論は確固たるものとなっており，絶望感と運命論に埋め尽くされていた。彼女にとって未来は，これまでと相も変わらぬ満足の行かない現在をただ再生産するだけのものであることは，確実であった。しかし，それにも関わらず，彼女は，人生について何かをすることは「シンプルでなければならない」という気持ちを表現していた。

　これは，ひとつの問いを招く。それは，それほどシンプルであろうか？　ペトラがないと嘆く予測力と智恵をもつことは，シンプルな何かの欠如なのか？　人生に対して個人的

責任を負うという重大なレベルに達することは，シンプルなことなのか？　人生の窮状に対処する上で，首尾よく自律的で独立した行為に出ることは，シンプルなことなのか？　大切だと思うことに沿って人生を形作ることも，シンプルなことなのか？

　職業的専門家の文化において，これらの質問に対してしばしば与えられる回答は以下のようなものである。「そうです，正常発達下では，自分自身の状況に対する洞察力をもつこと，人生の重要な事柄に対して責任を引き受けること，生活上の窮状に対処するために，首尾よく自律的で独立した行為を始められる能力，そして自らの大切なものに沿って人生の形に影響を与えることが期待されているのですから」そして，多くの人々にとってなぜそれが獲得可能に見えるのかという質問に対して提供されることの多い回答は，以下のようなものである。「これが達成不可能であるのは，機能障害の徴候である。それは，自分自身の人生を抽象的な言葉で考えたり振り返ったりできないことや，自らの行為の結果を認識できないこと，自分自身の問題解決において他人に頼ること，そして自分自身の人生の形に影響を与えることに失敗していることから，あきらかだとされている。そして，この機能障害にはしばしば，根のある精神病理がある」

　しかしながら，ことはそれほどにシンプルではなさそうだ。実際，機能障害や精神病理に関するこうした考えは，その多くが人間生活の現実的文脈から生まれる人間行為の複雑さをあいまいにしている。たとえば，多くの人々は，私的行為体や責任ある行為の表現がとても限られていることに気づくのだが，それは，人々がローカルな文化において施設化された「伝統的権力連関」を前提としているからである。そこには，社会的弱者，人種，ジェンダー，異性愛主義，文化，エスニシティなどの権力連関が含まれる。

　そのような権力連関は，人々が自らの大切なものに沿って人生の形をデザインしようとする努力において，そして自らの無能力さと不適格さについての結論を創成する際の欲求不満を経験する上で，しばしば重大な因子となる。そのような場合，人々がそのような権力連関を，ネガティヴな経験とネガティヴなアイデンティティ結論を生み出すひとつの文脈として十分に認識し，その権力連関への対処において支持されることが，重要である。人々が，私的行為体や責任ある行為に関して人気のある定義を疑問視することも，大切である。なぜなら，伝統的権力連関の文脈において，私的行為体や責任ある行為を表す行為は，特権へのアクセスに基づいているからである。

　伝統的権力操作とは対照的に，「近代的権力」[原注1]操作について理解することも，人々

---

（原注1）近代的権力の隆盛に関する説明と，社会制御メカニズムとしてのこの権力システム操作に関する分析については，Foucault（1973, 1980）を参照のこと。

が自分を不適格だとか無能だと感じたり，個人的失敗を経験することについて考察する上で，大切である。近代的権力システムにおける社会制御は，人生およびアイデンティティに関する規範の構成を介して，また人々をして自らの行為や思考に自身の人生および互いの人生が調和するよう操作することに勤しませることによって，確立される。この理由により，近代的権力は，「規格化する判断」システムだと考えられている。「自律的で独立した行為」という概念自体が，このような構成された規範に基づいているのである。補足すれば，「本来的な」とか「真正の」人になるということにも，同じことが言える。そして，このような規範の再生産に失敗すると，人々は，自分自身そして他者の目からも「個人的失敗」と範疇化される。

　現代の西洋文化規範においては，「包括化された自己」を特徴とする個人的特質を，良いものとする。この概念は，落ち着いた，自制心のある，独立独行の，自ら動機付けできた，そして自己実現によって特徴付けられる自律性と独立性の様式を強調している。こういった特質こそが賞賛されるべきものであるとする規範を再生産する努力にも関わらず，ほとんどの人々は，日常生活において自分自身を他者に提示するとき自らがまったく「冷静」でないことを秘密裏に自覚している。多くの人々にとって，この不一致が，個人的無能力さと不適格さに関する結論の基礎を提供する。この場合，人々が，この規格化する判断という文脈の中に個人的失敗経験を置くことや，このような近代的権力操作を覆す上での支持を見つける機会を得ることが，大切である。

## 私的行為体，責任ある行為，そして概念発達

　ここまでで，私的行為体と責任ある行為に関する三つの視点を紹介してきた。第一に，私的行為体と責任ある行為が，「正常発達」の結果の表現であり，人間の特質において所与の中心的自己の表現だというもの。第二に，私的行為体と責任ある行為は，伝統的権力連関の文脈における特権の表現だという視点。そして最後に，私的行為体と責任ある行為は，近代的権力の規範構成だとする視点である。

　ここで，私的行為体と責任ある行為についての視点やそのような視点の治療実践への含みをさらに論じるつもりはない。それは別のところですでに行っている。そこで私は，私的行為体と責任ある行為についてのオルタナティヴな視点を提供しようと思う。このヴァージョンによれば，私的行為体の経験や責任ある行為の能力は，社会的共同作業の特定の様式に基づいている。この社会的共同作業によって，人々は，既知で身近なものと，人生とアイデンティティに関してこれから知り得るであろう物事とのあいだの空間を越え

るよう援助されるのである。これは、第一に、そして最大に、治療実践という文脈における私自身の私的調査によってもたらされた視点である。オルタナティヴな視点を解説するために、ペトラとの会話を簡潔に振り返ってみたい。比較的直接に観察したところでは、彼女は、人生に関して既知の身近なものや、人生の窮状への対処に耽溺しているようで、あきらかにその既知の身近なものを再生産している。それゆえペトラは、どこへも行けないと感じるばかりか、そうした努力によってさらに問題がこじれていると感じていた。彼女はあきらかに、私的行為体と責任ある行為をほとんど何も経験していなかった。

上記の観察は、人生の窮状に首尾よく対処するために、そして人生を多少なりとも進めているのだという感覚を引き出すためにペトラに必須なことについて、いくつかのつながりのある結論の基礎を提供する。それを達成しようとするなら、ペトラは以下のことを行うことが必要である。

- 彼女の人生とアイデンティティに関する既知で身近なものから分離する。
- 彼女の人生とアイデンティティに関して知り得ることに向けて、そして彼女にできそうなことに向けて、最初の一歩を踏み出す。
- 既知で身近なことと、彼女が知ったりやったりできそうなこととのあいだの空間を首尾よく越える。
- この空間を越える構想において彼女を支える支持を見つける。
- 実現可能なステップでこの空間を越えられるような土台作りの援助を獲得する。
- 軌道修正のためにこの空間の旅を振り返る。
- 彼女がこの空間を越えるときに、彼女にとって大切なことや彼女が人生に価値を置いていることについて彼女が学んでいることを同定する。
- 彼女にとって大切なことや、彼女が人生に価値を置いていることにしっくりくる仕方で、人生の形を左右するステップについて推測を始める。

もしもペトラが、既知で身近なものと、人生について知り得るものとのあいだの空間を越える土台作りに貢献したり、支持したりするような社会的共同作業を見つけようとするなら、彼女はたぶん、窮状に対処する上で、そして人生を形作る上で有効な最初の一歩を踏み出さなければならないだろう。これによって、ペトラが捉えにくかった私的行為体や責任ある行為を持つ感覚が、提供されるであろう。

「距離を置く」、「空間」、「足場を作る」、「社会的共同作業」、「私的行為体」、そして「責任ある行為」というような用語は、ロシアの心理学者、レフ・ヴィゴツキーの仕事

(Vygotsky, 1986) を喚起する。彼は発達学者で，特に幼児期の学習に特別な関心を抱いていた。私のナラティヴ実践探究は，ヴィゴツキーの思想によってもたらされたものではないが，近年彼のアイデアの多くに惹かれてきた。その主たる理由は，私の実践探求が，学習と発達に関するヴィゴツキーの主張を確認することになっているからである。また，彼のアイデアが，治療的変化の過程に関する新しい理解に貢献したり，ナラティヴ・セラピーの会話における重要な事柄に明晰性を与えたり，さまざまなナラティヴ実践を強化することを発見した。と同時に，彼のアイデアは，私のナラティヴ実践のいくつかのさらなる展開に貢献していることも見出したのである。これを説明するために，次節でヴィゴツキーのアイデアのいくつかを手短に紹介することにした。

### 発達の最近接領域

ヴィゴツキーは主に，乳幼児期の発達に関する研究に興味を抱いていた。そして研究の結果，彼は，非常に多くのケースで，発達は学習に基づいていると述べた。これは，当時の一般的な発達理論のほとんどにとって挑戦的なものだった。なぜなら当時，発達とは学習に先んじて起こるものであり，その知見に基づき，学習とは何らかの遺伝的／神経学的必須課題の展開の結果であると主張されていたからである。

ヴィゴツキーは，学習は個人独自の努力の結果ではなく，社会的共同作業による達成なのだということも強調した。彼によれば，この社会的共同作業においては，世話をする大人や（本人よりも）できる友だちの存在が子どもの学習を構造化する。それによって，子どもたちは，既知の身近なものや日常的にお決まりの物事から離れ，子どもたちが知ることや達成することができそうなものへと進むことが可能になる。彼はこれを，学習領域を越える動きとして記述し，「発達の最近接領域」"zone of proximal development" と名付けた。これは，子どもがひとりでも知ったりやったりできる物事と，他者との共同作業があってこそ子どもたちが知ったりやったりできる物事とのあいだにある領域である。<sup>(訳注1)</sup>

この領域を越えることは，子どもが経験の直接性から距離を置くことが必要になる点で重要な課題である。ヴィゴツキーによると，これは，課題が本人にとって処理可能な部分部分に分けられなければ達成不可能な課題である。発達の最近接領域の「足場作り」に貢献するのは，世話をする人やよりできる友だちである。この足場作りによって，子どもは，自分の心を「引き延ばし」，これらの学習課題を達成するのに必要な想像力を「行使する」よう励まされる。しかし，それは，（子どもの側に疲弊や失敗感覚をもたらす）不可能な，ないし起こりそうもない跳躍を要求される形においてではない。

ヴィゴツキーによると，子どもにとって，さもなくば未分化なままで留まっていた

であろう物事と世界の中の出来事のあいだの絆や連関を確立する「連想鎖」"chains of association"の発達が可能になるのは，既知の身近なものや，当人の経験の直接性からの距離を漸増させることを介してである。彼は，これを「複合的思考」"complex thinking"の発達と呼び，この複合的思考の発達がいかにして人生やアイデンティティに関する「概念」発達の基盤を提供するかを描き出している。人生についての概念発達は，子どもが特定の具体的経験から離れて抽象化する言葉の意味発達の結果である。たとえば，幼いエイミーの人生において，「友だち」は隣に住むメアリーのことであり，この定義を阻止するようなメアリーの行動は，ほとんどない。しかし，時がたつにつれ，「友だち」という言葉の意味発達が進むと，友情が概念として抽象化される。そして，エイミーは，友情を逸脱するメアリーの行為を見分けることになり，それに従ってやりとりするようになる。

人々が人生を調節できるようになるための基礎を提供するのが，この概念発達である。これによって，人々は，自分自身の行為を目的に沿ったやり方で方向付けたり，一連の出来事を形作るべく自分自身の人生に介入したり，さらには，自分で問題を解決することができるようになったりする。この理解からすれば，自律的で責任ある行為と目されるものは，社会的共同作業に基礎を置いている。この自己調節達成は，ヴィゴツキーが「自己鍛練」"self-mastery"と呼んだものの反映である。彼がこの用語を採用したのは，私が「私的行為体」と呼んだものと同じ仕方によってである。

ここで，発達の最近接領域および学習に関するヴィゴツキーの基本的アイデアを要約しておこう。学習の起源をあきらかにする上で，ヴィゴツキーの研究は，以下の結論を導いた。

- 学習は社会的共同作業の結果であって，他者とは無縁の本人独自の努力の結果ではないし，「固有で変化しにくい」いかなる生物学的起源を有する過程の顕示でもな

（訳注1）これについては，以下の記述が，さらに読者の理解を拡げてくれるだろう。「二人の子どもの知能年齢を調べ，二人が同じように8歳だったと仮定しよう。だが，それにとどまらず，この二人の子どもが自分で自主的には解くことのできない，その後の年齢の問題を，かれらに教示，誘導質問，解答のヒントなどを与えながら行わせたときに，どのように解くかをあきらかにしようと試みるならば，かれらのうちの一人は共同のなかで助けられ，指示にしたがいながら12歳までの問題を解くのに，他の子どもは9歳までの問題しか解かないことがある。……右の例でいえば，この領域は一人の子どもについては，四という数であらわされるが，他の子どもの場合は，それが一である。この二人の子どもが同一の知能水準に立ち，かれらの発達状態が一致していると，はたして考えることができるだろうか？　明らかに否である。われわれの研究が示しているように，学校のなかでのこれらの子どものあいだには，かれらの現下の同じ発達水準から生まれる類似よりも，かれらの発達の最近接領域における食い違いに規定された相違の方がはるかに大きい。このことは，何よりも教授過程におけるかれらの知能の発達の動態，かれらの学習の相対的成績にあらわれる。われわれの研究は，発達の最近接領域は，発達の現下の水準よりも，知能の発達や成績の動態により直接的な意義をもつことを示している」(Vygotsky, 1986／邦訳, pp. 298-299)。

い。この社会的共同作業においては，手練れの世話人やできる友だちが，子どもの手が届くくらいの学習課題をサポートするのだが，同時に子どもの側の大きな努力の投資をも必要としている。
- 子どもたちが，世界経験の直接性から距離を置く機会を獲得するのは，この学習課題を介してである。学習は，彼らが他者との共同作業において知ったりやったりできるようになる物事へ向けた，ひとつの動きである。
- 学習は，「発達の最近接領域」と呼ばれる学習領域を越える動きである。その領域は，子どもが自分だけでも知ったりやったりできる事柄と，他者との共同作業があってこそ知ったりやったりできる可能性とのあいだの距離によって形作られている。ヴィゴツキーを引用するなら，発達の最近接領域とは，「自主的に解答する問題によって決定される現下の発達水準と，子どもが自主的に共同のなかで問題を解く場合に到達する水準とのあいだの相違」(Vygotsky, 1986, p. 186／邦訳，p. 298)である。
- この領域を越える動きにおいては，ある移行が認められる。それは，世界の対象や出来事を「山」のように集めることや，多様な対象や出来事を共通の項目名に統一することから，世界の対象や出来事を（対象と出来事のあいだの連関や絆を確立する）連想鎖，ないし複合性へまとめる方向へ向かっている。
- 連想鎖，ないし複合性形成の発達においては，いくつかのレベルがある。そこでの発達は，最大限の類似を基盤とする対象と出来事の予備的統一から，ひとつの属性（たとえば，円いものとか平らなもの）を基盤にして対象や出来事を集めることへ向かうものである。
- 複合的思考のこのような発達によって，「概念」発達の基礎が提供される。ヴィゴツキーを引用するなら，概念発達は，「一般化しただけのものではない。それは，さらに個々の要素の抽出・抽象・隔離，これらの抽出され，抽象された要素を，それらが経験のなかで存在する場合のような具体的事実的関連の外で吟味する能力を前提とする」(Vygotsky, 1986, p.135／邦訳，pp. 206-7)
- この概念発達は，子どもが自分自身の行為を形作り，自分自身の人生を作り上げるのに介入する基礎を提供する。ヴィゴツキーによると，この発達に際して子どもは，自らの意志でもって，要求課題として，そしてその操作を（ある種の過程と理解した上で）意識しながら，この概念を操作することができるようになる。彼の用語では，知的機能において「自己鍛錬」へと導くのが，この発達である。たとえば，彼の主張によると，この概念発達は，「有意的注意，論理的記憶，抽象，比較，区別

のような一連の機能」の基礎である。本章での私の用語では，この概念思考発達は，「私的行為体」の基礎だと考えられ得る。子どもたちが自分自身の人生を大切に思いはじめるのは，この概念思考発達を介してである。

- 言語および言葉の意味の発展は，この概念発達にとって決定的に重要である。概念形成への道は，言葉の意味発達と同じなのである。ヴィゴツキーを再び引用しよう。「子どもが，一定の意味と結びついた新しい言葉をはじめて習得するその瞬間に，言葉の発達は終わるのではなく，始まるのである。言葉は，はじめは，もっとも初歩的なタイプの一般化である。子どもは，自分自身の発達につれて初歩的な一般化からだんだんとより高次なタイプの一般化へ移行し，そうして真の概念の形成でもってこの過程を終える……概念は言葉なしにはあり得ず，概念的思考は言語的思考の外では不可能である。概念の成熟の原因として見られる十分な根拠をもった，この過程全体の新しい本質的に中心的なモメントは，言葉の特殊な使用，記号の概念形成の手段としての機能的適用である」(Vygotsky, 1986, p. 107／邦訳, p. 163, 229)

## 発達の最近接領域と治療的会話

ヴィゴツキーの研究焦点は，幼児期早期の発達に当てられていたが，彼の結論は，すべての「段階と年齢」の学習と発達について考える上でも妥当である。さらに，効果的な治療実践の理解や，そうした治療実践のさらなる展開に対しても，彼の結論が適切だということを発見した。

本章の冒頭で示したように，「発達の最近接領域」は，なんとか進めるくらいのステップで進むよう人々を支持する足場作りを提供する会話のパートナーシップなくしては，越えることが不可能である。治療実践という文脈においては，セラピスト（およびセラピストによって集められた人々）は，最近接領域の足場作りに大きく貢献する。既知の身近なものからの距離を漸増することは，人生からの分離と同義ではない。むしろ，それは，人々が自らの発達を左右する重要な役割をより多く果たし，そうする中で，自らの人生をさらにかけがえのないものとする基礎を提供する，距離の置き方なのである。

ヴィゴツキーのアイデアに影響されて，私は，「足場作り会話」地図を作ってみた。それは，5種類の質問によって構造化されている。(原注2) この地図は，学習の最近接領域を越える漸増的動きを促進する治療的会話の展開を導くために，利用可能である。この地図の質問カテゴリーは，以下のように定義された特定の学習課題を確立する。

- 初級分離課題：これは，既知で身近なもの，つまりその人の状況における出来事に関する経験の直接性からの初級分離を支持する。この質問は，これまで身近ではなかったか名付けられたことのなかった，世界での出来事に意味を付与するよう奨励する。出来事を特徴付けるよう奨励する。
- 中級分離課題：これは，既知で身近なもの，つまりその人の状況における出来事に関する経験の直接性からの中級分離を支持する。この課題は，それらの出来事のあいだの絆や関係を確立する，連想鎖の発達において，世界の中の特定の出来事を関係性に持ち込むよう奨励する。さらに，世界の出来事の比較や範疇化，そして差異と類似性に関して区別を引くことをも滋養する。
- 中上級分離課題：これは，既知で身近なもの，つまりその人の状況における出来事に関する経験の直接性からの中上級分離を支持する。この課題は，振り返り，評価し，さらに連想鎖から実現や学習を引き出すよう奨励する。
- 上級分離課題：これは，既知で身近なもの，つまりその人の状況における出来事に関する経験の直接性からの上級分離を支持する。この課題は，人々の具体的な特定状況から理解や学習を抽出することによって，人生やアイデンティティについての概念を形成するよう奨励する。
- 最上級分離課題：これは，既知で身近なもの，つまりその人の状況における出来事に関する経験の直接性からの最上級分離を支持する。この課題は，人生とアイデンティティに関する新しい発達概念や，特定の行為の結果についての予測形成，そしてそのような行為の開始や計画などと調和するように，人生を進める提案の発達を奨励する。

これらの質問カテゴリーは，既知で身近なものと，知ったりやったりできそうなものとのあいだの領域の足場作りにおいて，重要な役割を果たす。たとえば，ピーター（第5章参照）について既知で身近なものは，彼が概して人生を振り返ることができず，自らの行為の影響を予測することもできず，そして他人と比べて責任を取ることもできない若者で

---

（原注2）ここで記述された「足場作り会話地図」は，実践とアイデアのあいだのインターフェイスにおいて展開された。この地図に示された分離課題のカテゴリーは，ヴィゴツキーの思考によって形作られているが，それらは比較的任意に形成されている。私は，この地図の他のヴァージョンも展開し，そのいくつかはさらに多層化されている。たとえば，「最初級分離課題」は，既知で身近なものと矛盾する，環境での特定の出来事を区別するよう人々を奨励する。

あるというものである。彼は，抽象的な言葉で考えることのできない具体主義者だとも理解されていた。立場表明地図，ver.2によって形作られた会話の最初の段階において，ピーターとトゥルーディーは，既知で身近なものから分離し，ピーターの人生とアイデンティティについて知り得るものや彼にできそうなことについての説明を展開していく機会を与えられた。

「ユニークな結果の，経験に近く特別な定義の協議」という質問カテゴリーは，これまで身近ではなかったか名付けられたことのない，世界での出来事を特徴付けるよう奨励することによって，「初級分離課題」を達成する。「ユニークな結果のマッピング」という質問カテゴリーは，それらの出来事のあいだの絆や関係を確立する，連想鎖の発達において，世界の中の特定の出来事を関係性に持ち込むよう奨励することによって，「中級分離課題」を達成する。「ユニークな結果の影響評価」という質問カテゴリーは，振り返り，評価し，さらに連想鎖から実現や学習を引き出すよう奨励することによって，「中上級分離課題」を達成する。そして，「評価の正当化」という質問カテゴリーは，人々に具体的な特定状況から理解や学習を抽出することによって，人生やアイデンティティについての概念を形成するよう奨励することによって，「上級分離課題」を達成する。

図6.1と6.2は，ピーターとトゥルーディー（第5章参照）との会話を，本章で述べた足場作り会話地図の上にチャートしたものである。ピーターは，具体的な行為とその結果ないしその潜在的影響とのあいだの関係を理解したり，人生の大切な振り返りに自分の声を与えたり，そして特定の具体的状況からなんらかの抽象理解と学習を得ることによって人生とアイデンティティという概念を形成することができた。ピーターにそのようなことが可能になったのは，彼の人生とアイデンティティに関する既知で身近なものと，彼に知ったりできたりしそうなものとのあいだの領域の足場作りという文脈においてであった。これは，彼の人生とアイデンティティに関する既知で身近なもの，つまり自らの行為の影響を予測できず，概して人生を振り返ることもできず，そして具体主義者だという理解とは，大きく矛盾していた。

こうした展開は，個々に別々の達成ではなく，ピーター，トゥルーディー，メラニー，そして私との社会的共同作業の結果であった。このような支持的参加によって，一定の学習課題への対処を指揮していく雰囲気が，創造されるのである。自らの行為の結果を予見し，人生の具体的展開を振り返り，そして人生についての抽象的学習と理解によって人生とアイデンティティに関する概念を発達させる能力の達成は，そのような社会的共同作業に左右される。そして，このような達成も，言語によって左右される。

言語は，概念発達に向けた動きにおいて必須である。たとえば，自由という言葉をピー

第 6 章 足場作り会話

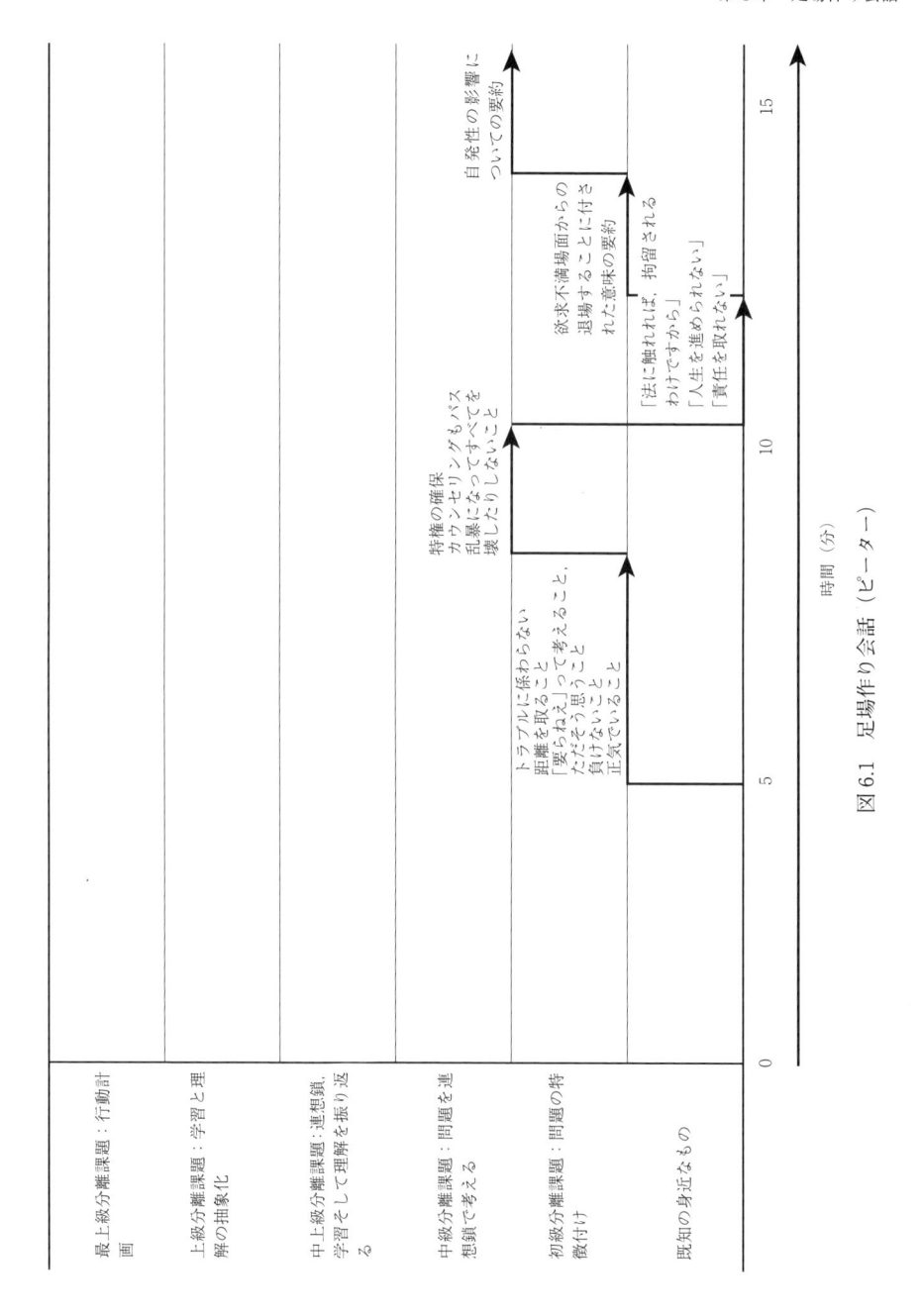

図 6.1 足場作り会話（ピーター）

縦軸項目（上から下）:
- 最上級分離課題：行動計画
- 上級分離課題：学習と理解の抽象化
- 中上級分離課題：連鎖、学習そして理解を振り返る
- 中級分離課題：問題を連想鎖で考える
- 初級分離課題：問題の特徴付け
- 既知の身近なもの

横軸: 時間（分） 0, 5, 10, 15

図中のテキスト:
- トラブルに係わらない距離を取ること
- 「要らねぇって考えること、ただそう思うこと、負けないこと、正気でいること」
- 特権の確保　カウンセリングもバス乱暴になってすべてを壊したりしないこと
- 欲求不満場面からの退場することに付けた意味の要約
- 「法に触れれば、拘留されるわけですから」「人生を進められない」「責任を取れない」
- 自発性の影響についての要約

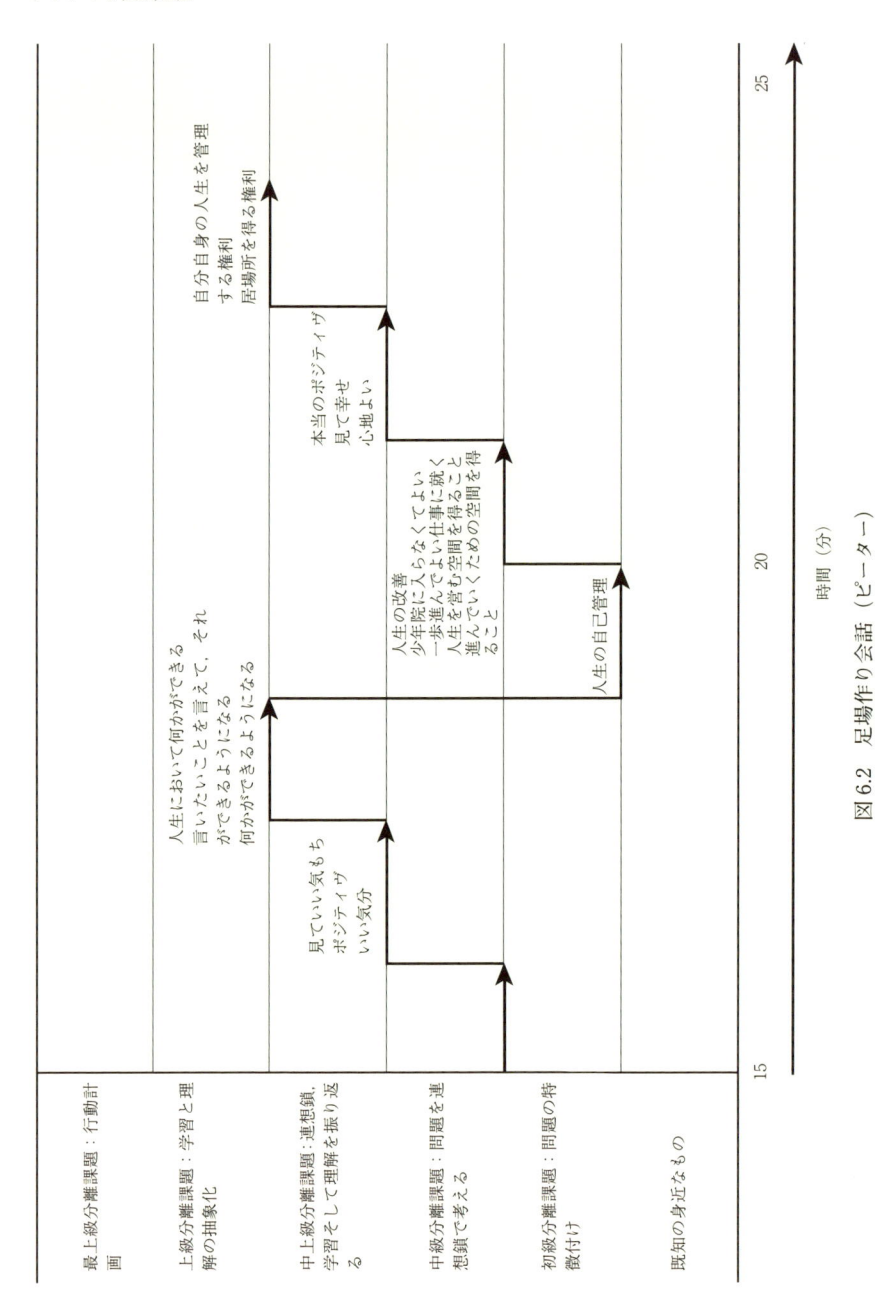

ナラティヴ実践地図

図6.2 足場作り会話（ピーター）

時間（分）

最上級分離課題：行動計画

上級分離課題：学習と理解の抽象化

中上級分離課題：連鎖鎮、学習そして理解を振り返る

中級分離課題：問題を連想鎖として考える

初級分離課題：問題の特徴付け

既知の身近なもの

見ていい気もちポジティヴいい気分

人生においで何かができると言いたいことを言えて、それが できるようになる 何かができるようになる

人生の改善 少年院に入らなくてもよい 一歩進んでよい仕事に就く 人生を営む空間を得ること 進んでいくための空間を得ること

人生の自己管理

本当のポジティヴ 見て幸せ 心地よい

自分自身の人生を管理する権利 居場所を得る権利

234

ターは知っていたが，概念形成にまでは至っていなかった。ピーターとトゥルーディーとの面接において，自由という「言葉の意味」は発達し，発達し直し，その過程において，それは，具体的で特定の状況から抽象化されて，人生の誘導概念となるのである。ヴィゴツキーが「知的機能における自己鍛練」と称したものを確立するのが，この概念形成である。

このように考えれば，私的行為体は，人間特質のシンプルな結果ではないし，なんらかの発達必須課題の解放ないし産物でもない。むしろ，私的行為体や責任ある行為の獲得にとって本質的な，意味の発達における社会的共同作業なのである。

## セラピストの責任

私は，学習と発達に関するヴィゴツキーの概念が，治療的変化一般の理解のために，ナラティヴ・セラピーの会話において重要なことを明確化するために，そしてナラティヴ実践のさらなる展開を援助するために貢献する可能性が高いことを提示した。そして，概念発達に関する社会関係的起源についての彼の主張と，「自己鍛練」と「自己調節」の基礎としての概念発達に関する主張をさらに進めた。このような考察は，セラピストとしての私たちを勇気づけ，相談に来る人々の私的行為体への展開条件を提供すべき私たちの特別な責任を認証し，その栄誉を讃えた。

セラピストとしての私たちの課題が発達の最近接領域の足場作りであると認めることは，この責任を讃える大切な側面である。この視点からすると，もしもその人の治療的質問への答えが，「その答えはわかりません」とか「どう答えたらいいのかわかりません」のように「知らない」というものであれば，私たちの注意は，会話の足場作りという責任に向けられる。このような責任に気づけば，別の質問レベルで答えられるように振り返る機会を提供するために，質問レベルを一つ下げることができる。また，この質問への適切な答えを予測するように他者を誘導したり，そのような質問に対して同様の窮状にあった他者がいかに答えたかを紹介して，それについて考えてみることによって，同じ質問レベルを維持しながらも探究を続ける機会を提供することができる。

私たちには，その人が「まったく動機付けができていない」とか，「絶望的に無責任」だとか，「抵抗性」だとか，「自分のやっていることでこの先どうなっていくのか全然わかってない」のだとか，「自分の行動を振り返ることができない」のだとか，「具体主義者」とか，「抽象的思考ができない」のだという結論に落ちることを回避する責任がある。実際，このような結論は警告として機能する。その人がいかに，既知で身近なものに埋没し，い

かに発達の最近接領域の足場作りを支持する社会的共同作業を経験していないかを反映しているのである。それゆえ私たちは，自分たちが足場作りのスキルを十分には身に付けていないこと，あるいは特定の問題に関連する特定の人々との相談における自分たちのスキルに限界があることを，事実として自らに警告しなければならないのである。もしも私たちが，自らのスキルの限界にあることを認識するならば，その限界を拡げる方法を探究するために，間を置かなければならないだろう。

## 足場作り会話の視点から見た外在化する会話

　この最終節では，外在化する会話を例示し，足場作り会話地図の視点からその展開を説明してみよう。この第二の視点によって，外在化する会話に関連する過程についての理解は拡がり，その会話のさらなる発展の導きが得られるであろう。
　私は以前，ソーシャルワーカーの依頼で，13歳のジャックと彼の母親のアビーと父親のニールに会うことになった。このソーシャルワーカーは，ジャック家族と密接に関わる二つの施設のうちのひとつで働いていた。ジャックはまさに人生のすべての局面でトラブルを抱えていた。相手は，学校側の責任者や仲間，警察，きょうだい，そして両親である。ジャックの行為によって次から次へと危機が訪れ，両親はついに，息子には適切な施設に入所させるかしか手はないと信じるに至っていた。
　危機の多くは，たいてい母親やきょうだいに向けられたジャックの暴力によって生まれていたが，最近では，父親さえ脅されていた。ジャックは誰からも，自分の行動に洞察の欠ける，自らの行為に責任を取ることのできない，言語スキルが不十分な，そして自分の窮状をなんとかしようという気のない少年と見なされていた。
　面接の最初から，ジャックはまったく会話に興味を示さなかった。そのあいだ，アビーとニールが，彼らの心配について，最新の危機について，そしてジャックの自宅謹慎について彼らが抱いている疑問について，私に語った。アビーは，いかに自分が母親として失敗者だと感じているかを振り返り，ジャックの弟や妹はひとつもよい思い出なしに子ども時代を終わるのではないかと悩みを口にした。彼女は，自分がジャックによっていかに心とからだのどちらをも傷つけられたかと語った。ニールは，強い欲求不満をあからさまにし，ジャックのネガティヴな行為を手なづける努力において経験している不毛さを語った。父親は，ジャックがわざとポジティヴな親子関係の発達を避けようとしていると，信じるに至っていた。
　ジャックは，こうした展開についてのアビーとニールの説明の細部を多少訂正すること

はあっても，それに動じることはなかった。そこで私は，その暴力行為がどのようにジャックの人生に影響しているのかという会話に，当人を誘導することにした。そのためにまず，こうした行為はどのように特徴付けられるのかと彼に訊ねてみた。いくらか探究が進んだあと，彼はこの暴力を「アグロ」<sup>(原注3)</sup>と定義することにした。

立場表明地図からすると，暴力のこの定義は，「問題の，経験に近く特別な定義の協議」の結果である。足場作り会話地図で言えば，これは「初級分離課題」である。

私の援助もあって，ジャックは20分ほどで，「アグロ」がとりわけ，彼の教育を妨げ，家族から疎外し，彼の力強さを奪い，さまざまな仕方で彼の人生を支配し，そして彼に喪失感を味わわせたのだと結論した。立場表明地図からすると，「アグロ」とこれらの結果のあいだのつながりが確立されたのは，ジャックに彼の人生のさまざまな局面における「問題の影響評価」をさせられたからである。足場作り会話地図で言えば，このつながりが確立されたのは，「中級分離課題」の導入による。私の理解では，暴力行為を，連想鎖の発達における人生の出来事との関係性へともち込むことが，ジャックにとっての重要な達成であった。

その後，これらの結果を振り返り，評価するようジャックを励ました。足場作り会話地図で言えば，これは一連の「中上級分離課題」感覚を確立した。さらに，ジャックを「評価の正当化」に誘った。足場作り会話地図で言えば，これによって「上級分離課題」が達成された。この足場作り会話によって，ジャックが，人生と人生に価値を見出すものについての志向的理解を公式化することが支持されるよう願った。そして私は，こうした理解が，人生とアイデンティティについての概念としてさらに発展することを願ったのである。以下のジャック家族との面接逐語録からの短い抜粋は，私が足場作り会話においていかに積極的であるか，そして私がいかにアビーとニックを参加させようとしたのかを示している。この抜粋は，中上級分離課題と上級分離課題の足場作りを説明する。図6.3は，その会話を足場作り地図の上にマッピングしている。

---

（原注3）「アグロ」"Aggro"は，「アグレッション＝攻撃」aggressionという言葉の短縮形であり，オーストラリアの大衆文化では幅広く使われている。

ナラティヴ実践地図

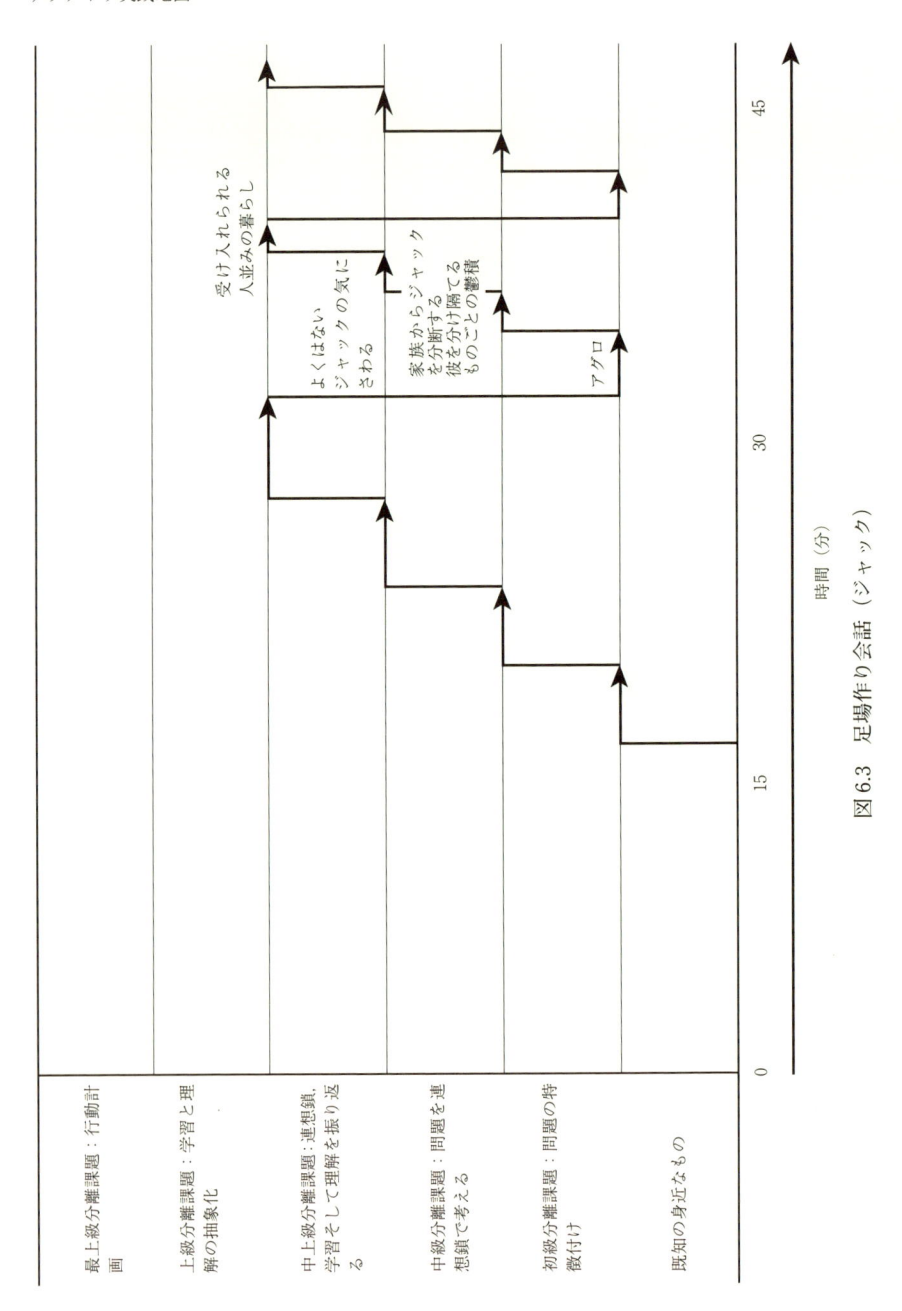

図6.3 足場作り会話（ジャック）

縦軸（下から上）:
- 既知の身近なもの
- 初級分離課題：問題の特徴付け
- 中級分離課題：問題を連想鎖で考える
- 中上級分離課題：連想鎖、学習そして理解を振り返る
- 上級分離課題：学習と理解の抽象化
- 最上級分離課題：行動計画

横軸：時間（分）　0　15　30　45

図中ラベル:
- 受け入れられる人並みの暮らし
- よくはないジャックの気にさわる
- 家族からジャックを分断する彼を分け隔てるものごとの鬱積
- アグロ

238

M：ここまでの話からすると，アグロが君の家族を分断したと理解していいね？
ジャック：ええ。
M：「分断」というのは，お母さんが使った言葉だけど，それは君にも使える言葉かな？　それとも，もっといい言葉があるんだろうか？
ジャック：どんな？
M：たとえば，家族から君を「分離する」とか，「分け隔てる」とか「結びつきを壊す」とか……
ジャック：僕を分け隔てる。
M：なぜ「僕を分け隔てる」がいいの？
ジャック：だって，単純に，僕と他の家族とのあいだに物事が鬱積するからだよ。
M：アグロが君と家族のあいだに物事を鬱積させて，君を分け隔てるわけだね？
ジャック：そう。
M：それはどんな感じ？
ジャック：なんて？
M：家族から分け隔てられるのは，気にならないの？　それはオーケーかい？　君と両親とのあいだや，君と兄弟のあいだに物事が鬱積して，君は心地よいのかな？
ジャック：よくはないよ。
M：よくはない。よくはないことは心地よい？
ジャック：気にさわるよ。
M：どんなふうに？　なぜ家族の一員でいたいのかな？

ジャックは肩をすくめる。

M：たぶん，理由があるんだろうね。どんな理由かはわからないけど。
ジャック：仲間のひとりが家族を捨てたんだ。
M：それは彼にとって問題なの？
ジャック：わからん，でも，そんな人生はいやなんだ。
M：どうして？
ジャック：だって，そいつは，取り返しがつかないようなことにたくさん巻き込まれるからだよ。そんなのはいやなんだ。
M：オーケー。仲間のような人生がいやだってことはわかった。だけど，君がなぜ家族の一員でいたいのかはまだわからないね。家族から分け隔てられることで，失う

ものがあるのかな？　君の大切なことで，置き去りにされることがあるんだろうか？　君の欲しいもので，人生から失われるものがあるんだろうか？

ジャックは肩をすくめる。

M：これについて，ご両親の考えを訊いてもいいかな？
ジャック：いいよ。
M：このことについてどう思いますか？　ジャックが家族から分け隔てられることを気にしていることですけど。
アビー：他に居場所がないからじゃないかしら。彼が素のままでいて大丈夫だと思えるところなんて，他にないわけですから。
M：それは，あなたにとっても個人的に大切なことですか？
アビー：もちろん。必要とされたり，いてほしいと思われていると感じることは，思いつく中でも一番大切なことです。これは，ジャックの人生に起こっていることを見ると悲しくなる理由のひとつです。
M：ニール，あなたは？
ニール：アビーの言う通りですよ。もしもジャックが家族の一員でなければ，どこにも受け入れられないことになります。それは，かなり惨めなことじゃないでしょうか。
M：つまり，あなたの考えでは，どこかに受け入れられないということは，かなり惨めな思いをするということにつながるわけですね。何がそんなふうに考えさせるのですか？
ニール：自分にも居場所がないと感じた時期があって，かなりつらかったし，それは最悪の感覚でしたから。どこかで受け入れられたと感じることは，少なくともどんな仕方であれ，誰かが望んでいるようなものになっているわけです。
M：ジャック，ご両親の考えをどう思う？
ジャック：父親が，受け入れられることについて言ったことは，その通りだよ。
M：「受け入れられる」という言葉が君にしっくりくるのは，なぜだと思う？
ジャック：ただ，しっくりくるんですよ。何かにつながるみたいに。
M：受け入れられるというのがしっくりくるのは……？
ジャック：人並みの生活を送りたい。
M：受け入れられることが大切なのは，つながることが大切であり，それによって人

並みの生活が送れるようになるからなんだね。
ジャック：ええ。
M：人並みの生活とはどういうもの？
ジャック：それなりの生活が保証されていることだよ。

　自分が価値を置くことの記述として「受け入れられる」ことをジャックが肯定したことは，彼が身近に感じる言葉の意味発達における第一歩を表している。この言葉は改訂され，会話の中でなんども吟味され，私が再び「アグロ」の影響について振り返るようジャックを誘った会話の終わりで，さらなる意味発達が展開された。そのときの彼の返事は，アグロは「彼が受け入れられるのを台無しにする」というものだった。ここで「受け入れられること」はあきらかに抽象化された。彼の人生の具体的で特定の状況から分離され，概念となる道に置かれたのである。
　このインタヴューの終わる頃には，ジャックは，人生に意図していることや大切にしていることを自らの声で説明した。続く8回の面接には，家族全員が参加したり，アウトサイダーウィットネスが参加することもあったが，そこでも，ジャックが人生に意図していることや価値を置いていることを定義する言葉の意味発達がさらに，人生やアイデンティティに関する概念として発達していった。それらの概念は，生き方にまで高められた。それによってジャックは，自分史における最近の出来事を再解釈し，自分にできそうな行為について推測するための土台を得た。もちろん，そのような行為は，その概念と一貫し，彼の暴力や人生の窮状についての悩みに対処することを可能にするものであった。面接後，ジャックは，自分の人生や人間関係に関する事柄についてよく語るようになり，行為の結果を予測する能力を獲得し，人生を形作る介入に熱心となり，そしてその行為に出る能力も手にした。とりわけ，彼の暴力は消え，埋め合せすることを切望した。1年半後のフォローアップでは，二三のささいな揺り戻し以外，そうしたポジティヴな展開が維持されていた。
　治療的会話の足場作りによって，ジャック家族が，ジャックの人生やアイデンティティ（とりわけ，彼が，自らの行動に対する洞察に欠け，自らの行為に責任を取ることができず，言語スキルも限られ，窮状について対処する動機付けのない少年であるというもの）についての既知の身近なことと，彼の人生やアイデンティティについて知ったりやったりできることとのあいだの領域を越すことを可能にする「学習課題」が，提供されたのである。

## 結　論

　人間の行為体と責任ある行為の特質に関する探究が，本章の焦点であった。この文脈において，ヴィゴツキーの学習と発達に関する概念について簡単に紹介した。ヴィゴツキーの研究課題は幼年期の子どもであったが，彼の「発達の最近接領域」という概念や，この領域の注意深い足場作りに向けられる重要性は，相談に来る人々の年齢や発達段階を問わず，治療的会話に適切なものである。

　この概念の治療実践への含みについて議論し，「足場作り地図」を描き，その地図を立場表明地図の両ヴァージョンへも当てはめてみた。この足場作り地図を（本書のテーマである）他のナラティヴ実践地図にあてはめることも可能であるが，ここでは省略した。

　本章の冒頭において，私的行為体と責任ある行為の特徴について疑問を呈し，学習と発達に関するヴィゴツキーの概念によってもたらされる概念への探究に進んだ。このヴァージョンによると，私的行為体の経験と責任ある行為を引き受ける能力は，発達の最近接領域の足場作りに貢献する特定の社会的共同作業に基づいている。私的行為体と責任ある行為の発達についての理解は，いつでも，解決などないと思われる問題や窮状について相談に来る人々との治療的会話において支持される，可能性についての私の楽観主義を支えてきた。

# 結　論

　本書の執筆は，それ自体が旅であった。まずは，ここ20年ほどの治療的探求の多くを一冊の本にまとめることを目標に掲げた。探求の具体的なところを上手く盛り込みつつ，生き生きした感じを出せればと思った。探求に乗り出したときの精神を描きつつ，読者の日々の治療実践でも十分にあてはまると思われる形で，本ができればと願った。それに，治療相談で私が出会った子どもたちや女性や男性に読者を引き合わせ，私たちの豊かな会話を共有してもらえばとも思った。

　一冊の本を書くのは，力の要る仕事だ。始めるにあたっては，かなりひるむことでもある。私は，この旅を空白の頁から始めた。大雑把な旅程を頭に描き，あとは希望や抱負をたくさんに。すぐ気づいたのは，私の頭を一杯にしたアイデアはうまく頁には乗らず，書かれた言葉と共にいた遠い過去へと私を連れ去ることだった。自分の言いたいことを表現する多くのルートを探したが，気がつくと，そのいくつかは放棄し，いくつかを望んだ目的地で見届けることになった。時には袋小路にいて，その先を思い描く苦しみを味わった。また別のときには，メインストリートにいて，興奮とワクワクする感覚の中でゴール目指してスピードを上げたものである。時には，順調ではあっても，本書の執筆目的があまりに広過ぎたと結論して動揺したり，あるいは自ら設定した旅程をあきらめ，旅を早めに切り上げることを真剣に考えた。

　しかしながら私は今，突然に，いくらかの驚きをもって，自分が道をはずれることなく，本書の最終頁に到着したことを知った。

　本書の結論に到着した感覚は，丘陵地帯を越える長い自転車レースのあとで最終ラインに近づく感覚に似ている。今回，乗り継いだ領域のすべての地勢は，永久に心に刻み込まれた。私は今，非常に難関なコースを克服してやすらぎを得ているが，そこに至るまでには，急な勾配や天候条件の予測も含まれていた。もちろん，はじめての下り坂や仲間からの祝福にワクワクする気持ちは，満喫させてもらった。そして，最終ラインを通過する瞬間の，いつでも特別な喜び。たとえ順位がどうであれ。

　本書執筆における最終ラインを通過する前に，いくつか明記すべき点が残っている。第一に，自らのストーリーや言葉をここに収録することにより，本書の企画に貢献する決心をした方々に感謝したい。そうした人々の貢献がなければ，このテクストは，本の体裁を

取らず，単に，治療実践に関する散漫なアイデアのクロニクルとして存在する他なかったのである。この貢献には，いくら感謝してもし足りない。第二に，ここ何年かのあいだに私の援助を求めてきたすべての人々に感謝したい。ここに記述したすべての治療実践は，私たちの共同研究から生まれたものと考えている。治療相談において，私が定期的に人々からフィードバックしてもらうのは，会話のどの道が役立ち，どの道は役に立たなかったかということである。そして最後に，人々の人生の心配や窮状への対処努力において役立ったものと役立たなかったものに関する振り返りを始める。このフィードバックや振り返りは，私の実践を形作る上で助けになり，本書のアイデアや地図の発展の基礎になったものである。本書を閉じるにあたり，私は，この貢献をしてくれたすべての人々に心からの感謝を捧げたい。おかげで私は，自らの仕事と人生にいつも変わらぬ意識を持っていられるのだから。

# マイケル，雲を抜ける
―― 訳者あとがきに代えて ――

If you've got a bicycle
Then we'd better ride it
How about we head up to the hills today?　　　　　　　　　　David Denborough, 2008[1]

　この本は，Michael White: Maps of Narrative Practice, W. W. Norton, New York, 2007 の全訳である。そして，これがマイケル，生前，最後の著作となった。2007 年春のノルウェーでのカンファランスで盟友デイヴィッド・エプストンがマイケルの講演前に熱っぽく本書を紹介したのが，まだ昨日のことのようだというのに。

　マイケルは昨年 3 月サンディエゴでのワークショップのあと，緩和ケア領域のナラティヴ実践を記した『人生のリ・メンバリング』の著者ロレインらと食事中に心筋梗塞を起こし，4 月 5 日サンディエゴ病院で帰らぬ人となった。その前後の様子が，ロレインとジョンによって伝えられている。[2]

　最後となったワークショップで参加者から，オルタナティヴ・ストーリーではなくなぜ従属的ストーリー subordinate story という表現を使うのかと問われ，彼は，従属的ストーリーは偶然，従属的になったものではなく，近代的権力操作の結果だからだと説明し，「規格化する判断」について話したという。また，面接中の記録について問われると，会話の中から語られたことを救出するために書き留めるのだと答えた。筆記は伝達なのだと。自分が相手の言葉の忠実な記録者であれば，あとで要約として読み返すこともできるし，手紙の中でドキュメントすることもできる。特にベトナム退役軍人との面接が多いのは，現実に召還されはしなかったものの自分はその世代に属していたので，もしも召還されたならばカナダへ逃亡するか刑務所行きだったであろうし，反戦運動にも深く関わったので，退役軍人のストーリーを聴く特別な責務があるからだという。聴く技術を修得したいのなら，人々の話した言葉をそのまま書き留めることだ。どんな気持ちかと問いかけるありきたりの治療実践が人々の気持ちを取るに足らないものにしてしまうのは，気持ちというものが経験から切り離して考えることなどできないからで，共感よりも共鳴を大切にすべきだという。つまずきながら歩くアプローチ。

　冒頭に紹介した，もうひとりのデイヴィッド，デンボロウの歌詞に戻ろう。彼は，マイ

ケル追悼の気持ちを歌に託した。そう，自転車は，ぼくらにペダルをこぐよう，今日，丘を目指すよう魅惑する。第二節。And if you've got wings / Then we'd better use them / Do you want fly with me through the clouds today? 翼は，ぼくらに羽ばたくよう，雲さえ突き抜けるよう魅惑する。そして第三節にあるプールは，ぼくらに泳ぐよう，何往復もするよう魅惑する。悲しみは？　ぼくらにそのストーリーに耳を傾けるよう魅惑する。しかも，二つ以上のストーリーを聞くようにと。絶望も恐れも，同じだ。マイケルの愛したモノを並べた歌詞が，図らずも彼のごく自然な誘いを端的に伝えている。マイケルはグライダーにも乗る。「有視界飛行」というアフォーダンスによる旅は，彼にこそふさわしい。

　ぼくらもマイケルのおかげで，さもなくば考えもしなかったようなところまで旅をしてきた。新しい著作や論文が出るたびに，ワクワクさせる面接逐語録と難解な地の文に翻弄されながら，ぼくらはナラティヴが目指す先に進むよう魅惑された。『物語としての家族』（原書1990年刊/邦訳1992年刊）では，スニーキー・プーとニック家族との心理戦を通してぼくらは遺糞症治療で始まった外在化の何たるかを知ったし，手紙が宛先だけ書き換えられて統合失調症患者らによって共有されていくのを『人生の再著述』(1995/2000) のジェイムズによって知り，衝撃を受けた。そして「再会：悲嘆の解決における失われた関係の取り込み」(1997/2000) では，心不全で夫を亡くしたマリーと「あの人をすこし掘り出す」挑戦によってぼくらはリ・メンバリング実践を提示されたし，『セラピストの人生という物語』(1997/2004) ではさらに，30年以上統合失調症と闘い続けた母親が「パワー・トゥ・アワー・ジャーニー」グループの名誉会員に推挙された娘アイリーンの心揺らす話を聞くことで脱中心化実践を目の当たりにした。また，『ナラティヴ・プラクティスとエキゾチックな人生』(2004/2007) では，カウンセラーとしての理想をあきらめることなく悪戦苦闘するマックスによって失敗会話地図へと導かれた。最近では，『子どもたちとのナラティヴ・セラピー』(2006/2007) において，食事の問題を抱えたジェリーが着ぐるみを脱いでもマイケルから「だまされるもんか。子どもの皮をかぶったタイガーなんだろ！助けてー！」と言われて笑いにつつまれる場面と共に，一連の会話を誘う「立場表明地図」や「足場作り地図」という発明が説得力をもった。ぼくらのような治療者はデータだけではそうそう動かない。ストーリーで動かされるのだ。個人的には，わずか4回とはいえ90年のバークレー，99年のアデレード，05年の香港，そして07年のクリスチャンサンへと地理的にも誘い出された。[3)]　なによりも，いくら好きだとはいえ，翻訳などという眠りを削る地道な仕事を20年近く続けられたのは，マイケルのおかげだ。きっと，こんなふうに魅惑されるのは，ぼくら治療者だけではなく，クライエントも同じなんだろう。

　さて，マイケルの最新刊が本書だ。あなたは，マイケルとクライエントとのどの会話に

よって最も遠くまで旅をしたのだろう？　彼が多くのクライエントと一緒につまずきながら歩いた末に書き上げた地図。いうまでもなく行き先は，その地図を使う者次第だ。

　地図はたいてい東西南北を右左下上に据えた二次元の平面であるから，マイケルが本書で提示した地図は，地図というよりチャート，グラフのことだ。横軸に時間，縦軸に会話事項を取る。もちろん，彼が提示したかったのは，地図そのものではなく地図的思考である。私たちが面接を地図を見るように想像するとき，何がもたらされるのか？　面接を地図として思考し，了解すること。面接を地図に写し取るだけでなく，地図によって面接が構成されていく，その重ね合わせ，ないし逆説が，私たちの面接にライブ感覚を提供することは間違いない。そして，地図を作るという行為自体が，いかに権力の問題と結びついているかということも，マイケルは直接触れてはいないが，当然，語られるべきことであっただろう。ナラティヴは，出来事を時系列上につなぐことによって，時間を取り込んだが，今，地図によって，今度は空間を取り込もうとしている。「時空間」と呼ばれるように，時間と空間は切り離して考えるべきではないから，この地図のメタファーはさらに進化すべきものだろう。

　最後はやはり，蛇足と言われようと，彼の公理を原文で書き記すことにしよう。

Within the context of the practices associated with the externalizing of problems,

neither the person not the relationship between persons is the problem.

Rather, the problem becomes the problem,

and then the person's relationship with the problem becomes the problem.

（White, M. & Epston, D., 1990, p. 40／邦訳，p. 61）

2009. 4. 5.　マイケルの一周忌に　訳者を代表して　小森康永

追記　本書は共訳者の奥野光さんと編集部の藤本柳子さんの協力がなければ，この時期，この形での刊行はかなわなかった。

文　献

1) Denborough, D.: Through the clouds: In memory. http://www.dulwichcentre.com.au/MichaelWhiteArchive.htm にてダウンロード可能。
2) Winsdade, J. & Hedtke, L. (2008): Michael White: Fragments of an event. The International Journal of Narrative Therapy and Community Work, 2, 73-79.
3) 小森康永 (2008): ナラティヴ実践再訪. 金剛出版. の付録に詳細あり。

# 参考図書

## マイケル・ホワイトによるナラティヴ・セラピーの著作

White, M. (1995): Re-authoring lives: Interviews & essays. Dulwich Centre Publications, Adelaide, Australia. 小森康永, 土岐篤史訳 (2000): 人生の再著述. ヘルスワーク協会.

White, M. (1997): Narratives of therapists' lives. Dulwich Centre Publications, Adelaide, Australia. 小森康永監訳 (2004): セラピストの人生という物語. 金子書房.

White, M. (2000): Reflections on narrative practice. Dulwich Centre Publications, Adelaide, Australia.

White, M. (2004): Narrative practice and exotic lives: Resurrecting diversity in everyday life. Dulwich Centre Publications, Adelaide, Australia. 小森康永監訳 (2007): ナラティヴ・プラクティスとエキゾチックな人生. 金剛出版.

White, M. & Epston, D. (1990): Narrative means to therapeutic ends. W. W. Norton, New York. 小森康永訳 (1992): 物語としての家族. 金剛出版.

White, M. & Epston, D. (1992): Experience, contradiction, narrative, and imagination: Selected papers of David Epston and Michael White, 1989-1991. Dulwich Centre Publications, Adelaide, Australia.

White, M. & Morgan, A. (2006): Narrative therapy with children and their families. Dulwich Centre Publications, Adelaide, Australia. 小森康永, 奥野光訳：(2007): 子どもたちとのナラティヴ・セラピー. 金剛出版.

ナラティヴ・セラピーに関する情報, 論文, 著作物については, ダルウィッチ・センターの下記のウェブサイトを参照ください。

http://www.narrativetherapylibrary.com/default.asp

## その他の著者によるナラティヴ・セラピーの著作

(注意：ナラティヴ・セラピーに関する著作は多数入手可能であるが, ここにはその一部のみを掲載した)

Denborough, D. (Ed.) (2006): Trauma: Narrative responses to traumatic experience. Dulwich Centre Publications, Adelaide, Australia.

Freedman, J., & Combs, G. (1996): Narrative therapy: The social construction of preferred realities. W. W. Norton, New York.

Freedman, J., & Combs, G. (2002): Narrative therapy with couples…and a whole lot more! Dulwich Centre Publications, Adelaide, Australia.

参考図書

Freedman, J., Epston, D., & Lobovits, D. (1997): Playful approaches to serious problems: Narrative therapy with children and their families. W. W. Norton, New York.

Monk, G., Winslade, J., Crocket, K., & Epston, D. (Eds.)(1997): Narrative therapy in practice: The archaeology of hope. Jossey-Bass, San Francisoco. 国重浩一，バーナード紫訳 (2008): ナラティヴ・アプローチの理論から実践まで―希望を掘りあてる考古学―. 北大路書房.

Morgan, A. (2000): What is narrative therapy?: An easy-to-read introduction. Dulwich Centre Publications, Adelaide, Australia. 小森康永, 上田牧子訳 (2003): ナラティヴ・セラピーって何？ 金剛出版.

Payne, M. (2000): Narrative therapy: An introduction for counselors. Sage, London.

Russell, S. & Carey, M. (2004): Narrative therapy: Responding to your questions. Dulwich Centre Publications, Adelaide, Australia. 小森康永, 奥野光訳 (2006): ナラティヴ・セラピー みんなのQ＆A. 金剛出版.

Smith, C. & Nylund, D. (Eds.)(1997): Narrative therapies with children and adolescents. Guilford, New York.

Zimmerman, J. & Dickerson, V. (1996): If problems talked: Narrative therapy in action. Guilford, New York.

# 文　献

Andersen, T. (1987): The reflecting team: Dialogue and meta-dialogue in clinical work. Family Process, 26, 415-428.

Bachelard, G. (1969): The poetics of space. Beacon, Boston. 岩村行雄訳 (1969): 空間の詩学. 思潮社.

Bruner, J. (1986): Actual minds, possible worlds. Harvard University Press, Cambridge, MA. 田中一彦訳 (1990): 可能世界の心理. みすず書房.

Bruner, J. (1990): Acts of meaning. Harvard University Press, Cambridge, MA. 岡本夏木, 仲渡一美, 吉村啓子訳 (1999): 意味の復権——フォークサイコロジーに向けて——. ミネルヴァ書房.

Derrida, J. (1973): Speech and phenomena, and other essays on Husserl's theory of signs. Northwestern University Press, Evanston, IL. 林好雄訳 (2005): 声と現象. ちくま学芸文庫.

Derrida, J. (1976): Of grammatology. Johns Hopkins University Press, Baltimore. 足立和浩訳 (1983): 根源の彼方に——グラマトロジーについて——. 現代思潮新社.

Derrida, J. (1978): Writing and difference. Routledge and Kegan Paul, London. 若桑毅ほか訳 (1977/83): エクリチュールと差異. 法政大学出版局.

Foucault, M. (1965): Madness and civilization: A history of insanity in the age of reason. Random House, New York. 田村俶訳 (1975): 狂気の歴史. 新潮社.

Foucault, M. (1973): The birth of the clinic: An archaeology of medical perception. Tavistock, London. 神谷美恵子訳 (1969): 臨床医学の誕生. みすず書房.

Foucault, M. (1980): Power/knowledge: Selected interviews and other writings. Pantheon, New York. （本書自体の訳出はないが，その論考の多くは下記の文献に収録されている。蓮實重彦, 渡辺守章監修／小林康夫, 石田英敬, 松浦寿輝編 (2000): ミシェル・フーコー思考集成Ⅹ　1976-1977　セクシュアリテ／真理. 筑摩書房）

Goffman, E. (1961): Asylums: Essays in the social situation of mental patients and other inmates. Harper, New York. 石黒毅訳 (1984): アサイラム. 誠信書房.

Griemas, A. & Courtes, J. (1976, Spring): The cognitive dimension of narrative discourse. New Literary History, 7, 433-447.

Iser, W. (1978): The act of reading. Johns Hopkins University Press, Baltimore. 轡田収訳 (1982): 行為としての読書. 岩波書店.

Kermode, F. (1980, Fall): Secrets and narrative sequence. Critical Inquiry, 7(1), 83-101.

Myerhoff, B. (1982): Life history among the elderly: Performance, visibility, and remembering. In J. Ruby (Ed.): A crack in the mirror: Reflexive perspective in anthropology. University of Pennsylvania Press, Philadelphia, pp. 99-117.

Myerhoff, B. (1986): Life not death in Venice: Its second life. In V. Turner & E. Bruner (Eds.): The anthropology of experience. University of Illinois Press, Chicago, pp. 261-286.

Todorov, T. (1977): The poetics of prose. Cornell University Press, Ithaca, NY.

Vygotsky, L. (1986): Thought and language. MIT Press, Cambridge. 柴田義松訳 (1962/2001): 思考と言語. 新読書社.

White, M. (1984): Pseudo-encopresis: From avalanche to victory, from vicious to virtuous cycles. Family Systems Medicine, 2(2), 150-160.

White, M. (1988, Spring): Saying hullo again: The incorporation of the lost relationship in the resolution of grief. Dulwich Centre Newsletter, 7-11. 小森康永監訳 (2000): 再会――悲哀の解決における失われた関係の取り込み―. In: ナラティヴ・セラピーの実践. 金剛出版.

White, M. (1995): Reflecting teamwork as definitional ceremony. In M. White (Ed.): Re-authoring lives: Intereviews and essays. Dulwich Centre Publications, Adelaide, Australia, pp. 172-198. 小森康永, 土岐篤史訳 (2000): 定義的祝祭としてのリフレクティング・チームワーク. In: 人生の再著述. ヘルスワーク協会, pp. 276-317.

White, M. (2000): Re-engaging with history: The absent but implicit. In M. White (Ed.): Reflections on narrative practice: Essays and interviews. Dulwich Centre Publications, Adelaide, Australia, pp. 35-58.

White, M. (2003): Narrative practice and community assignments. The International Journal of Narrative Therapy and Community Work, 2, 17-55.

White, M. (2004): Narrative practice, couple therapy and conflict dissolution. In M. White (Ed.): Narrative practice and exotic lives: Resurrecting diversity in everyday life. Dulwich Centre Publications, Adelaide, Australia, pp.1-41. 小森康永監訳 (2007): ナラティヴ・プラクティス, カップルセラピー, そして葛藤解消. In: ナラティヴ・プラクティスとエキゾチックな人生. 金剛出版, pp. 13-51.

White, M. (2006): Narrative practice with families and children: Externalizing conversations revisited. In M. White & A. Morgan (Ed.): Narrative therapy with children and their families. Dulwich Centre Publications, Adelaide, Australia, pp. 1-56. 小森康永, 奥野光訳 (2007): 子どものいる家族とのナラティヴ・プラクティス 外在化再訪. In: 子どもたちとのナラティヴ・セラピー. 金剛出版, pp. 15-85.

# 索　引

ページ数のあとのmはナラティヴ地図を，nは脚注を示す。

## 人名索引

アンデルセン，T　157
イーザー，W　68
ヴィゴツキー，L　226-230, 235
エプストン，D　151
カーモド，F　66
グレマス，A　66
ゴフマン，E　154, 196
コルテス，J　66
デリダ，J　179
トドロフ，T　87n, 87
バシュラール，G　166
フーコー，M　26, 89n, 224n
ブルーナー，J　64-67, 87n, 88, 90-91, 111-112
ホワイト，M　25, 143, 169, 174
マイアホッフ，B　118-119, 145, 153-157
ローゼン，M　153

## 事項索引

### あ

アイデンティティ
　——と人生協会　113, 118-121
　定義的祝祭　153-156, 177
　文化的因子　26, 119-120, 153-157
アイデンティティの風景　66-71, 72m, 75m, 82m, 85m, 86, 92, 95
アウトサイダーウィットネス（「ウィットネス」をみよ）
足場作り会話
　外在化のための——　236-241, 238m
　発達のための——　230-235, 233m, 234m
　変化のための——　221-223

### い

怒り　126
意識の風景　66-71
意図（「アイデンティティの風景」もみよ）　46-47, 66, 212-214
遺糞症　25, 32, 38
意味作成　37, 68-71, 187, 198
イメージ
　アウトサイダーウィットネスの焦点としての——　162-169

自己の――（再著述する会話を見よ）

### う

ウィットネス
　――に対する責任　160-161, 174
　拡大上演　169-171
　家族メンバー　172-173, 198
　苦痛表現　179-181
　自伝　174-177
　準備　161-167
　定義的祝祭における――　158-167, 165m, 178m, 183m
　テクノロジー使用　169, 184-185
　特殊な知識　184
　トレーニングコースにおける――　198
　亡くなった祖母　217-218
　無名性　185
　理論　153-158
　例　127-132, 142-151
受け入れられる感覚　240
うつ病
　外在化　27, 40, 42-46, 52m
　再著述　54-64

### え

絵　17-21
英雄的アイデンティティ　177

### お

親業
　遺糞症の子ども　38-39, 48
　ADHDの子ども　13-24, 33
　――と変化　227-230
　音信不通の父親と息子　180-182
　片親　127-138, 187-196
　気乗りしないクライエントの　55
　虐待的父親　54
　拒食症の娘　144-147, 151
　ジェンダー期待　146, 150
　措置された思春期の子ども　196, 202-211, 206m, 207m, 211m, 212-218
　独立した思春期の子ども　41, 46-47, 53m, 54
　難題を抱えた子ども　34
　暴君的継父　203-211

### か

外在化する会話
　ADHD例　13-14
　――と足場作り　236-242, 238m
　――と恐怖　33-45
　希望の　33
　禁忌　49
　質問　27-30
　セラピスト役割　28-30, 32
　地図　50m-53m
　メタファー　30-33, 35
　理論的基礎　13, 26-28, 32
概念化　227-230, 231-235
過去　113, 118-121
カタルシス　164-167, 169-171, 177, 180-182
家庭内暴力　54-63
仮定法的スタンス　87
家族メンバー　172-174
家族療法
　遺糞症　25, 32, 38
　ADHD　13-24, 33, 38, 42, 50m, 51m
　拒食症　144-151
　子ども／思春期のトラブル　102-110, 198
　自殺企図，母親の　127-139

ナラティヴ実践地図

思春期スーパーヴィジョン　41, 46-48, 53m
暴力をふるう息子　236-241, 238m
カタルシス　164-167, 169-171, 177
価値観
　　受け入れられる──　240
　　──とアイデンティティ　73-76, 88, 138
　　──と志向状態的理解　90-92, 204
　　──と表現　162
　　──とユニークな結果　197
環境　66-68, 72-83
関係
　　──と外在化する会話　49
　　──と志向的状態理解　90
　　──と聴衆役割　152
　　──と元セラピスト　127-132
　　──と問題　26, 29-33
　　出来事のあいだの──　232
完璧主義　145, 150
願望　88

き

記憶　113
規格化する判断　26, 89, 117, 224-225
気質　88
擬人化　17-24, 38-40
期待（「希望」もみよ）　146, 150
希望
　　片親の──　213
　　──と拒食症　147, 150
　　難題を抱えた子どもの──　33
　　リ・メンバリング　124
客体化　13, 26-27
虐待の歴史　227-230, 232
恐怖　33-35

共鳴　162, 174-177, 180
拒食症　36, 93-101, 144-151, 165m, 168
ギリシア悲劇　166-167

く

苦痛表現　179-182

け

継父　203-211
結果　237, 241
言語　230, 235
幻聴　28
権力
　　近代的対伝統的　224-225
　　──とウィットネス　160
　　──と幻聴　28
　　──と自己嫌悪　27

こ

行為体（私的行為体を見よ）
行為の風景　197
　　──とアイデンティティ　86, 95, 197
　　チャート化　72m-74m, 76m, 79m-81m, 83m-84m, 110m-111m
　　文学理論における──　66-68
声　28
言葉　87, 230, 235, 241
子ども
　　遺糞症のある──　25, 32, 38
　　ADHDをもつ──　13-24, 33, 38, 42, 50m-51m
　　恐怖　33-35
　　──とアウトサイダー　151-152
　　質問法　48, 204-205
　　摂食障害のある──　36
　　難題を抱えた──　34

254

トラブル　102-110
　　発達の最近接領域　227-230
　　問題の衝撃　41-48
子ども時代（「虐待の歴史」，「リ・メンバリングする会話」をみよ）
孤立感（「包括化された自己」もみよ）　92, 113, 153-156, 219

　　　　　　　　　さ
罪悪感　206-211, 210m, 212-219
再著述する会話
　　——とユニークな結果　197-205
　　自殺願望のある十代　56-64, 91-92
　　志向的状態理解　90, 204
　　タイミングの問題　46, 86, 102
　　トラブルを抱えた子ども　102-110, 110m-111m
　　広場恐怖のある拒食症　94-101, 100m-101m
　　文学アナロジー　64-71
　　返還要求　32
　　マッピング　72-97
裂け目　69

　　　　　　　　　し
事件記者メタファー　28-30
自己
　　ウィットネスの——　177
　　——と人生協会　113
　　——と悲嘆　116-117
　　——と問題解決　13, 26-28
　　真正性　153-156
　　内的状態理解　26, 88-89, 91
　　ネガティヴィティ　27
　　包括化　118-121, 225
自己イメージ（再著述する会話を見よ）
志向的状態理解　90-92, 204

自己語り　40
自己価値　139
自己嫌悪　27, 40, 42-46, 52m
自己信念　94-101
自己鍛錬　235
自殺企図のある諸個人
　　——と虐待の歴史　113
　　近い親戚　98, 126-141
　　若者のクライエント　54-64, 72m-85m, 91-92
思春期
　　拒食症　144-151
　　措置　188-196, 198, 202-211, 206m-207m, 211m
　　独立　41, 46-48, 53m
　　トラブル　198
　　暴力　236-241, 238m
自傷　27, 40, 43-46, 52m
失敗　224-225
質問カテゴリー（「質問技術」もみよ）
　　アウトサイダーウィットネスのための——　161-169, 165m
　　足場作りのための——　230-235, 233m-234m
　　ユニークな結果のための——　198-205
質問技術
　　外在化　28-30, 41, 44-48
　　子どものクライエントのための——　48, 204
　　再著述　54-55, 72m-85m, 86-88, 95
　　定義的祝祭　145-149, 158-164, 174-177
　　リ・メンバリング　113-117, 124-125, 137-139
私的行為体（「行為の風景」もみよ）
　　足場作り　230-235
　　志向的状態理解　90-92
　　——とカタルシス　169
　　——とメタファー　35
　　責任　225-235

ナラティヴ実践地図

発達　227-230
　文化的因子　223
　リ・メンバリング　114-116
視点　64-66
自発性　196, 198-199, 208
社会制御（「規格化する判断」もみよ）　89, 93, 142
社会的共同作業　225-235
主観性　87
守秘義務　185
真実　26-28
真正性　153-156
人生協会　113, 118-121

## す

ストーリーライン
　オルタナティヴな――　54, 187
　強調する主題　67
　従属的――　81m-85m, 86-88, 111-112
　――と聴衆　151-153
　予測不可能性　211-218

## せ

性格特性　88
正当化　44-49
世界観　91
責任
　ウィットネスへの――　160-161, 174, 182
　義父への――　203-211, 206m-207m, 211m, 212-219
　拒食症の娘への――　145
　行為体への――　225-235
　セラピストの――　235
　措置を受けた息子への――　187, 232
　問題解決　27

絶望　221-223
摂食障害　36, 93-101, 144-151, 165m, 168
セラピスト
　足場作りの役割　235, 237-241
　関与レベル　29-30, 33, 35-37
　事件記者的役割（「質問技術」もみよ）　28-29, 41
　――とウィットネス　159-160, 174-182
　――とナラティヴの構造化　210-218
　――とユニークな結果　137, 197
　著者アナロジー　70
　定義的祝祭における――　166-171, 174, 182-184, 186
　メタファーの選択　31-33
全体化　33-35
前提　87

## そ

喪失　33, 116-118
措置を受けた思春期の子ども　188-196, 198, 202-211, 206m-207m, 211m, 212-218, 232

## た

対処　90
態度　87
タイミング
　足場作り　233m-234m
　ウィットネス役割　159-160, 174-182
　再著述する会話における――　86
　再著述する会話のための――　46, 102
　自発性　206-211, 206m-207m
　定義的祝祭　169
　マッピングにおける――　72m-85m
　問題解決　28-30
立場表明地図

256

使用と記述　36-37, 48
　——と暴力的な若者　237
　——とユニークな結果　197-211
　評価の正当性　40-44, 202-211, 237
　問題の結果　40
　問題の効果　40-44
　問題の定義　37-39
旅のメタファー　4-7, 65

## ち

力強さ　36, 88
地図（「外在化する会話」,「リ・メンバリングする会話」,「足場作り会話」,「立場表明地図」,「ユニークな結果」もみよ）
　アナロジー／メタファー　4-7, 65-66
　——における境界　211-218
　治療的価値　5-6
注意持続欠損障害（ADHD）　13-24, 33, 38, 42, 50m-51m
抽象化　227-230, 232
聴衆（「ウィットネス」をみよ）
直観　88

## て

定義的祝祭
　ぬいぐるみ例　142-151
　拡大　169-171
　語りの段階　158
　起源　153-156
　拒食症例　142-151
　クライエントの語り（直し）　158, 167-169
　ウィットネスの役割　144-151, 158-167, 165m, 169, 178m, 183m, 184
　——とセラピスト　160-161, 174, 182-184, 186
　倫理　185
抵抗　235

手紙　171
出来事（「行為の風景」,「ユニークな結果」もみよ）　66-68, 96
敵対的メタファー　32
電話　184

## と

動機の欠如　235-236
統合失調症　28-30
トラウマの歴史　170-171

## な

内的状態理解（「意識の風景」もみよ）　26, 88-89, 91
　再構成　64-71, 72m-85m, 140m, 136-141
　ないがしろにされた側面　54
　——と価値観　73-76, 88, 139
　——と再著述する会話　93-101
　——と地図　4
　——とナラティヴ　142
　——と問題　13, 25-28, 49
　——とユニークな結果　219-220, 232-235
　——とリ・メンバリング　113-118, 136-141, 140m
「なぜ」質問　44-46
ネガティヴな見解　27
なぞなぞゲーム　48, 205
ナラティヴ（「地図」,「ストーリーライン」もみよ）
　足場作り　230-235
　構造化　210-218
　聴衆役割　151-153
　定義的祝祭　142
　——とアイデンティティ　142

## に

人間の本質　89, 123-125, 155

ナラティヴ実践地図

認証
 クライエントの—— 123-125, 138, 142
 ——と他者の声 220
 ——とウィットネス 142, 159-167, 169-171, 174
 本当の責任の—— 203-211

ぬ

ぬいぐるみ 113, 142-151

ね

ネガティヴィティ 27-28, 32-35, 42

は

発達 227-230
発達の最近接領域
 応用 230-241
 記述 227-230
判断(「規格化する判断」もみよ)
 ——と質問 44-45
 ——と承認 142, 159-160
 ——とユニークな結果 200
 二元論 33

ひ

悲嘆 166-168
評価の正当化 40-44, 202-211, 206m-207m, 211m, 237
描画 17-21
表現 161-164, 168, 177-181
広場恐怖 93-101

ふ

ファーブラ 66
文化的因子
 意図 66
 儀式 142

権力 224-225
ジェンダー役割 145-146, 150
二者択一の—— 33
フォークサイコロジー 90-91
——とアイデンティティ 26, 119-120, 153-157
——と私的行為体 223
——と聴衆 152-153
——と認証 142
——と理解 88-92
文学理論 64-68
文脈 179-182

へ

閉鎖回路型テレビ 169
ペット 113
変化
 漸増的 230-235, 237-242, 238m
 ——とナラティヴ 5
 ——を支持する 221-223, 227
 発達の最近接領域 227-230
編集記 42, 48, 201

ほ

包括化された自己 118-121, 225
忘我 162-167, 170
ボキャブラリー 87, 229, 235, 241

み

身近な状況
 固執 221-230, 125
 漸増的距離 230-235

む

無意識 69, 89
無名性 185

## め

メタファー
  競争の—— 30-33, 35
  クライアントの—— 162, 169
  事件記者 28-30
  旅の—— 4-7, 65

## も

喪 116-118
目標 5
元クライアント（「ウィットネス」もみよ） 127-132, 142-151
元セラピスト 123-124
問題
  擬人化 38-40
  客体化 26
  再発 30
  全体化する 33-35
問題解決
  足場作り 221-230
  タイミング 28, 30
  定義的祝祭 159
  複雑性 42-44
  ——と自己 13, 26-28, 49

## ゆ

ユニークな結果
  協議段階 198, 232
  セラピスト役割 187, 220
  立場表明地図 197-211, 206m-207m
  評価段階 199-202
  理論的基礎 196-205, 219

  例 188-196

## よ

予測不可能性 210-219
欲求不満 179-182

## り

理解（「意図」,「アイデンティティの風景」もみよ）26, 88-92
リフレイミング 159
リフレクション 42, 72, 87, 200
リフレクティングチーム（「ウィットネス」もみよ）157
リ・メンバリング（「認証」,「親業」,「権力」もみよ）113-116, 118-121, 122m, 134-139, 212-216
  社会的共同作業 225-235
  ——と自己 13, 26, 113
リ・メンバリングする会話
  自殺した母親の息子 125-139, 140m
  地図 122m
  ——とアイデンティティ 113-118, 136-139, 140m
  ——と悲嘆 116-118
  理論 118-121, 141
倫理 70, 160, 185

## れ

例外的状況（「ユニークな結果」もみよ） 54

## ろ

録音 185
録画 185

【訳者紹介】

小森 康永（こもり　やすなが）
1960 年　岐阜県生まれ。
1985 年　岐阜大学医学部卒業。以後 10 年間にわたり同大学小児科に籍を置き，MRI 等で研修し，主に小児の情緒障害の診療に従事。
1995 年　名古屋大学医学部で精神科研修。
現在　愛知県がんセンター中央病院（精神科医）
訳書：
ホワイトとエプストン『物語としての家族』（金剛出版，1992）
ドゥ・シェイザー『ブリーフ・セラピーを読む』（金剛出版，1994）
ヘルとウィークランド『老人と家族のカウンセリング』（金剛出版，1996）
ホワイト『人生の再著述』（ヘルスワーク協会，2000）
ホワイトとデンボロウ編『ナラティヴ・セラピーの実践』（金剛出版，2000）
ウィンスレイドとモンク『新しいスクール・カウンセリング』（金剛出版，2001）
モーガン『ナラティヴ・セラピーって何？』（金剛出版，2003）
ホワイト『セラピストの人生という物語』（金子書房，2004）ほか
編著書：
『ナラティヴ・セラピーの世界』（共編，日本評論社，1999）
『ナラティヴ・セラピーを読む』（ヘルスワーク協会，1999）
『ナラティヴ実践再訪』（金剛出版，2008）ほか

奥野　光（おくの　ひかる）
1974 年　愛媛県生まれ。
1997 年　国際基督教大学教養学部卒業。
2002 年　名古屋大学大学院教育学研究科単位取得。
現在　二松学舎大学学生相談室非常勤カウンセラー（臨床心理士）
共訳書
ウォーリンとウォーリン『サバイバーと心の回復力』（金剛出版，2002）
マクダニエルほか編『治療に生きる病いの経験』（創元社，2003）
ヘツキとウィンスレイド『人生のリ・メンバリング：死にゆく人と遺される人との会話』（金剛出版，2005）
エプストン『ナラティヴ・セラピーの冒険』（創元社，2005）
ラッセルとケアリー編『ナラティヴ・セラピーみんなのＱ＆Ａ』（金剛出版，2006）
ホワイトとモーガン『子どもたちとのナラティヴ・セラピー』（金剛出版，2007）
ホワイト『ナラティヴ・プラクティスとエキゾチックな人生』（金剛出版，2007）
共著書
『セラピストの物語／物語のセラピスト』（日本評論社，2003）
『ナラティヴ・プラクティス』（現代のエスプリ，至文堂，2003）

## ナラティヴ実践地図
じっせんちず

2009 年 10 月 20 日　発行
2022 年 4 月 30 日　四刷

発行者　立石正信
発行所　株式会社 金剛出版
〒 112-0005 東京都文京区水道 1-5-16
電話 03-3815-6661
振替 00120-6-34848
印刷　あづま堂印刷　製本　誠製本

【著　者】マイケル・ホワイト
【訳　者】小森　康永
　　　　　奥野　光

ISBN978-4-7724-1095-3　C3011
Printed in Japan　©2009

## ナラティヴ・コンサルテーション
### 書くことがひらく臨床空間

［著］＝小森康永　安達映子

A5判　上製　200頁　定価3,520円

ナラティヴ・セラピーと
ナラティヴ・メディスンが出会うとき、
〈ケース〉はひらかれる。
書くことによるコンサルテーション。

---

## リフレクションズ
### ナラティヴと倫理・社会・スピリチュアリティ

［著］＝マイケル・ホワイト
［訳］＝小森康永　奥野光

四六判　上製　288頁　定価3,740円

本書には、気鋭のセラピストとして後進の教育に当たりながら、
ナラティヴ・セラピーの反響に伴う
さまざまな疑問や誤解に熱く応答するホワイトの姿がある。

---

## 唯が行く！
### 当事者研究と
### オープンダイアローグ奮闘記

［著］＝横道　誠

四六判　並製　304頁　定価2,640円

ちょっと躁鬱っぽい女子大生・唯が切り盛りする
自助グループの物語を通じて、
当事者研究とオープンダイアローグを楽しく学ぼう。

---

価格は10％税込です。

## ナラティヴ・プラクティス
### 会話を続けよう

［著］＝マイケル・ホワイト
［訳］＝小森康永　奥野 光

A5判　上製　240頁　定価4,180円

2008年4月4日、
ナラティヴ・セラピーの創設者マイケル・ホワイトは不帰の客となった。
彼の未発表原稿11本を収録した遺稿集。

---

## ナラティヴ・セラピー・クラシックス
### 脱構築とセラピー

［著］＝マイケル・ホワイト
［訳］＝小森康永

四六判　並製　306頁　定価3,740円

自己と関係性の支配の外へ。
マイケル・ホワイト8つのテクストによる
ナラティヴ・セラピーの古典。

---

## 物語としての家族
### ［新訳版］

［著］＝マイケル・ホワイト　デイヴィッド・エプストン
［訳］＝小森康永

四六判　上製　380頁　定価5,280円

「問題の外在化」と「手紙」。
病理化に抗する溌剌としたアイデアで
新たな領域を切り開いたナラティヴ・セラピーの古典。

---

価格は10％税込です。

## 会話・協働・ナラティヴ
アンデルセン・アンダーソン・ホワイトのワークショップ

［編］＝タピオ・マリネン　スコット・J・クーパー
フランク・N・トーマス
［訳］＝小森康永　奥野 光　矢原隆行

四六判　並製　304頁　定価3,520円

ナラティヴ・コラボレイティヴアプローチの創始者3人が
一堂に会した最初で最後の
ワークショップの全記録。

## ナラティヴ・セラピーって何？

［著］＝アリス・モーガン
［訳］＝小森康永　上田牧子

四六判　上製　224頁　定価2,860円

わが国に「ナラティヴ・アプローチ」を導入した訳者の手によって、
読みやすい、使いやすい、
肩の凝らない最適の入門書がここに訳出された。

## リジリアンスを育てよう
危機にある若者たちとの
対話を進める6つの戦略

［著］＝マイケル・ウンガー
［訳］＝松嶋秀明　奥野 光　小森康永

A5判　並製　208頁　定価2,860円

非行少年が
逆境に打ち克つ力＝リジリアンスをはぐくむ、
ストレングス志向の支援実践。

価格は10%税込です。